SCHNELLE
HAAR- & MAKE-UP
IDEEN

BORIS ENTRUP

SCHNELLE HAAR- & MAKE-UP IDEEN

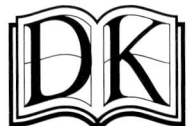

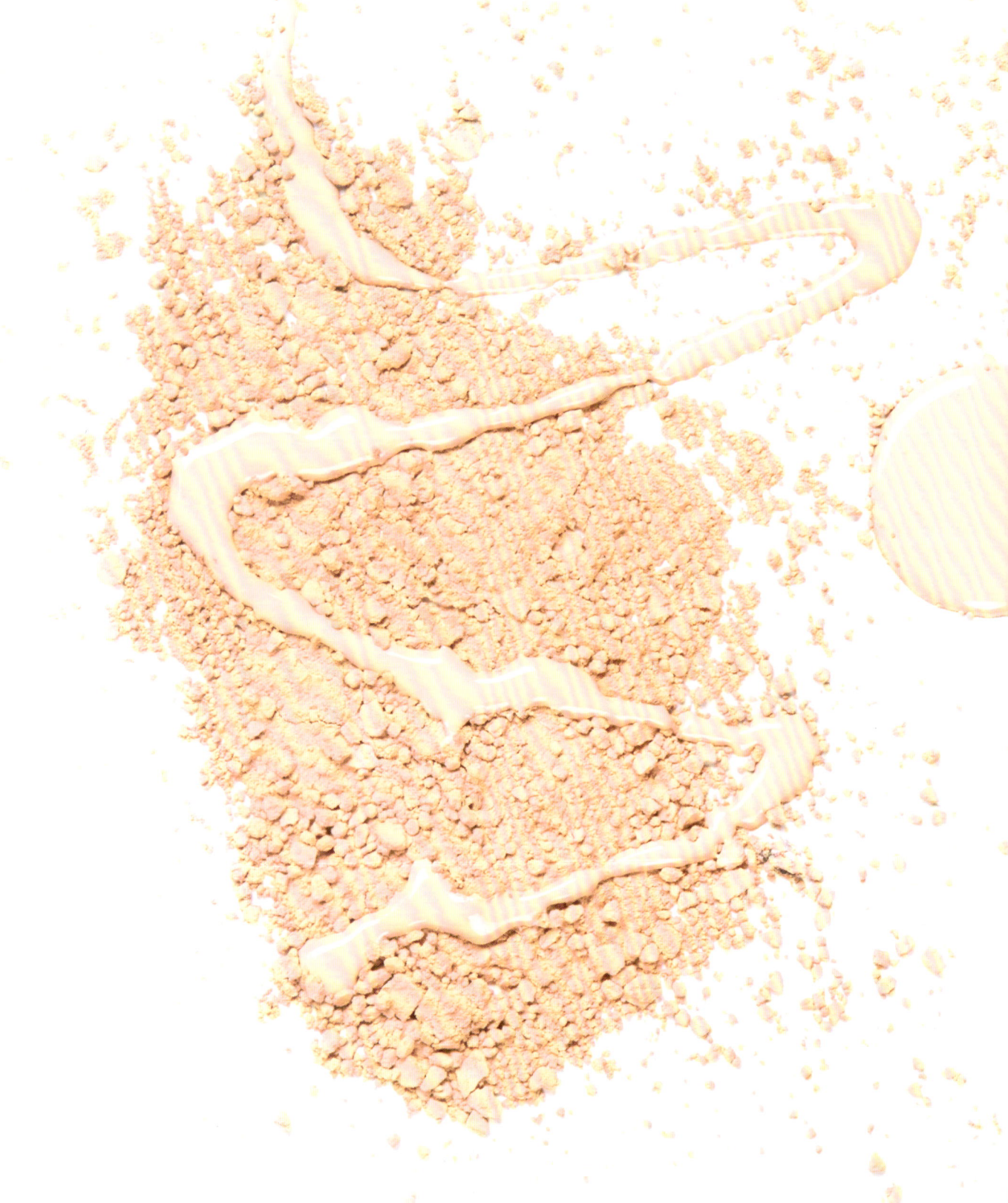

INHALT

Vorwort   7

Pflege, Werkzeug und Produkte

Für die Haut   10
Für die Haare   16

38 Looks   22

Basics & Grundtechniken

Foundation   32
Concealer   42
Contouring   52
Wimpern & Eyeliner   64
Augenbrauen   74
Der richtige Scheitel   86
Locken & Wellen   98
Perfekte Lippen   114

Beauty Specials - meine Schönheits-Tipps

Perfect Skin   138
Self Tanning   142
Gesichts-Yoga   144
Ansätze kaschieren   150
Hair Gadgets   152

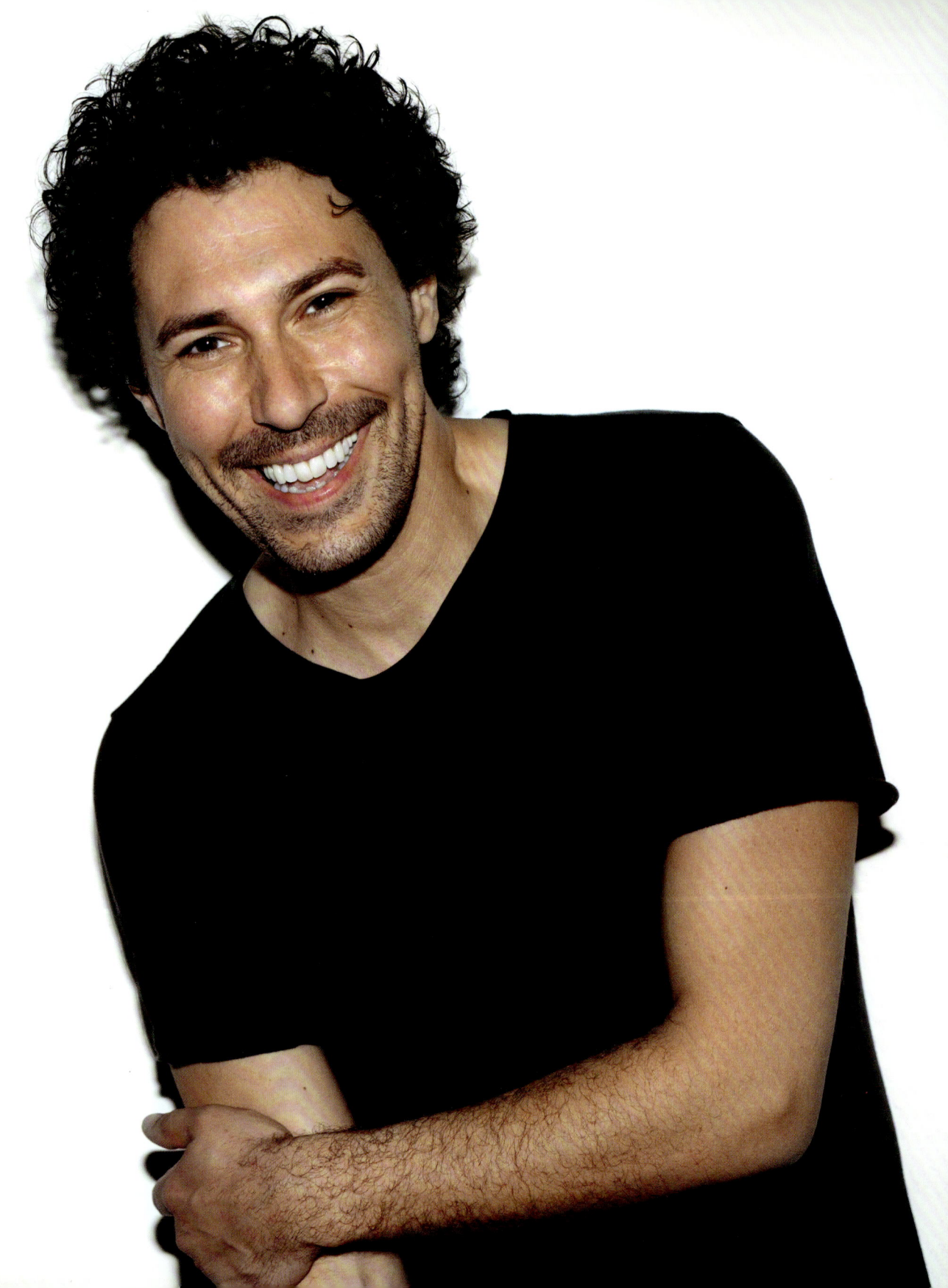

VORWORT

Dies ist mein sechstes Buch über Make-up. Da wird sich die eine oder andere fragen, was ich Neues zu erzählen habe. Eine ganze Menge, denn die Beauty-Welt, Trends und Stile ändern sich ständig und auch für mich ist es faszinierend und inspirierend, das immer wieder umzusetzen und zu interpretieren.

Make-up-Ideen und Looks für ein Buch wie dieses müssen alltagstauglich und schnell umzusetzen sein. Es geht hier schließlich nicht um Catwalk Styling, sondern um einfache Ideen für unterschiedlichste Anlässe, für den Alltag im Büro, die Freizeit, aber auch den festlichen Anlass am Abend.

Meine Beobachtungen dazu, was Frauen aktuell gefällt, wonach sie suchen, und meine Inspirationen aus der Beauty-Welt sind in die 35 Looks geflossen, die ich in diesem Buch vorstelle.

Wichtig dabei sind mir 3 Dinge:
Ein Styling ist ein Gesamtergebnis, das Make-up muss stimmen, aber natürlich spielt auch die passende Frisur eine Rolle. Daher zeige ich in diesem Buch ausschließlich Komplett-Looks für Make-up und Haare.

Es muss einfach sein, denn wer will morgens schon eine Stunde im Badezimmer stehen ...

Es muss zu den Frauen passen und deren Stärken betonen. Immer wieder fällt mir auf, dass Frauen sich auf scheinbare Mängel konzentrieren und versuchen, diese zu „korrigieren", statt genau das zu betonen, was besonders schön ist an ihnen. Das versuche ich bei meinen Looks zu vermitteln. Zeige dich selbstbewusst und stark!

Ich hoffe, dass es mir wie auch mit meinen anderen Büchern wieder gelingt, Freude an Make-up und Styling zu vermitteln.

In diesem Sinne wünsche ich euch viel Spaß!

Euer Boris

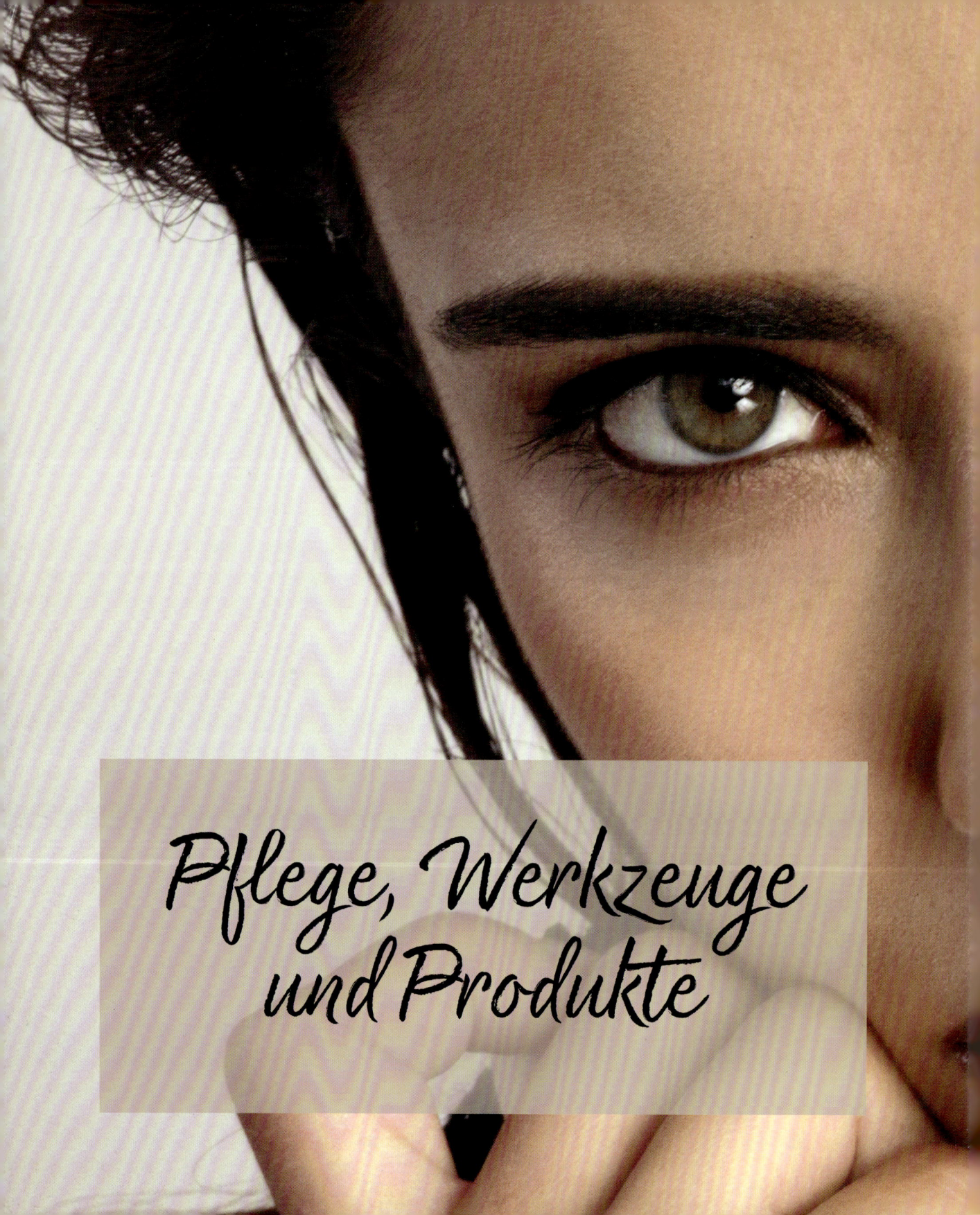

Pflege, Werkzeuge
und Produkte

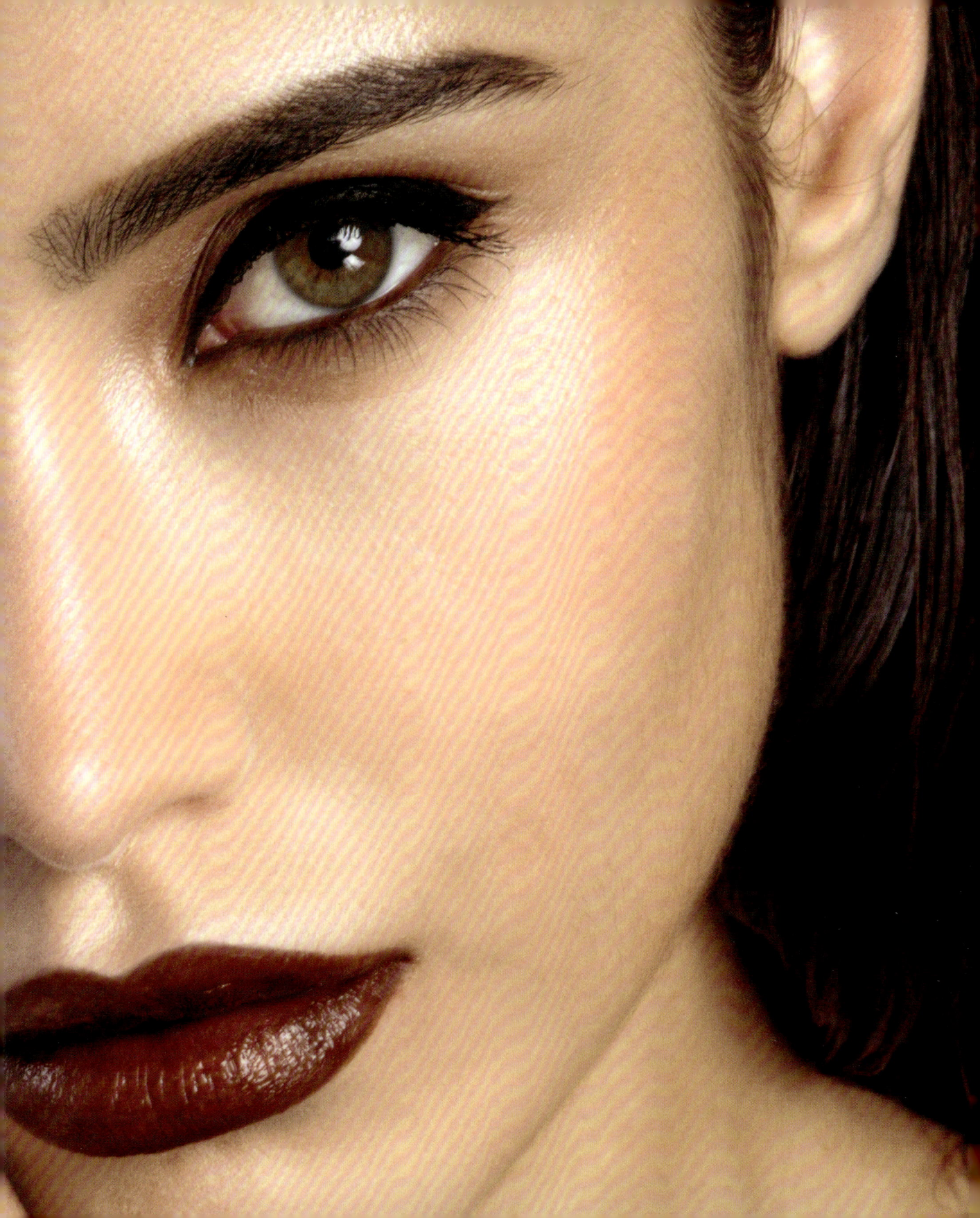

PREP & PRIME

Mit einer guten Vorbereitung sieht der Teint gleich frischer und ebenmäßiger aus. Der große Vorteil einer perfekten Vorbehandlung der Haut ist klar: Das Make-up lässt sich einfacher und besser auftragen. Und auch der Halt der Foundation wird verbessert. Alles zu Peeling, Masken und Primer plus Boris' beste Tipps!

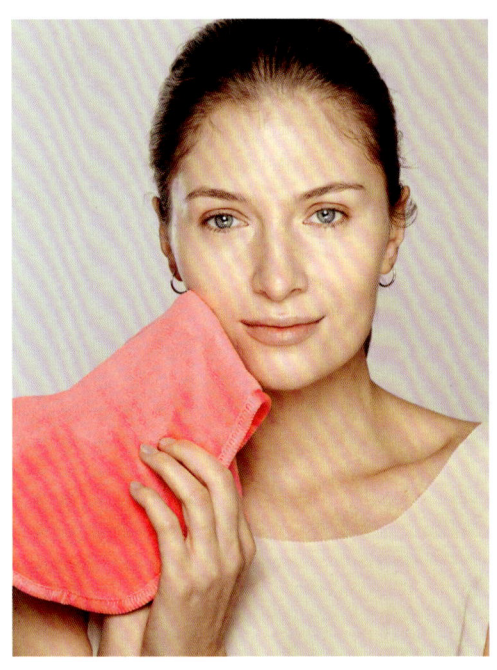

Peeling

Für einen besonders ebenmäßigen Teint sollte die Haut regelmäßig, etwa wöchentlich, gepeelt werden. Ob man ein mechanisches Peeling (mit Partikeln) verwendet oder zu einem chemischen (wirkt mithilfe von Fruchtsäuren) greift, ist Geschmackssache. Letzteres ist für sensible Haut besser geeignet! Es ist übrigens egal, ob morgens oder abends gepeelt wird. Aber: Wird danach noch eine pflegende Maske oder ein Öl aufgetragen, kann sich die Haut besonders gut regenerieren. Falls leichte Rötungen auftreten, verschwinden diese über Nacht auch problemlos.

Pflege

Die Reinigung sollte immer zum Hauttyp passend gewählt werden – reichhaltige, cremige oder milchige Texturen sind perfekt für trockene und sensible Haut. Leichte Gels passen bei normaler bis Mischhaut besser.

Eine leichte Tagespflege mit UV-Schutz ist die perfekte Basis für einen gepflegten Teint, egal ob Sommer oder Winter. Ist die Haut gut genährt, wirkt sie frisch und prall – so sieht jede Foundation besser aus. Bei Augenringen helfen aufhellende Produkte wie Brightening-Masken, um die dunklen Schatten zu kaschieren.

Primer

Unter einem Primer versteht man ein spezielles Produkt, das die perfekte Basis für die Foundation schafft. Er sollte immer nach der Feuchtigkeitspflege sparsam auf die Haut aufgetragen werden. Primer besitzen eine glättende Textur, die sich wie ein Film auf die Haut legt, ohne sie abzudichten.

Abschminktuch

Niemals das Abschminken vergessen! Mit meinen wiederverwendbaren Abschminktüchern klappt es ganz ohne den Einsatz weiterer Produkte.

Das zaubert optisch sofort einen ebenmäßigen Teint. Eine spezielle Formel absorbiert Öl, Schweiß und Talg – Hautglanz oder Flecken haben keine Chance. Es gibt zusätzlich noch Primer für spezielle Hautbedürfnisse. Sie lassen die Haut strahlen, spenden Feuchtigkeit, minimieren Poren und Fältchen oder neutralisieren Rötungen gezielt. Kurz einziehen lassen, und danach kann wie gewohnt das Make-up aufgetragen werden.

Lippen

Zum Jahreszeitenwechsel sind die Lippen oft sehr trocken. Hier hilft ein Peeling – z. B. mit einer weichen Zahnbürste. Ein Tupfer Honig heilt und pflegt die zarte, rissige Lippenhaut. Die Zahnbürste kann man auch für eine kleine Lippenmassage nutzen. So kommt die Durchblutung in Schwung, die Haut wirkt praller und die eigene Lippenfarbe intensiviert sich.

Masken

Peel-off-, Black- und Vliesmasken sind super angesagt und in allen Preislagen für jeden Hauttyp erhältlich. Sie reinigen die Haut porentief und werden entweder nach der Einwirkzeit einfach wieder abgezogen, abgewaschen oder in die Haut einmassiert. Je nachdem, wie empfindlich man ist, sollte man stets zu selbst gemachten Masken greifen. Erstens macht es richtig viel Freude, sich auf einem Markt mit frischem Obst und knackigem Gemüse einzudecken und zweitens lässt sich daraus nicht nur ein gesundes Essen, sondern auch die ganz persönliche Wunschmaske zusammenstellen. Auch die Haut profitiert von Vitaminen!

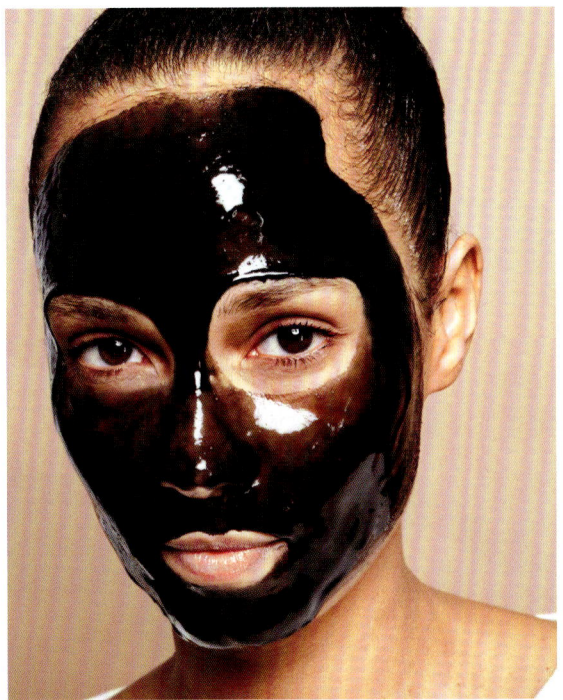

Black Mask

Die Black Mask ist einer meiner Favoriten – ein wenig seltsam sieht sie schon aus, aber ihre Wirkung ist wunderbar. Die Resonanz auf Black Masks ist groß und wer sie noch nicht ausprobiert hat, sollte das schnell nachholen, um selbst herauszufinden, was sie wirklich können: Tiefenreinigung ist garantiert. Außerdem versprechen sie Hilfe gegen Unreinheiten, und die obersten Hautschüppchen werden abgetragen.

Rezepte

Selbst gemachte Masken lassen sich schnell in der eigenen Küche herstellen und pflegen die Haut natürlich schön. Das Beste: Man muss für manche nicht mal extra einkaufen gehen! Zwei Lieblingsrezepte von Boris für einen strahlenden, prallen Teint & glänzende Haare:

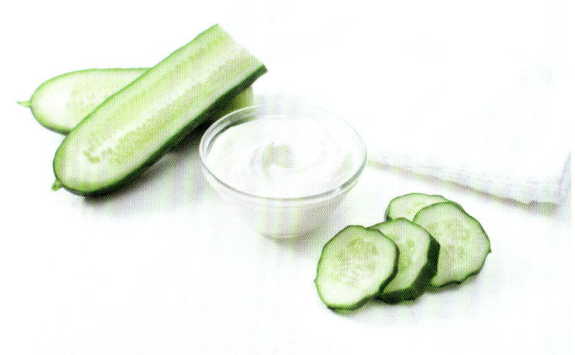

Gurken-Straffer

Die in der Gurke enthaltenen Stoffe straffen die Haut, der Quark sorgt für den nötigen Frischekick.

⅓ Gurke | 1 EL Quark

Die Gurke in kleine Stücke schneiden und fein pürieren. Anschließend den Quark unterheben. Die Maske für etwa 20 Minuten einwirken lassen und danach mit lauwarmem Wasser abspülen.

Avocado-Bliss

Die Avocado enthält wertvolle Fette, viel Vitamin A und E und wirkt besonders effektiv gegen trockene Haut. Sie verfeinert das Hautbild und verengt durch die Säure der Zitrone die Poren.

½ Avocado (reif) | 1 TL Zitronensaft | 1 Eiweiß | 2 EL Quark

Avocado mit dem Zitronensaft pürieren. Anschliessend das Eiweiß und Quark untermischen. Maske etwa 20 Minuten einwirken lassen und mit lauwarmem Wasser abspülen oder mit einem Tuch abwischen.

MAKE-UP-TOOLS

Ohne Pinsel kein perfektes Make-up-Ergebnis! Nicht nur für Visagisten sind ihre Tools unverzichtbar, auch zu Hause erleichtert der richtige Pinsel das Einarbeiten und Verblenden von pudrigen, flüssigen oder cremigen Texturen. Zwar kann jedes Produkt auch mit den Fingern aufgetragen werden, aber effektiver und gezielter klappt es einfach per Pinsel. Pinsel gibt es viele – hier eine Übersicht mit persönlichen Tipps!

Welcher Pinsel darf's sein?

Weiche Naturhaarpinsel eignen sich besonders gut – und halten bei entsprechender Pflege jahrelang. Sie sind für den Einsatz von Rouge, Puder und Lidschatten prädestiniert. Mit etwas härteren Pinseln aus Kunsthaar lassen sich Concealer, Foundation und Lippenstift gut einarbeiten.

Vor der ersten Verwendung und danach einmal im Monat sollte man die Pinsel gründlich reinigen und im Liegen trocknen lassen. Spezielle Pinselreiniger oder Babyshampoo entfernen alle Make-up-Reste und minimieren so die Gefahr, Unreinheiten und kleine Pickel zu verursachen. Achtung: Kunsthaarpinsel sollten nach jedem Gebraucht gereinigt werden!

TEINT

Puder- & Rougepinsel (Naturhaar)

Durch die speziell abgeschrägte und abgerundete Form verblendet dieser Pinsel Puder und Rouge direkt beim Auftragen und hinterlässt keine Ränder oder harte Kanten. Für ein besonders softes Ergebnis die kurzen Haare zum Auftragen der Farbe verwenden, die langen dann zum Verblenden der Farbe!

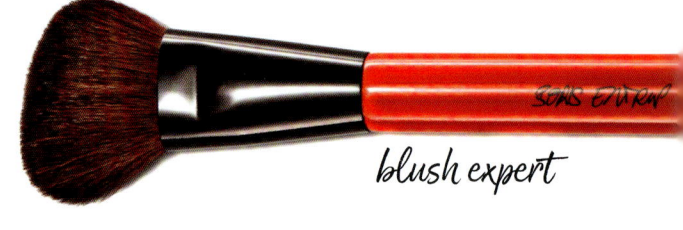

blush expert

Concealerpinsel (Kunsthaar)

Perfekt für alle cremigen Texturen! Ich trage immer tappend, nicht streichend auf – das verhindert das Einziehen des Concealers in die kleinen Mimikfältchen!

quick corrector

Besonders weicher Puderpinsel (Naturhaar)

Die meisten Frauen verwenden einen zu großen Pinsel, um Puder aufzutragen. Dadurch kommt zu viel Puder auf die Haut, was ihr Feuchtigkeit entzieht. Durch die kleinere Größe wird nicht nur das vermieden, sondern auch die schwierigen Stellen im Gesicht (Nasenfalte oder die Partie unter den Augen) lassen sich gut erreichen.

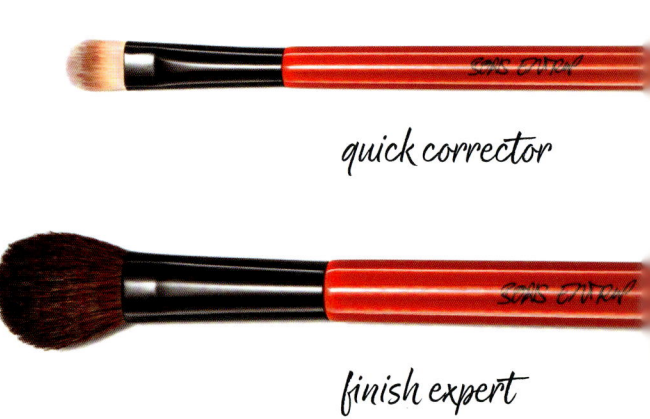

finish expert

Großer Concealer- & Make-up-Pinsel (Naturhaar- & Kunsthaar-Mix)

Für das Auftragen von Concealer und Make-up habe ich eine Mischung aus Kunst- und Echthaar gewählt, weil sie für den besten Auftrag sorgt und einen zusätzlichen Weichzeichner-Effekt hat. Die Größe ist perfekt, um auch kleine Stellen zu erwischen und das Gesicht wunderbar zu formen.

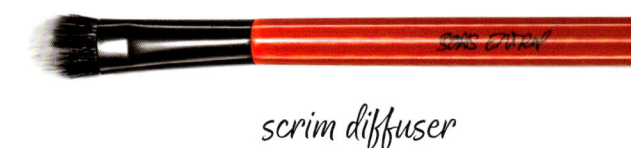

scrim diffuser

Verblender (Naturhaar)

Jeder kennt es von Smokey Eyes, vom Make-up oder vom Rouge: Manchmal gelangt zu viel Farbe ins Gesicht. Wenn das passiert, nehme ich mit diesem festen Pinsel wieder Farbe ab. Bei Rouge sollte man allerdings keine Farbe aus der Mitte der Farbfläche nehmen, sondern von außen korrigieren. Absolutes Must-have und einer meiner Lieblingspinsel!

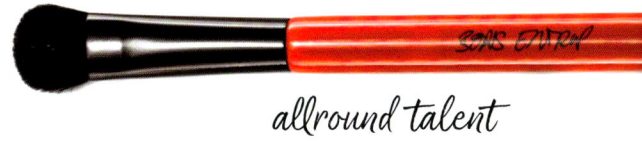

allround talent

Kleiner Concealer- & Make-up-Pinsel (Kunsthaar)

Diesen verwende ich, um gezielt Highlights zu setzen. Dafür ist der kleine Pinsel genau richtig. Ob flüssige oder pudrige Textur – es gelingt mir immer ein präziser Auftrag. Matt bleibt matt, glänzend bleibt glänzend. Egal ob unterhalb der Brauen, am Nasenrücken, an den Schläfen oder am Lippenherz.

finisher

AUGEN

Lidschattenpinsel (Naturhaar)

Wichtig beim Lidschatten aufnehmen: Erst nehme ich mit dem Pinsel großzügig und in kreisender Bewegung Farbe auf, dann klopfe ich über dem Finger ab. Nach dem Abklopfen lässt sich die Farbe gleichmäßig und schnell auftragen!

eyeshadow expert

Lidschatten-Applikatorpinsel (Naturhaar)

Mein Lidschattenpinsel in klein verwende ich zum gezielten Auftragen von Farbe und Highlighter auf kleinen Flächen: unter dem Auge, im inneren Augenwinkel und unter der Augenbraue.

highlighter

Lidschattenverblender (Naturhaar)

Schattieren und verblenden – dafür nehme ich diesen Pinsel. Nach dem Auftragen von Lidschatten verblende ich die Übergänge mit Links-rechts-Bewegungen.

Wimpern-Fächerpinsel (Kunsthaar)

Dieser Pinsel ist für mich unverzichtbar: Mascara lässt sich mit dem Fächerpinsel direkt am Wimpernansatz auftragen, dadurch lässt sich viel Volumen erreichen und die Härchen können gezielt getrennt werden. Einfach die Tusche von der Wimpernbürste aufnehmen. Mit diesem Pinsel erziele ich immer das perfekte Ergebnis!

Eyeliner- & Augenbrauenpinsel (Naturhaar)

Ein guter Eyelinerpinsel geht, wenn man ihn gegen etwas Festes drückt, nicht auseinander. Ich verwende den Pinsel für die dünnsten Härchen der Augenbrauen. Und: Damit kann jeder Eyeliner ziehen!

Brauenbürstchen (Kunsthaar)

Must-have für den perfekten Auftritt: Brauen immer von unten nach oben durchkämmen. Gerne vorher etwas Haarspray auf die Bürste geben und in die Braue einarbeiten – fixiert die Form den ganzen Tag!

LIPPEN

Großer Lippenpinsel (Naturhaar)

Damit trage ich Lippenstifte einfach, schnell und präzise auf. Die Lippenlinie wird perfekt modelliert.

Kleiner Lippenpinsel (Naturhaar)

Den kleinen Lippenpinsel verwende ich zum Korrigieren der Lippenlinie, oder um das Lippenherz zu perfektionieren. Er hat einen besonders schmalen Pinselkopf mit kurzen Einzelhaaren.

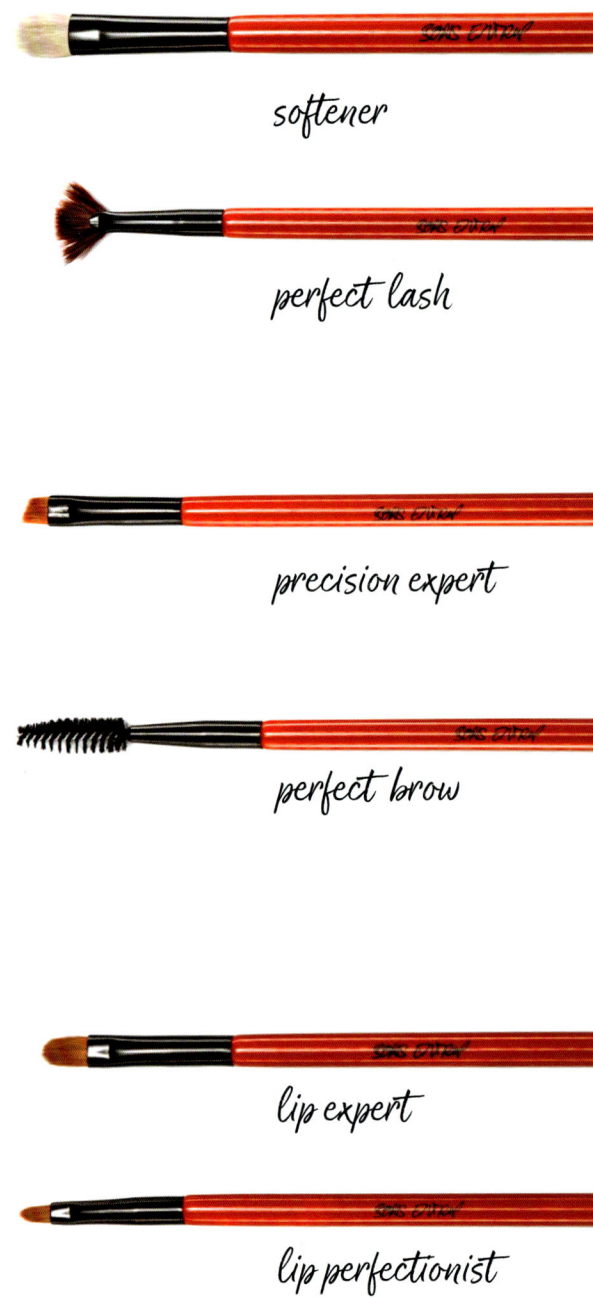

softener

perfect lash

precision expert

perfect brow

lip expert

lip perfectionist

GOOD TO HAVE

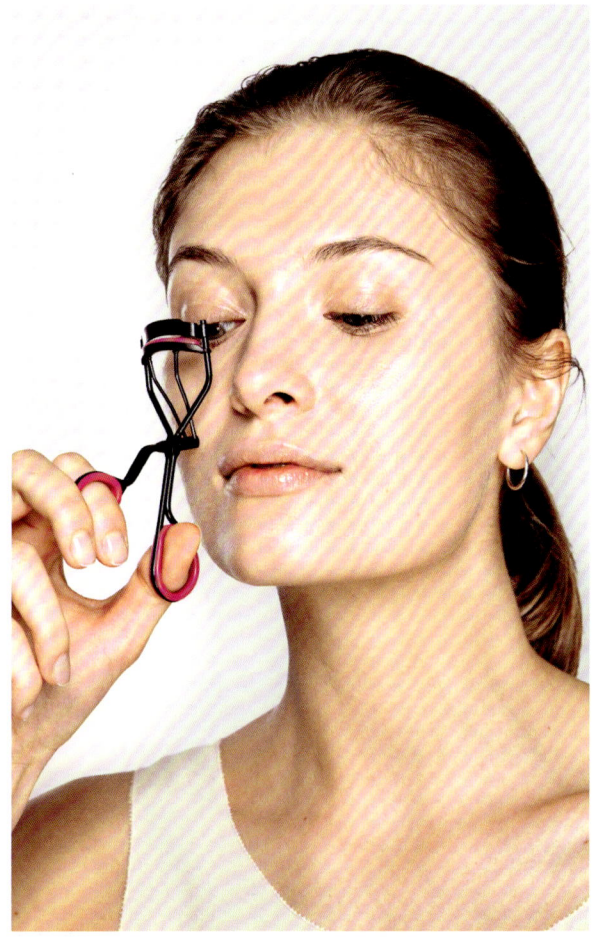

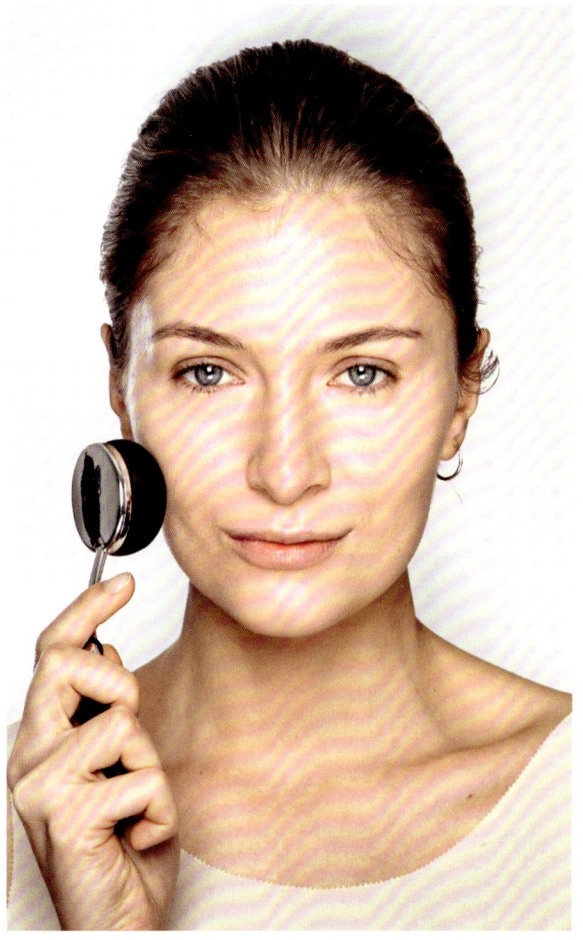

lashlifter

Immer darauf achten, dass alle Kanten abgerundet sind. Das Silikonpad muss weich sein, damit keine Wimpern abbrechen. Ich setze direkt am Wimpernansatz an und drücke kräftig zu, dann Millimeter für Millimeter in winzigen Schritten weiterarbeiten und dabei die Härchen formen. Einfache Handhabung, maximaler Effekt!

Reinigung

Zur Reinigung von Pinseln empfehle ich Silikonpads mit Strukturoberfläche. So werden die Pinselborsten sanft von Produktresten befreit.

sponge bow brush

Mit Bow Brushes lassen sich Texturen super verteilen, sie gehören deshalb zu meiner festen Make-up-Ausstattung. Die gebogenen Pinsel mit geneigtem Kopf helfen beim genauen Auftragen – noch besser sind sie aber beim Verblenden. Als Make-up-Profi verblende ich alle Texturen sehr sorgfältig. Und für alle, die gerne Make-up mit einem Schwämmchen auftragen oder die das Maximale aus ihrer Hauttextur machen wollen, ist der Sponge Bow Brush genau das Richtige. Nicht nur flüssige Texturen lassen sich damit verarbeiten, sondern man kann auch Mineral-Puder-Make-up oder losen Puder auftragen. Der Schwamm hilft, dass Texturen nicht auf der Haut liegen, sondern sich miteinander verbinden.

ALL ABOUT HAIR

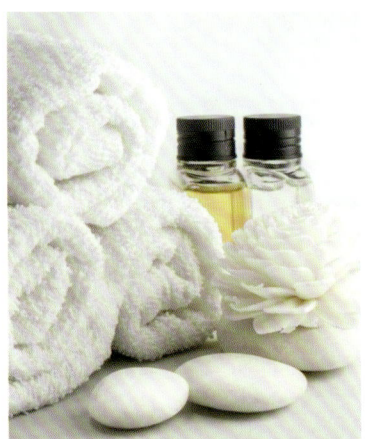

Das Geheimnis von schönem Haar? Sicherlich spielen Vererbung und eine gesunde, ausgewogene Ernährung eine Rolle. Auch die richtige Pflege und ein regelmäßiger Schnitt sind wichtig. Aber: Nur bei einer gesunden Kopfhaut sehen die Haare kräftig, glänzend und gesund aus! Dabei kommt es übrigens nicht auf den Preis der Produkte an, sondern auf die Inhaltsstoffe, und wie gut man damit zurechtkommt.

Shampoo

ist für die Reinigung zuständig. Es sollte immer auf die Haarbedürfnisse (z. B. trocken, coloriert, leicht fettend) zugeschnitten sein. Am besten wählt man ein Produkt, das ohne Silikone auskommt, denn Silikone sind oft schuld an einem unangenehm rutschigen Haargefühl. Tägliches Waschen ist übrigens auch nicht notwendig – heißes Wasser und zu starke Reinigung trocknen die Haare und die Kopfhaut aus. Das setzt logischerweise auch der Haarwurzel zu und kann sie schwächen. Alle 2–3 Tage reicht völlig aus, zwischendurch kann man auch einfach und schnell mit Trockenshampoo für Frische sorgen. TIPP: Niemals die Haare nach dem Waschen mit einem Handtuch trocken rubbeln – das Haar ist am sensibelsten, wenn es feucht ist, daher vorsichtig in ein Frottiertuch ausdrücken.

Conditioner

ist bei geschädigtem Haar besonders wichtig. Er verhindert unnötiges Reißen oder andere Arten der Schädigung der Haarstruktur durch Kämmen oder Styling und er macht das Haar weicher. Eine Spülung nach dem Schamponieren pflegt die Haare, ohne sie unnötig zu beschweren. Wer keine Zeit zum Ausspülen hat, greift zu passenden Sprühkuren (Leave-in-Conditionern), die im Haar verbleiben, es direkt mit Feuchtigkeit versorgen und vor Styling-Hitze schützen! TIPP: Wenn man die Sauna besucht oder heiß baden geht, einfach diese Zeit nutzen, um das Haar zu pflegen. Conditioner oder Haarkur ins Haar einmassieren und eine Duschhaube oder ein Handtuch aufsetzen. Die Wärme hilft dem Pflegeprodukt, intensiver in das Haar einzudringen.

Haaröl

ist besonders reichhaltig und deswegen auch nicht für alle Haartypen geeignet. Tropfenweise können aber sogar feine Haare davon profitieren. Und Locken freuen sich geradezu über eine üppige Portion, da sie meist zu Trockenheit neigen und durch das Öl wieder geschmeidig gepflegt werden. Krause Locken lassen sich damit in Form bringen und wirken definierter. Haaröle werden immer nur auf die Längen gegeben und in die Spitzen einmassiert.

Hair Tonic

Auch Haarwasser ist wieder angesagt und längst kein angestaubtes Oma-Produkt mehr. Ein hochwertiges Hair Tonic vitalisiert die Kopfhaut. Außerdem fettet das Haar nicht so schnell nach! Mehrmals pro Woche am Ansatz einmassieren und nicht ausspülen. Neben Klassikern wie Koffein oder Birkenblatt als Tonikum fördern immer mehr neue und wohlriechende Essenzen die Durchblutung der Kopfhaut und ein gesundes Haarwachstum. Auch Haarausfall wird vorgebeugt.

Haarkuren oder Masken

sollte man strapaziertem Haar mindestens einmal in der Woche gönnen. Sie werden immer nur in die Längen, ab Ohrhöhe und am besten mit einem breitzinkigen Kamm aufgetragen. Dabei sollte man auch immer die angegebene Anwendungsdauer auf der Verpackung einhalten – denn die meisten Produkte wirken nicht besser, je länger sie auf dem Haar bleiben! Eine Ausnahme sind spezielle Nachtkuren oder Cremes und Pflegen zum Aufsprühen, die sowieso nicht ausgespült werden müssen. Reichhaltige Haarmasken sollte man nicht zu oft anwenden, da das Haar sonst aufgrund der Inhaltsstoffe beschwert und über-pflegt werden kann.

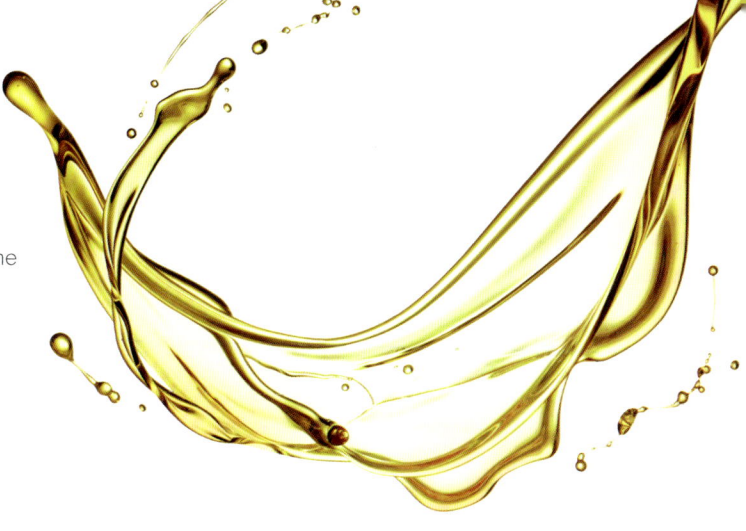

Bad hair day?

Etwas Trockenshampoo (s. S. 21) partienweise am Ansatz verteilen, mit den Fingern kopfüber einmassieren und dann wie gewohnt stylen. Sorgt für mehr Volumen, Grip und lässt das Haar wieder luftig frisch wirken. Gibt es in transparent oder mit Farbpartikeln, die für jeden Haarton passen.

Haar-SOS im Urlaub

Sonne, Salzwasser, Chlor und Wind können die Haare im Urlaub schnell stumpf machen. Deswegen am besten vor und nach dem Planschen die Haare mit klarem Wasser spülen. Und abends nach dem Schamponieren kann man noch eine Spülung verwenden, diese gut ausspülen und die Haare vorsichtig mit einer Paddle Brush oder einem groben Kamm entwirren. Und schon glänzen die Haare wieder!

Hair Primer

erleichtern und beschleunigen das Styling. Das Haar wird bis zu 12 Stunden vor Luftfeuchtigkeit und auch vor Schä-digungen durch Hitzeeinwirkung beim Styling geschützt. Das mit Vitamin E angereicherte Produkt ist ideal für feines Haar – es entwirrt und verbessert die Leistung weiterer Produkte. Auch am Tag nach dem Friseurbesuch kann man damit die Haare auffrischen. Anwendung: Das Haar wie gewohnt waschen. Anschließend den Primer auf das feuchte Haar auftragen. Das Haar wie gewünscht stylen.

Spezialtipp

Gesund essen für kräftige Strähnen? Ja, auch das ist wichtig. Mit zunehmendem Alter werden die Haare automatisch dün-ner, es kann aber auch unausgewogene Ernährung schuld sein. B-Vitamine, Spurenelemente wie Zink und Eisen und Biotin helfen der Haarwurzel. Wer kein Gemüse mag, kann zu Nahrungs-ergänzungsmitteln greifen.

17

STYLING TOOLS

Ohne Bürsten und Kämme wären auch Profis beim Föhnen und Stylen machtlos und alle Pflege wäre ohne das perfekte Finish nur noch die Hälfte wert. Dem Haar zuliebe sollte unbedingt in Qualität investiert werden – und wie bei der Pflege gibt es auch hier für jeden Haartyp passende Produkte. Auch wichtig: Glätteisen, Lockenstab und Diffusor-Aufsatz!

Vorneweg: Bürsten von minderer Qualität können Borsten enthalten, die die Haarstruktur schädigen. Besser sind Naturborsten und hochwertige Kunststoffborsten, denn sie haben die gleiche Oberflächenstruktur wie menschliches Haar und sind darum besonders schonend. Empfehlenswert ist auch der Mix von längeren, hochwertigen Kunststoff-borsten mit etwas kürzeren Naturhaarborsten. Die etwas längeren Borsten massieren die Kopfhaut, während das Naturhaar das Haar und seine Oberfläche glättet.

Detangler-Haarbürsten – zum Entwirren: Die Borsten bestehen aus weichem Synthetikmaterial und sind nachgiebig. Eignen sich perfekt, um nasses Haar zu entwirren, da die Bürste leichter und schonender gleitet. Vor allem für langes Haar eine echte Empfehlung.

Paddle Brush – flache Bürste für glatte Haare: ideal für alle Haartypen, besonders für längeres, kräftiges Haar. Lockiges und dichtes Haar wird sanft entwirrt, geglättet und vom Ansatz bis zu den Spitzen gebändigt. Die Borsten sind oft aus Kunststoff, das Haar gleitet gut hindurch. Fürs Glätten von langem Haar ist die Bürste ideal geeignet. Dank ihrer großen Arbeitsfläche lässt sich das Haar schnell trocken föhnen und gleichzeitig glätten. Und das sowohl bei trockenem Haar als auch bei frisch gewaschenem, noch nassem Haar.

Mini Paddel Brush – für unterwegs: ordnet die Ponypartie oder eignet sich auch, um das Haar leicht zu toupieren. Löst Verknotungen, entwirrt vom Ansatz bis in die Spitzen. Diese Bürste ist für alle Haartypen geeignet und lässt sich leicht in der Handtasche verstauen.

Rundbürsten – für Volumen: sind für alle Haarqualitäten geeignet und das perfekte Hilfsmittel, um Volumen oder auch Wellen in längeres Haar zu zaubern. Der Durchmesser einer Rundbürste hängt ganz vom gewünschten Ergebnis ab: für stärkere Wellen eignet sich eine Rundbürste mit kleinem Durchmesser, für leichte Wellen ist hingegen ein größerer Durchmesser besser geeignet. Große Rundbürsten bringen beim Föhnen viel Volumen in glattes, längeres Haar und glätten gleichzeitig die Oberflächenstruktur – für einen natürlichen Glanz. Das Haar immer erst in Passés aufteilen, die man über die Rundbürste legt. Beim Föhnen am besten den Aufsatz auf dem Trockner lassen und den Luftstrom immer in Richtung der Haarspitzen von oben nach unten führen. Rundbürsten gibt es in verschiedenen Materialien, auch hier gilt: Qualität zahlt sich aus. Egal ob aus Holz oder Aluminium, mit Naturborsten verhakt das Haar weniger und es erhält mehr Glanz und Spannung.

Skelettbürste – der Alleskönner: gibt kurzem und feinem Haar Volumen und macht es luftig – vor allem, wenn man gegen den Strich bürstet. Die Bürste ist leicht und luftdurchlässig und trocknet die Haare schnell vor. Speziell bei langem und sehr vollem Haar ist das von Vorteil. Am Ansatz angewendet, bewirkt die Skelettbürste außerdem einen schönen Push-up-Effekt.

Toupierbürste – für extra Volumen: wichtig für Hochsteckfrisuren. Zur Formgebung und zum Frisuren-Finish geeignet, verleiht der Haaroberfäche einen glänzenden Abschluss und bändigt die Haare perfekt. Anwendung: Passé für Passé in das gewünschte Volumen oder die gewünschte Richtung toupieren.

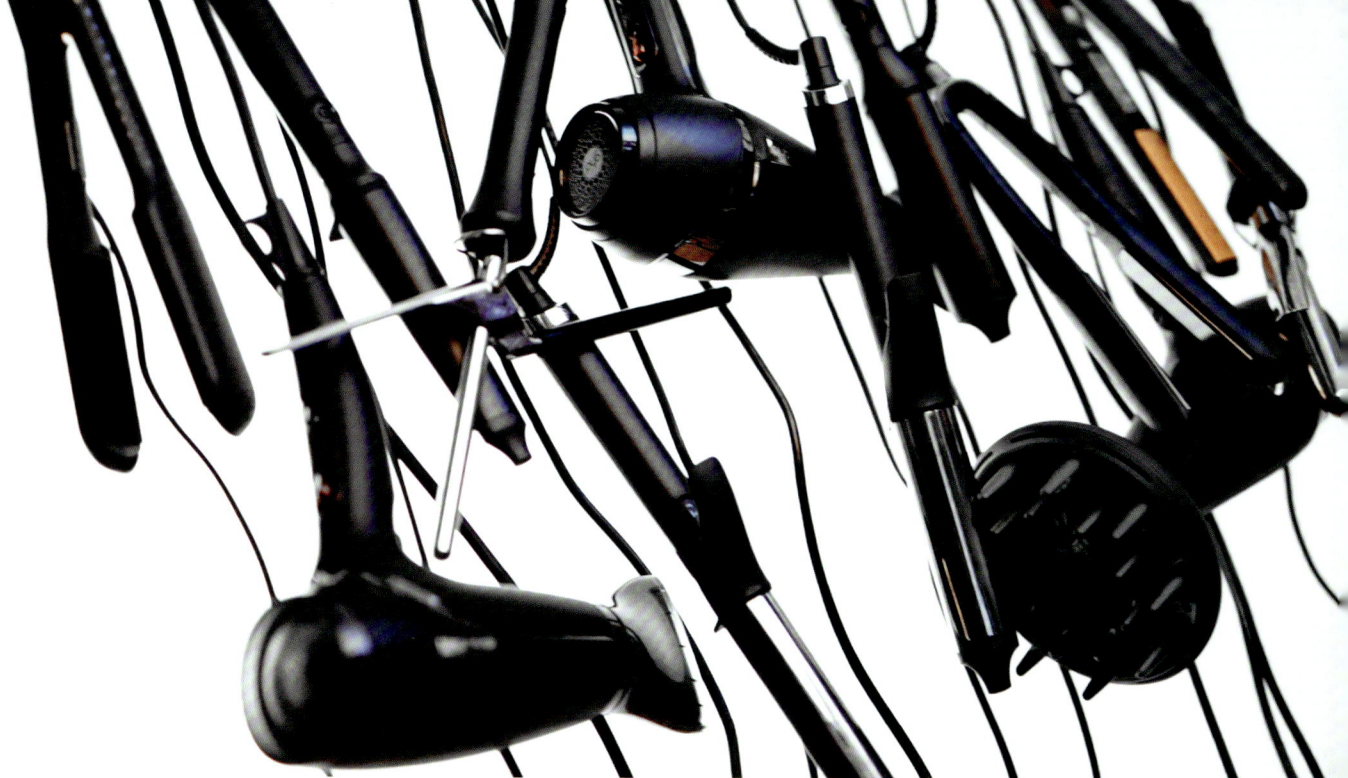

Stielkamm – für toupierte Ansätze: Der Stielkamm ist ein Volumenwunder: Mit dem spitzen Ende lassen sich gezielt einzelne Strähnen abteilen, welche dann mit dem Kamm am anderen Ende entgegen der Wuchsrichtung nah am Ansatz, toupiert werden – verleiht dem Haar Stand und Fülle.

Lockenkamm: Bürstet man gewelltes oder lockiges Haar, wird es oft strubbelig, weil die Härchen der einzelnen Locken dabei zu stark voneinander getrennt werden. Das Haar wirkt dadurch unschön aufgebauscht. Ein grobzinkiger Kamm ist genau das Richtige. Vorsichtig angewendet, entwirrt er die Haare, ohne dabei die Locken zu zerstören.

Haar-Extension-Bürste: zum Ausfrisieren von Haarverlängerungen- und Verdichtungen, definiert das Haar und gibt seidigen Glanz. Entwirrt und ordnet die Haare vom Ansatz bis in die Spitzen, ohne die Bondings, Tapes oder Monturen zu verletzen. Gleitet sanft durch lockiges und kräftiges Haar. Anwendung: Im Nacken beginnend die Längen und Spitzen in die gewünschte Richtung bürsten, dabei das Haar am Ansatz mit den Händen festhalten! Je weiter sich das Haar entwirren lässt, Passé für Passé bis zu den Ansätzen vorarbeiten.

Glätteisen: Wird nicht nur zum Glätten, sondern auch für Locken oder leichte Wellen im Haar verwendet. Zum Glätten die Haare in Passés abteilen und die Strähnen nacheinander vom Ansatz bis zur Spitze langsam durch das Glätteisen ziehen – das Haar erhält einen gesunden Glanz. Bei der Anschaffung darauf achten, dass die Temperatur verstellbar ist und dass die Platten aus Keramik bzw. Voll-Keramik sind, eine Abschaltautomatik und ein drehbares Kabel (Kabelgelenk) haben. Das erleichtert das Styling ganz enorm.

Lockenstab: Sorgt je nach Größe und Dicke für kleine Curls bis hin zu großzügigen Wellen. Den Lockenstab nicht heißer als 200 °C einstellen – für die meisten Haartypen ist eine Temperatur um 180 °C völlig ausreichend – Hitzeschutz nicht vergessen. TIPP: Beim Kauf unbedingt darauf achten, dass das Gerät einen Überhitzungsschutz hat.

Diffusor – runder Aufsatz für den Haartrockner: Besonders für das Föhnen von Naturwellen und Locken oder krausem Haar geeignet. Der tellerförmige Aufsatz mit Noppen sorgt für mehr Bewegung im Haar, trocknet es sanft und intensiviert das Styling-Ergebnis. Das entsprechende Stylingprodukt sanft in die Haare einmassieren, die Haare auf den Diffusor legen. Die Haare trocken föhnen – hierbei den Diffusor leicht hin und her drehen. TIPP: Je niedriger die Geschwindigkeit des Trockners, desto perfekter die Locke.

STYLING-PRODUKTE

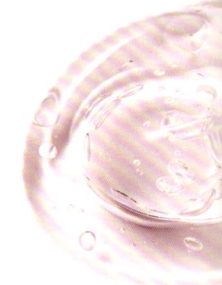

Mousse, Spray, Gel, Puder? Beim Hairstyling gibt es unzählige Möglichkeiten, um den Look zu unterstützen, zu schützen oder zu fixieren. Welches Produkt was kann und vor allem wo und wie es eingesetzt werden sollte, wird hier kurz und einfach erklärt.

Fixierspray: fixiert und sorgt für einen langen Halt. Wichtig: Das Spray nicht nur auf das oben liegende Haar sprühen, sondern Passé für Passé aufsprühen, sodass alle Strähnen etwas abbekommen. Sorgt für Glanz und schützt vor Hitze. TIPP: Dreißig Zentimeter Abstand beim Aufsprühen halten.

Fixierlack: extremer als Haarspray. Der Look hält viel länger und übersteht auch einen Regenschauer ohne Frizz-Effekt. Der Lack schützt zusätzlich vor schädlichen Einflüssen von außen.

Föhnlotion & -spray: im Unterschied zum Schaum flüssig oder cremig. Sollten immer gleichmäßig und partienweise verteilt werden, dann lassen sich die Haare in jede mögliche Form bringen – von Locken bis gekreppt.

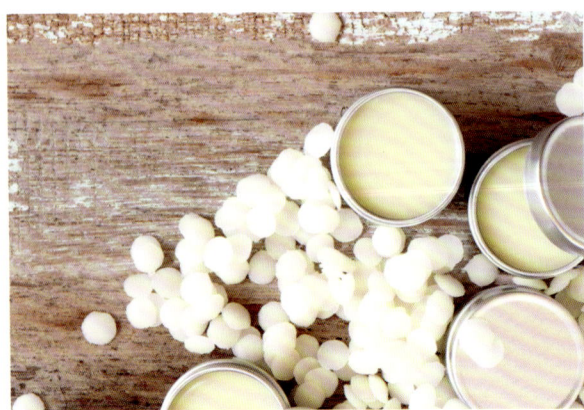

Gel: fixiert, sorgt für Struktur und Stand. Das Produkt trocknet komplett aus und das Haar kann nach der Trocknung nicht mehr bearbeitet werden. Wenn bestimmte Formen gewünscht sind, sollte Gel nicht nur oberflächig aufgetragen werden, sondern das Haar komplett durchdringen. Je nach sogenanntem Haltegrad kann Gel ganz softe Aufbauhilfe leisten oder das Haar maximal fixieren. Bei kurzen Haaren wirkt es eher stachelig bis spiky. Bei langen Haaren wirkt es steif und erhärtet Strähnen ohne Bewegung.

Haaröl: für ein glänzendes, gesundes Finish. Zieht sofort ins Haar ein und hinterlässt ein weiches Gefühl. Vor dem Hitzestyling sparsam ins feuchte Haar einarbeiten oder für ein glänzendes Finish durch das trockene Haar glätten. Das Produkt nicht direkt am Ansatz auftragen, damit dieser nicht fettig erscheint, und sparsam in den Haarspitzen verwenden.

Haar Tonic: für Power beim Styling. Tonics beleben mit Kräutern, stärken mit Vitaminen oder Teebaumöl, erfrischen die Kopfhaut und entwirren das Haar. Gleichmäßig und großzügig auf feuchtes oder trockenes Haar sprühen und einarbeiten.

Hitzeschutz: Egal ob Lotion oder Spray – diese Spezialisten sollten zum Schutz ins Haar gegeben werden, wenn beim Styling Lockenstab oder Glätteisen zum Einsatz kommen. Am besten einmal kopfüber in das handtuchtrockene Haar geben, dann noch einmal von oben auf die Strähnen sprühen. Es hilft nichts, wenn nur die oberen Haare etwas abbekommen!

Holding Spray: bieten Halt und eine griffige Oberfläche – perfekt für weiche Frisuren. 10 bis 12 Zentimeter Abstand halten und gleichmäßig auf das Haar sprühen.

Matt-Paste: sorgt für einen matten, definierten Look. Für glatte Stylings und Kurzhaarfrisuren super! Anwendung: Eine kleine Menge der Paste nicht nur zwischen den Fingern verreiben, sondern in den Handflächen durch Reibung erwärmen und in die Frisur einarbeiten.

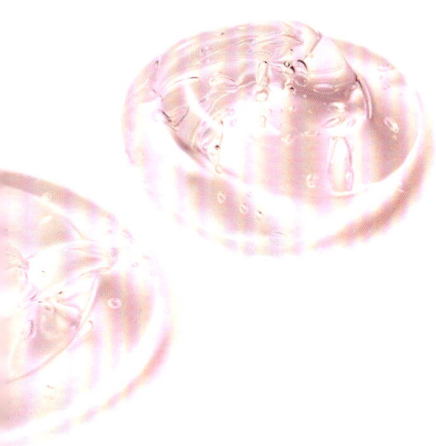

Schaumfestiger & Mousse: sorgen dafür, dass das Haar schneller trocknet und voluminöser aussieht. Sie sind für jede Haarqualität und jede Länge geeignet: Je nach Inhaltsstoffen geben sie feinem Haar Halt, ohne zu verkleben, pflegen trockenes, strapaziertes Haar oder zaubern Locken den richtigen Schwung. Anwendung: Ins handtuchtrockene Haar kneten oder mit dem Kamm einarbeiten. Wichtig: Immer gleichmässig vom Ansatz bis in die Spitzen verteilen und mit Trockner und Bürste trocknen und stylen.

Shine Spray: gibt Glanz. Am besten nach dem Haarspray und mit einer Armlänge Entfernung auftragen. TIPP: Immer darauf achten, dass alle Inhaltsstoffe wasser- oder shampoolöslich sind.

Styling Creme: teils Mousse, teils Creme. Die aufbauende Styling Creme bringt Schwung und unterstützt die Lockenbildung. Ins feuchte Haar einarbeiten. Mit einem Trockner starken Halt und Volumen kreieren oder für glänzende, elegante Styles die Haare lufttrocknen lassen.

Surf Spray & Salzspray: für den Beach Look. Für einen Effekt, wie wenn man frisch aus dem Meer kommt und die Haare an der Sonne in leichten Wellen trocknen … Anwendung: Gleichmäßig verteilen. Aber Vorsicht: Zu viel Produkt macht die Strähnen rau und undurchdringlich.

Texturierende Creme: verleiht Griffigkeit. Für eine zerzauste Textur mit einem matten Finish. Eine kleine Menge in das feuchte Haar einarbeiten, bei Bedarf aufbauen. Für eine Minute einwirken lassen, dann lockern und mit den Fingern durch streifen. Lufttrocknen lassen oder mit einem Diffuser für zusätzliches Volumen trocken föhnen.

Thickening Spray: sorgt für anhaltenden Halt, Volumen und Aufbau beim Föhnen. Verdichtet feines bis mittleres Haar. Auf das handtuchtrockene Haar sprühen und dann trocken föhnen.

Trockenshampoo: hilft schnell bei fettigem Ansatz und gibt Volumen. Perfekt, wenn die Zeit mal nicht zum Haarewaschen reicht oder die Frisur zwischendurch aufgefrischt werden soll. In kurzen Stößen partienweise auf den Ansatz sprühen. Zwei bis drei Minuten einwirken lassen. Anschließend mit einem Handtuch oder den Fingerspitzen einmassieren. Dann das Haar einmal mit dem Trockner gut durchpusten und schon ist die Frisur wieder perfekt. Gibt es in transparent oder mit Farbpartikeln für blondes, braunes, dunkelbraunes oder rotes Haar.

Volumenpuder: sorgt für eine matte, aber griffige, volle Struktur der Haare. Besonders für feines Haar geeignet! Anwendung: Das Puder mit den Fingerspitzen im Ansatz und/oder in den Haarlängen verteilen. Nicht ausbürsten oder durchkämmen, direkt stylen!

Wachs: gibt Struktur. Gerade für kurze Frauenhaarschnitte gut geeignet, meistens hat es ein glänzendes Finish und bleibt den ganzen Tag flexibel. Es gibt Wachse mit softem bis zu extrastarkem Halt. Wachs immer in die Handfläche geben und die Hände aneinanderreiben. So erwärmt sich das Wachs und lässt sich gleichmäßig in den Haaren verteilen. TIPP: Nicht vorne anfangen, wenn man noch am meisten Textur in den Händen hat, sondern eher am Oberkopf beginnen. Auch an den Hinterkopf und an die Seiten denken, damit alle Haare gleich viel abbekommen.

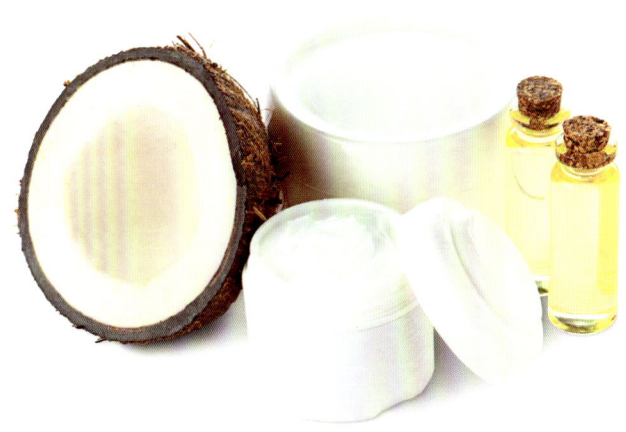

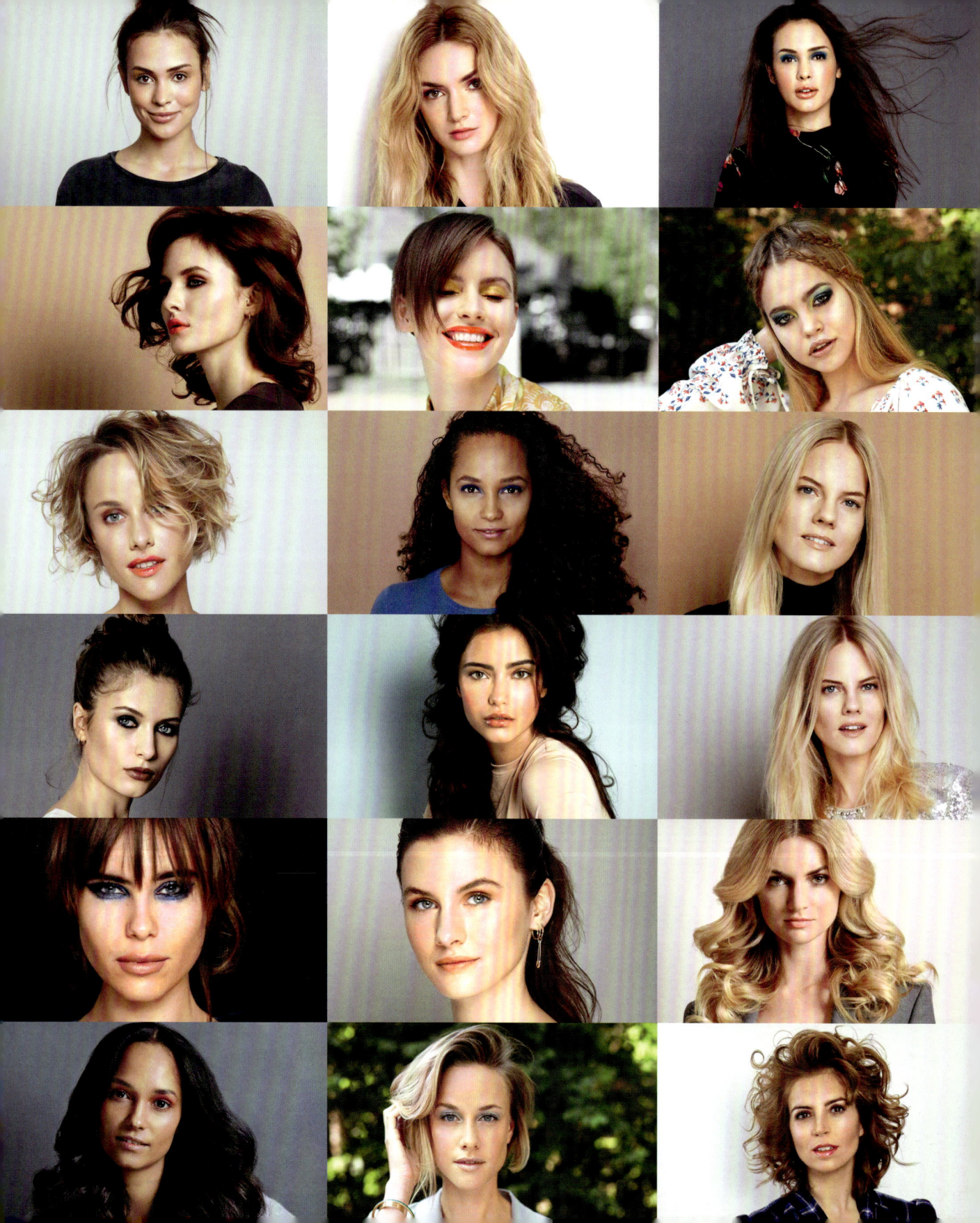

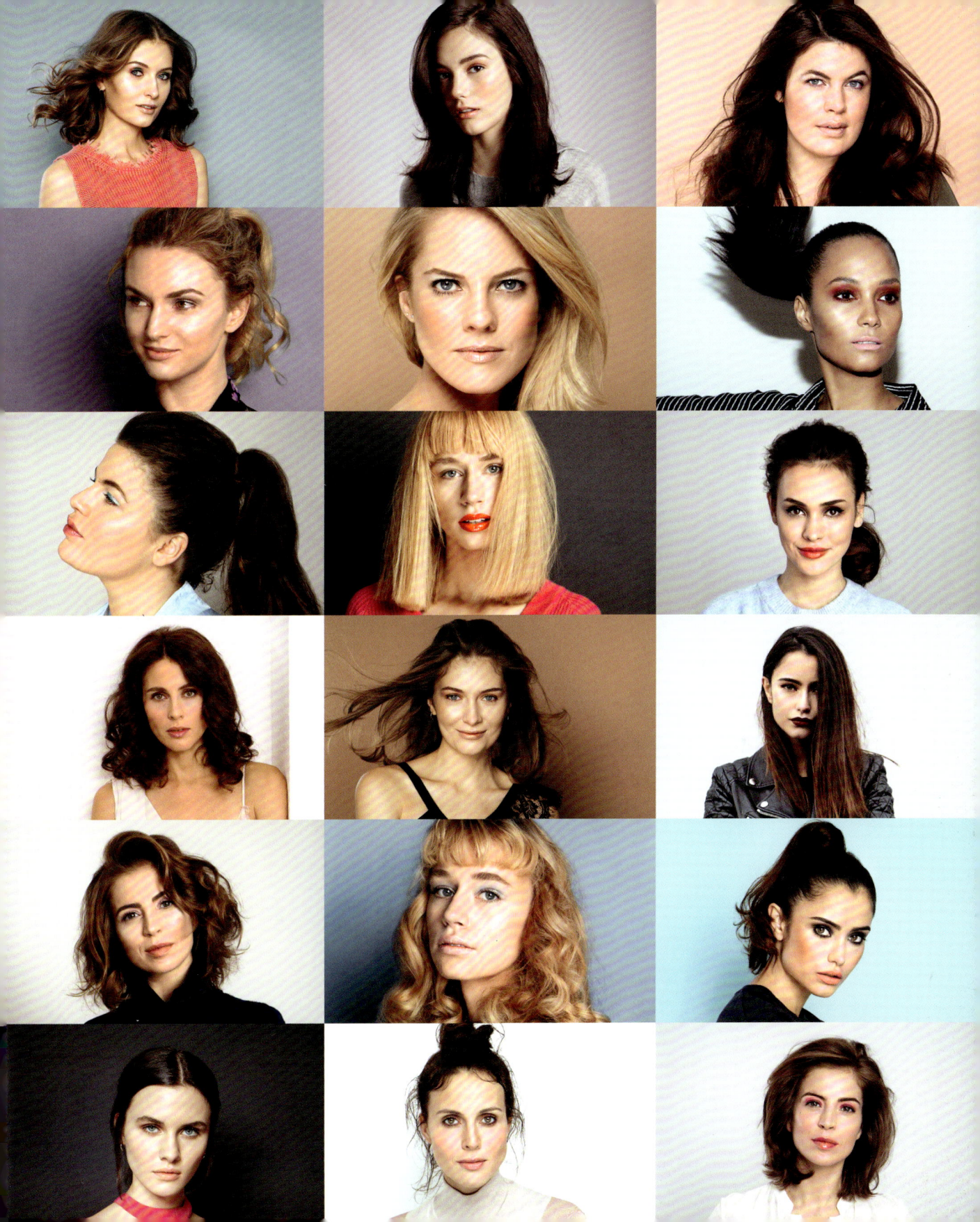

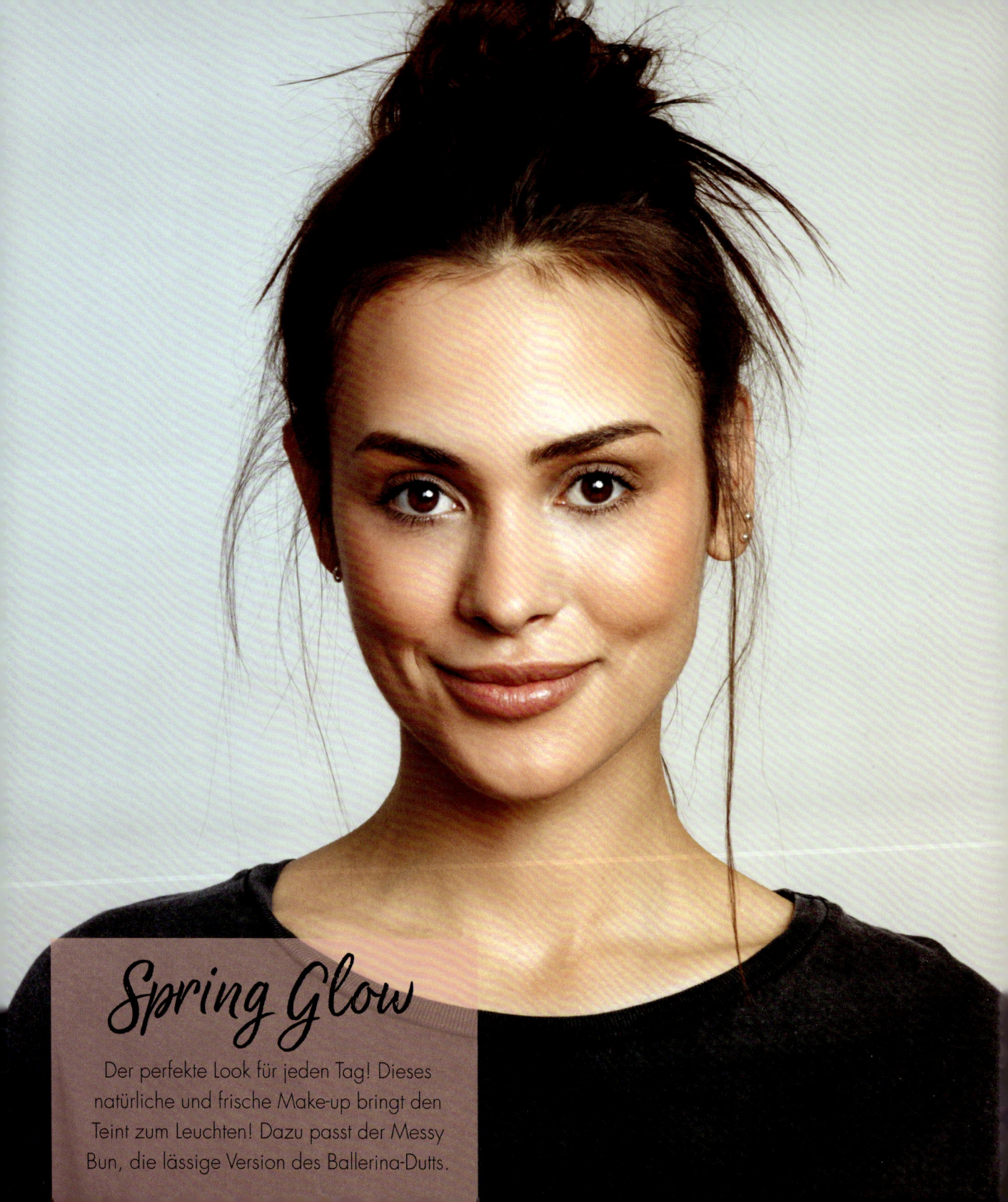

Spring Glow

Der perfekte Look für jeden Tag! Dieses natürliche und frische Make-up bringt den Teint zum Leuchten! Dazu passt der Messy Bun, die lässige Version des Ballerina-Dutts.

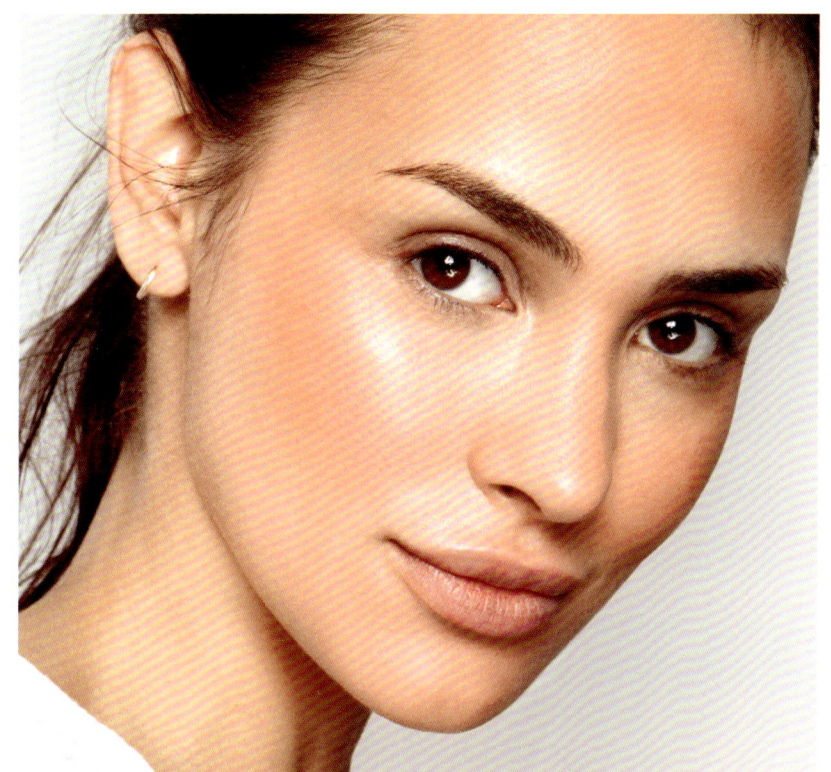

1. Teint

Zur Vorbereitung einen feuchtigkeits-spendenden Primer mit den Fingern leicht einklopfen, das sorgt für Feuchtig-keit, eine gute Durchblutung und bringt die Haut zum Strahlen. Darüber wird die Foundation in einer zum Hautton passenden Farbnuance aufgetragen. In die Haut geklopft, sorgt diese für Feuchtigkeit, eine gute Durchblutung und einen wie von der Sonne gebräun-ten Glow. Wichtig: Den Bronzer auf den natürlichen Sonnenterassen wie Wangenknochen, Stirn, Nasenrücken und Kinn verteilen – dies sind auch die ersten Stellen im Gesicht, die von der Sonne gebräunt werden. Weniger ist dabei mehr!

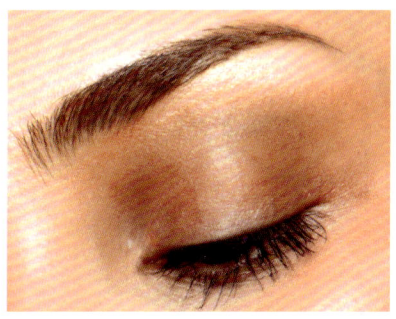

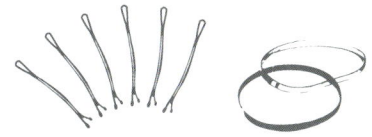

2. Augen & Wimpern

Unter die Augenbrauen werden von außen nach innen Highlights mit golde-nem, schimmernden Lidschatten ge-setzt. Auf die beweglichen Lider kommt ein kühler, matter Braunton. Übergänge gut verblenden! Beim Auftragen der Mascara die Ansätze der Wimpern-fächer extra nachtuschen, das wirkt wie ein wimpernverdichtender Eyeliner. Der dunkle Kontrast der Wimpern zum Augenweiß lässt die Augen strahlen.

3. Lippen

Lipgloss in einem zarten Roséton auf-tupfen – passt immer und sieht tagsüber am natürlichsten aus. Zusätzlich lässt das Gloss die Lippen glatter und auto-matisch voller wirken. Psst: Vorher mit einer weichen Zahnbürste peelen!

4. Haare

Die Haare dürfen und sollen bei diesem Look »undone« wirken – also entweder gleich offen tragen oder zu einem Messy Bun am Oberkopf locker zusammennehmen. Dazu die Haare zu einem lockeren Pferdeschwanz binden, zu einem Bun (s. S. 126) eindrehen und mit einem Haargummi oder Bobby Pins fixieren. Mit den Fingern die Haare etwas auseinander zupfen, es soll nicht perfekt aussehen.

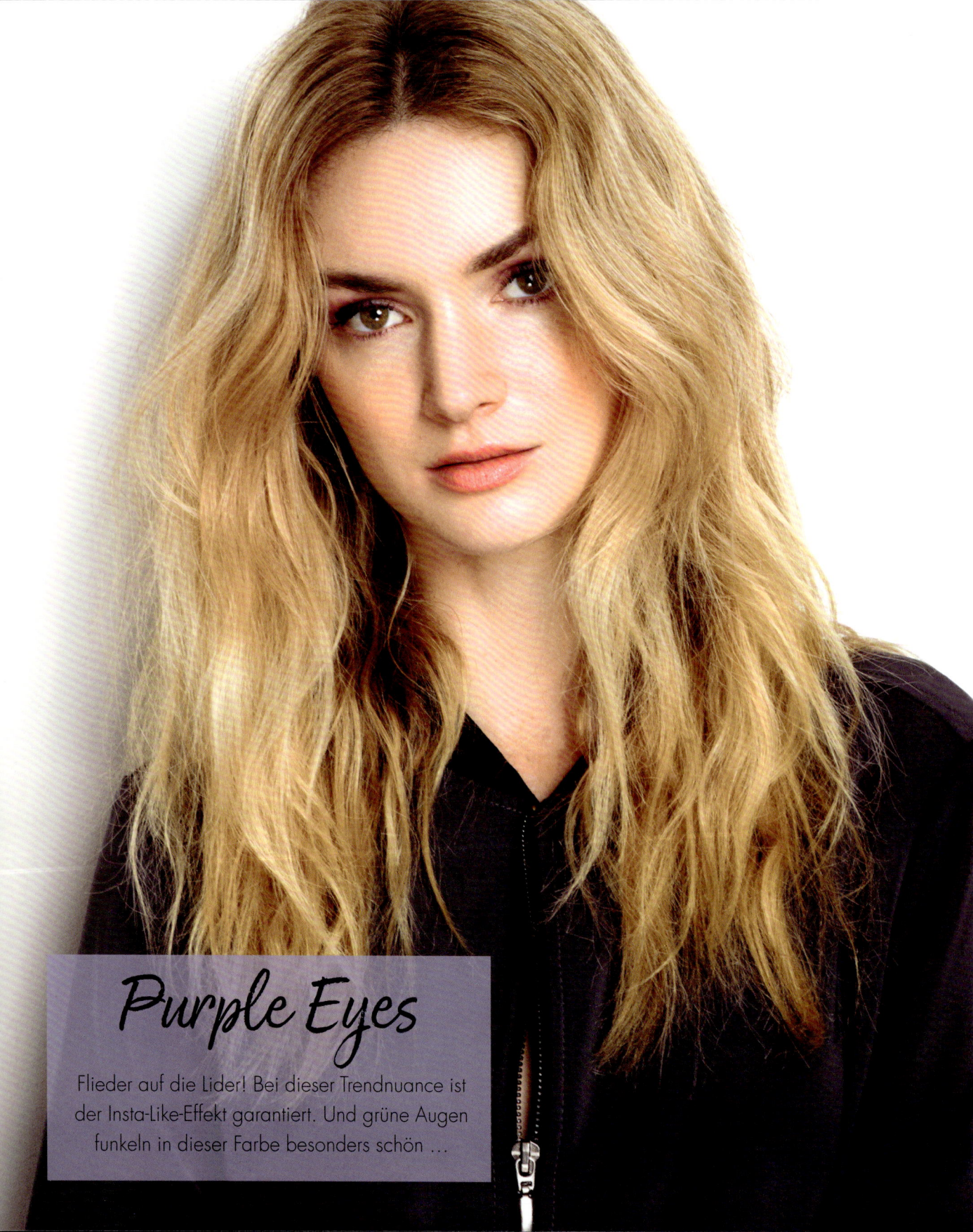

Purple Eyes

Flieder auf die Lider! Bei dieser Trendnuance ist
der Insta-Like-Effekt garantiert. Und grüne Augen
funkeln in dieser Farbe besonders schön …

1. Teint

Als Grundierung eine flüssige oder Mineral-Foundation auftragen. Bei kleinen Unreinheiten eine zweite Schicht mit einem Make-up-Schwämmchen auftupfen (s. S. 33). Danach den Teint und die Foundation mit einem neutralen transparenten Puder fixieren. Ein Hauch Thermalwasserspray zum Abschluss sorgt für eine Portion Feuchtigkeit!

2. Augen

Als Basis wird ein Lidschatten in einem Purple-Ton (Lila) aufgepinselt. Die Eyeliner-Linie zusätzlich von außen bis zur Pupille mit einem dunkelgrünen Lidschatten schattieren. Vom inneren Augenwinkel bis zur Pupille ein softes, helles Highlight setzen – das öffnet das Auge optisch.

3. Augenbrauen & Wimpern

Die Augenbrauen lassen sich mit einer Bürste einfach in Form bringen. Die Wimpern mit einer Mascara in dunklem Braun betonen – das wirkt natürlicher und weicher als klassisches Schwarz.

4. Lippen

Für die Lippen werden bei diesem Look drei verschieden helle Nuancen des gleichen Rosétons verwendet, die jeweils mit einem Pinsel von außen nach innen aufgetragen werden. Die mittlere Farbnuance dient als Basis, die dunklere betont die Mundwinkel, die hellere das Lippenherz.

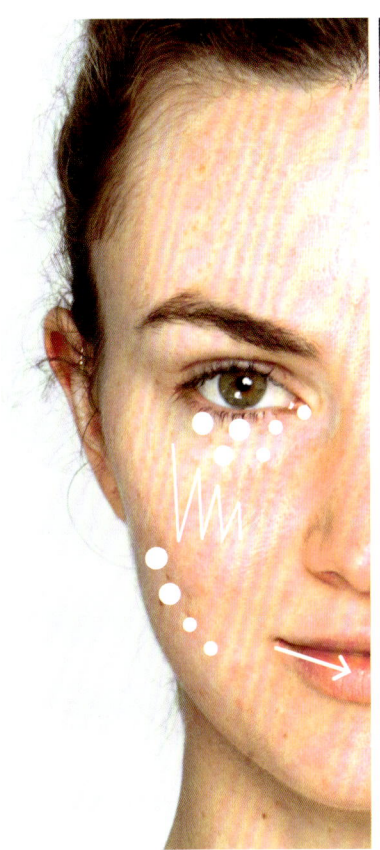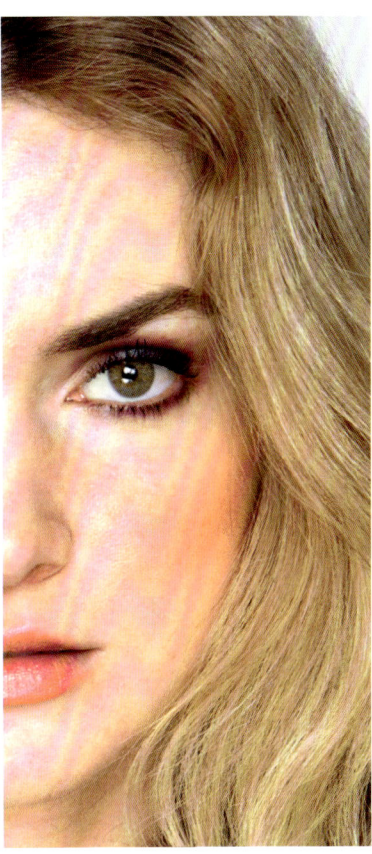

5. Haare

Die langen Haare wurden mit einem Lockenstab in mittlerer Größe gelockt (s. S. 100). So entstehen unterschiedliche Texturen, die die Mähne besonders lässig wirken lassen. Wer gerne etwas mehr Volumen hat, kann Haartressen einsetzen.

Stylingtipp

Gelegentlich zeigen Pünktchen an, wo Concealer tupfend aufgetragen werden kann. Die zackige Linie beschreibt, wie durch Farbauftrag das Gesicht modelliert wird und der Pfeil gibt einen Hinweis, wie die Lippen perfekt gelingen.

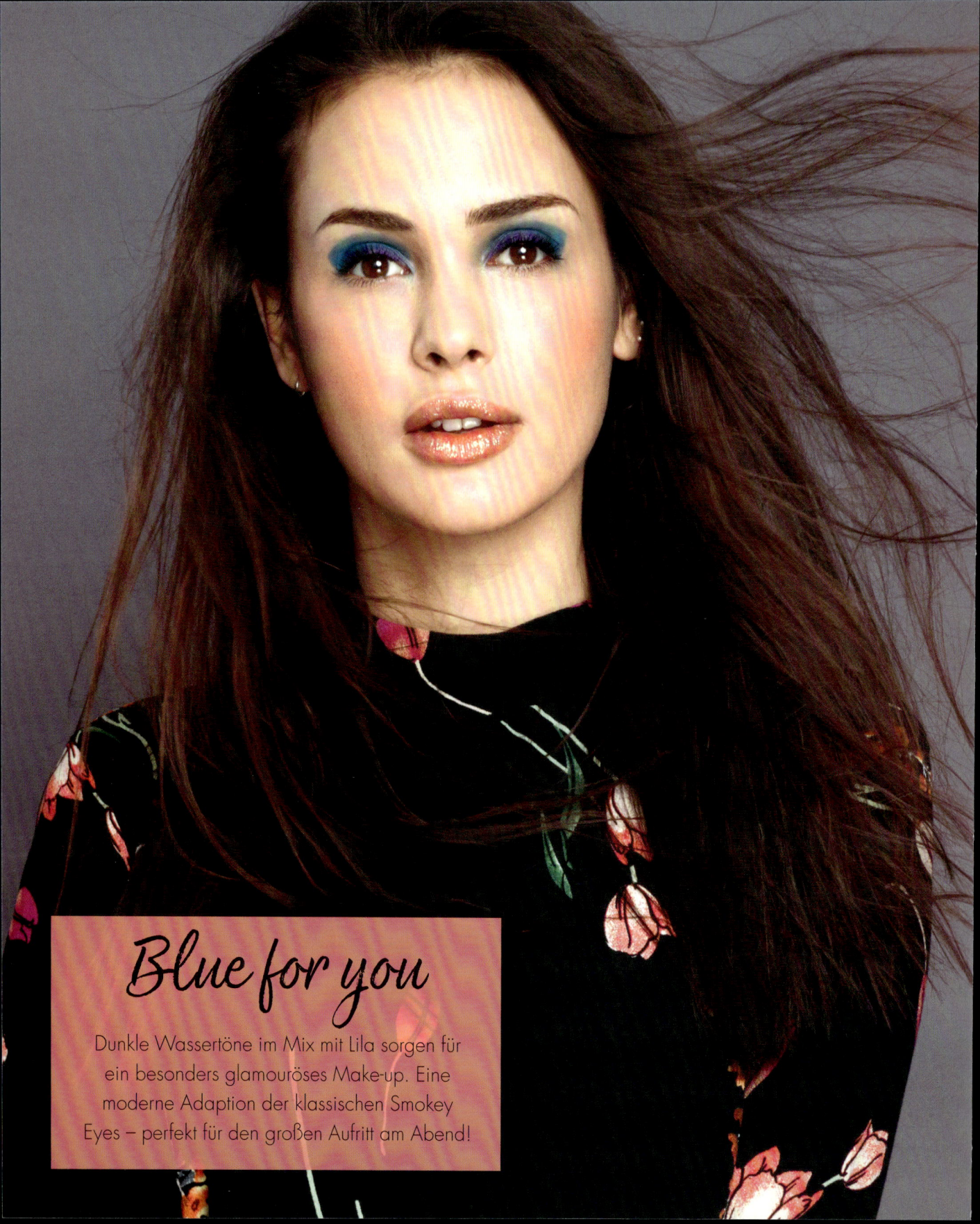

Blue for you

Dunkle Wassertöne im Mix mit Lila sorgen für ein besonders glamouröses Make-up. Eine moderne Adaption der klassischen Smokey Eyes – perfekt für den großen Auftritt am Abend!

1. Foundation

Für diesen Look wird die Foundation hauptsächlich auf die T-Zone (Stirn, Nase und Kinn) gegeben und so das Gesicht modelliert. Auf den Wangenknochen wird das flüssiges Make-up in mehreren dünnen Schichten aufgetragen, das sorgt für eine höhere Lichtreflexion und lässt die Augen leuchten.

2. Concealer & Contouring

Unter den Augen sorgt cremiger Concealer für extra Glow! Mit einem matten Bronzer wird unterhalb der Wangenknochen wie auch die Unterkieferbögen konturiert, wodurch der Fokus auf die Augen gelenkt wird. Den Bronzer von der Kinnmitte bis zum äußeren Punkt des Kieferknochens auftragen – das strafft optisch und das Gesicht erhält eine schöne Form (s. S. 53).

3. Augen

Erst eine intensive Eyeliner-Linie in Schwarz ziehen und dann das bewegliche Lid mit einem matten türkisfarbenen Lidschatten ausfüllen. Dieser wird bis hinauf zur unbeweglichen Lidpartie unterhalb der Braue aufgetragen. Auf der oberen Wimpernlinie wird dann zusätzlich ein lilafarbener Lidschatten als Eyeliner verwendet. Die Farben gut ineinander verblenden. Für einen vollen Wimpernfächer unbedingt Mascara verwenden.

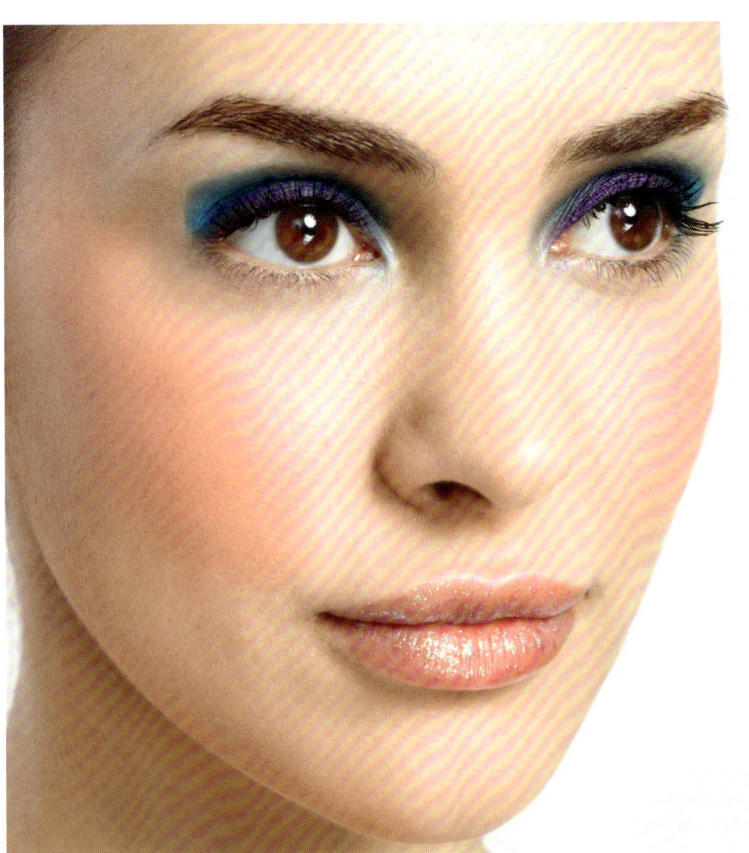

4. Lippen

Für die Lippen gilt: Nur keine falsche Bescheidenheit! Als Grundlage eine pflegende Base benutzen, auf diese lassen sich einzelne Glitzerpartikel einfach und direkt auftupfen. Wer zusätzlich einen Lippenstift benutzen möchte, wählt einen schimmernden Ton und trägt zusätzliche Glitzerpigmente einfach darüber auf – so wirkt der Look noch intensiver!

5. Haare

Ein spezielles Texture Tonic Spray (Salzspray funktioniert auch) in die handtuchtrockenen Haare geben und diese anschließend mit dem Föhn – am besten über Kopf – trocknen. Das gibt dem Haar extra Volumen und sorgt für den angesagten »undone/messy« Look.

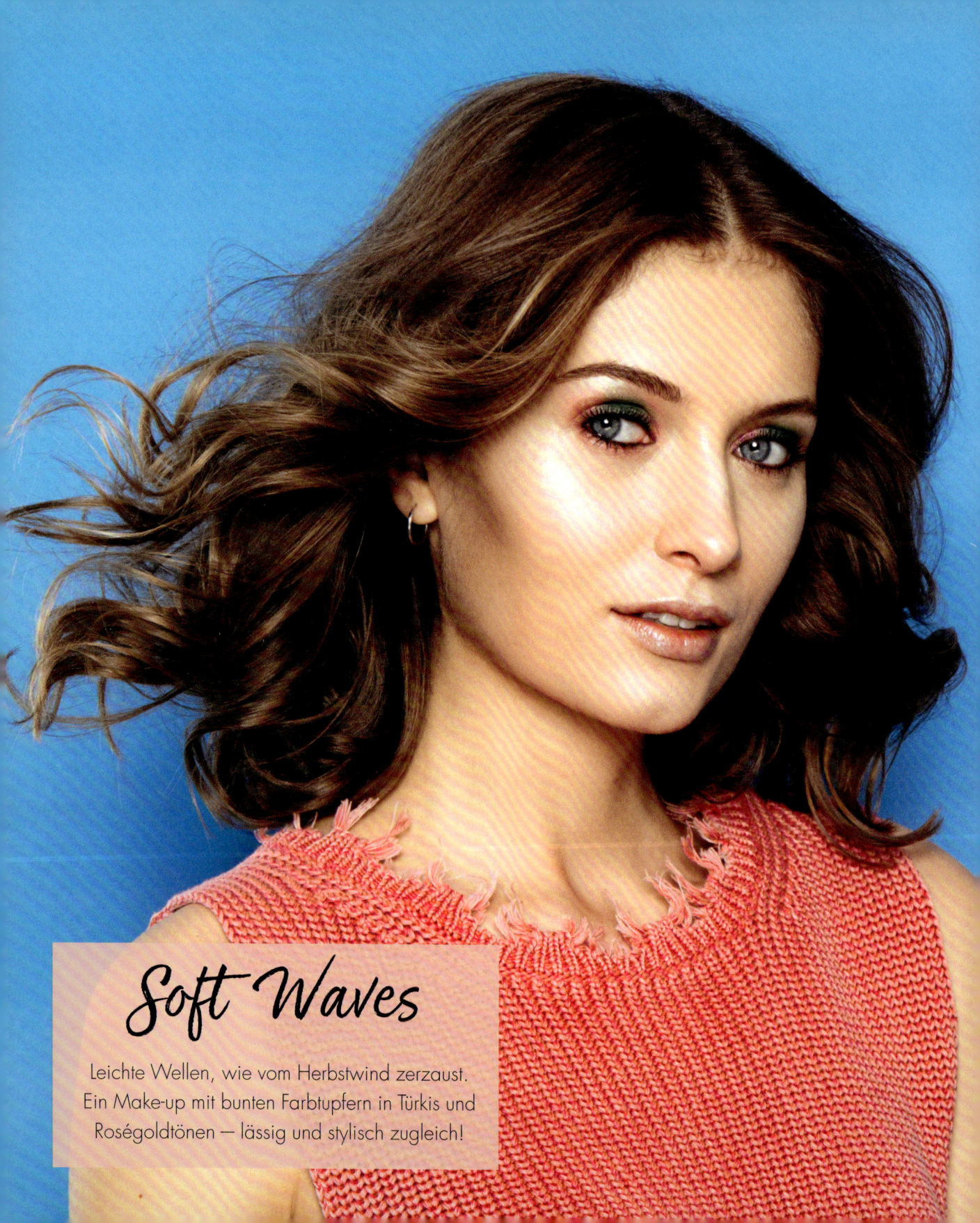

Soft Waves

Leichte Wellen, wie vom Herbstwind zerzaust.
Ein Make-up mit bunten Farbtupfern in Türkis und
Roségoldtönen — lässig und stylisch zugleich!

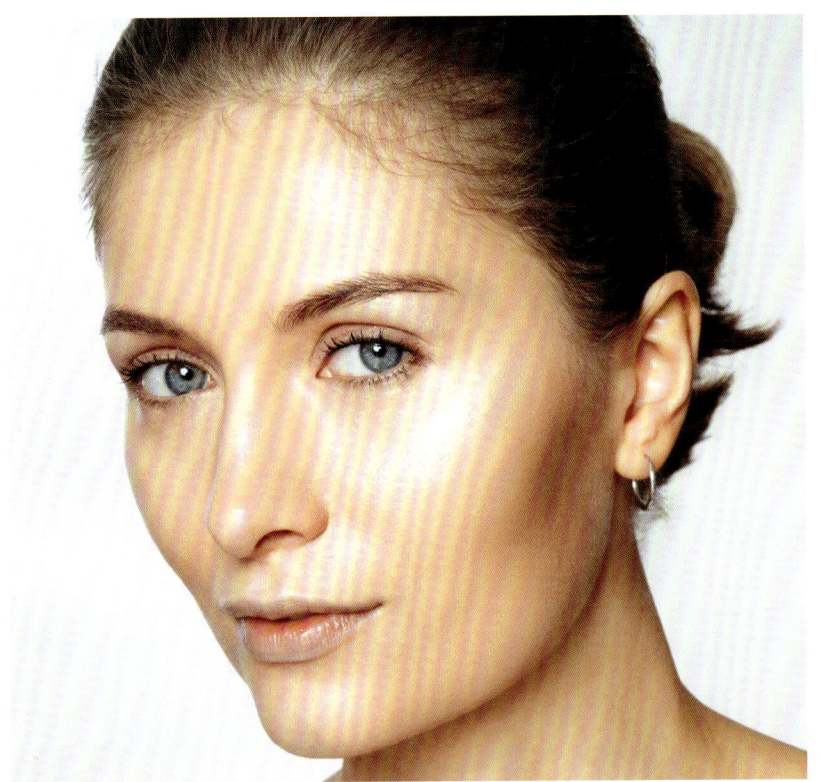

1. Foundation

Auf die mit einem Primer vorbereitete Haut gleichmäßig eine BB-Cream auftragen. Für den extra Frischekick wird die Creme in kreisenden Bewegungen mit einem Foundation-Pinsel eingearbeitet.

2. Concealer & Contouring

Unter die Augen und auf den Nasenrücken Concealer, eine Nuance heller als der Hautton, auftupfen. Unterhalb der Wangenknochen wird für diesen Look eine Konturcreme in einer kühlen Nuance benutzt, die mit dem Allround-Pinsel verblendet wird – ohne die ganze Wange anzumalen!

3. Highlights

Highlights in einem kühlen Mintton sorgen optisch für einen tollen Lifting-Effekt – sie werden auf dem höchsten Punkt der Wangenknochen platziert, direkt unter den beiden Brauenbogen, auf Lippenherz und Kinn sowie auf Nasenspitze und -rücken. Durch die gezielte Aufhellung wirkt die Nase optisch schmaler (s.S. 53).

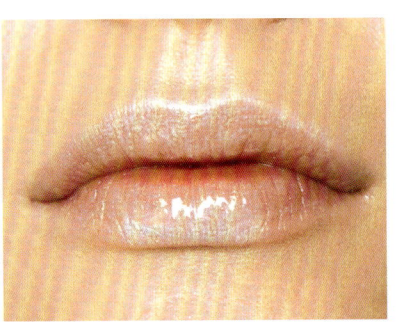

4. Augen

In die Mitte des beweglichen Lids smaragdgrünen Lidschatten setzen. Roségold im äußeren und inneren Augenwinkel vergrößert das Auge optisch. Unterhalb des unteren Wimpernkranzes eine weiche Kontur im selben Ton ziehen. Auf die obere und untere Wasserlinie dunkel mit dem lila Kajal auftragen, den Wimpernansatz mit Mascara betonen, dann kräftig tuschen. Brauen per Bürstchen formen.

5. Lippen

Die Lippen mit einem soften Lippen-Peeling vorbereiten. Auf die äußere Lippenlinie und die Lippenmitte wird ein softes eisblaues Highlight aufgetragen, darüber transparenter Lipgloss, der die Lichtreflexe weiter verstärkt. Mit diesem einfachen Profi-Trick erreicht man eine optische Vergößerung der Lippen – ganz ohne zusätzliche Hilfe.

6. Haare

Die Haare in Partien abteilen und Strähne für Strähne mit einem mittelgroßen Lockenstab eindrehen (s. S. 100). Gut auskühlen lassen. Zum Durchkämmen keine Bürste verwenden – es sollen grobe Curls und keine sauberen, regelmäßigen Wellen kreiert werden. Einfach locker mit den Fingern durchs Haar gehen – je öfter, desto wilder wird der Look! Für längeren Halt mit einem trockenen Haarspray fixieren.

FOUNDATION

Ein gleichmäßiger, strahlender Teint ist die beste Grundlage für ein perfektes Make-up. Mit der richtigen, auf den eignen Hauttyp abgestimmten Foundation kann man den Teint sofort frischer, ebenmäßiger und strahlender wirken lassen. Kleine Makel wie Fältchen, Augenringe oder Rötungen sind damit kein Thema mehr. So findet man die perfekte Nuance und das richtige Make-up!

Leicht und Natürlich

Getönte BB- (Blemish Balm), CC- (Color Correcting) oder getönte Tagescremes haben eine leichte Deckkraft und perfektionieren die Hautoberfläche, sodass es natürlich wirkt. Sie sind leicht aufzutragen und fühlen sich luftig-leicht auf der Haut an. In Verbindung mit einem Primer hält das natürliche Finish den ganzen Tag.

Mittlere Deckkraft

Wichtig bei transparenteren, flüssigen Texturen, die sich wie ein Filter auf die Haut legen, ist der Aufbau der Intensität. So lassen sich Wangen, Augen und Lippen formen: Immer mit wenig starten und wenn nötig lieber noch eine Schicht darüber auftragen und an den entsprechenden Stellen durch eine höhere Deckkraft Lichtreflektionen erzeugen.

Hohe Deckkraft

Make-up und Foundation mit einer höheren Deckkraft absorbieren oder reflektieren mehr Licht, dadurch kann die Gesichtsform komplett verändert werden. Aber auch Unreinheiten, Couperosen und Rosacea lassen sich so vollkommen abdecken.

So findet jeder den passenden Farbton

Ich suche den Farbton nicht nach Pink, Rosa oder Gelbton aus, sondern schaue, ob die Helligkeit des Make-ups mit dem Hautton übereinstimmt.

Dann erst teste ich die unterschiedlichen Nuancen auf der größten Fläche des Gesichts, nämlich auf der Wange. Dort werde ich schnell herausfinden, ob mein Make-up zu rosastichig oder zu warm ist – denn nur die richtigen Farbtöne lassen sich einfach verblenden und sehen nach dem Auftragen perfekt aus.

Dazu sollte vorab der Unterton bestimmt werden. Generell gilt:

- warm = gelbe oder goldene Untertöne

- kühl = rosafarbene Untertöne

- neutral = Balance zwischen kühl und warm

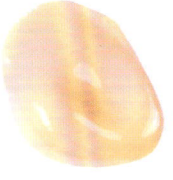

Mein Tipp

Make-up bitte nicht dazu verwenden, um gebräunt auszusehen! Dafür gibt es andere Techniken – zum Beispiel, bestimmte Stellen wärmer zu schminken, wie die Sonnenterassen am Nasenrücken, der höchste Punkt des Wangenknochens und die Stirn. Diesen Effekt kennt man, wenn man im Winter zum ersten mal Ski fahren geht und die Sonne am Berg scheint.

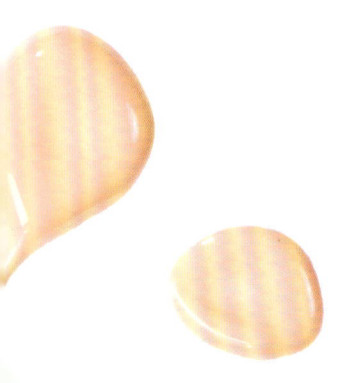

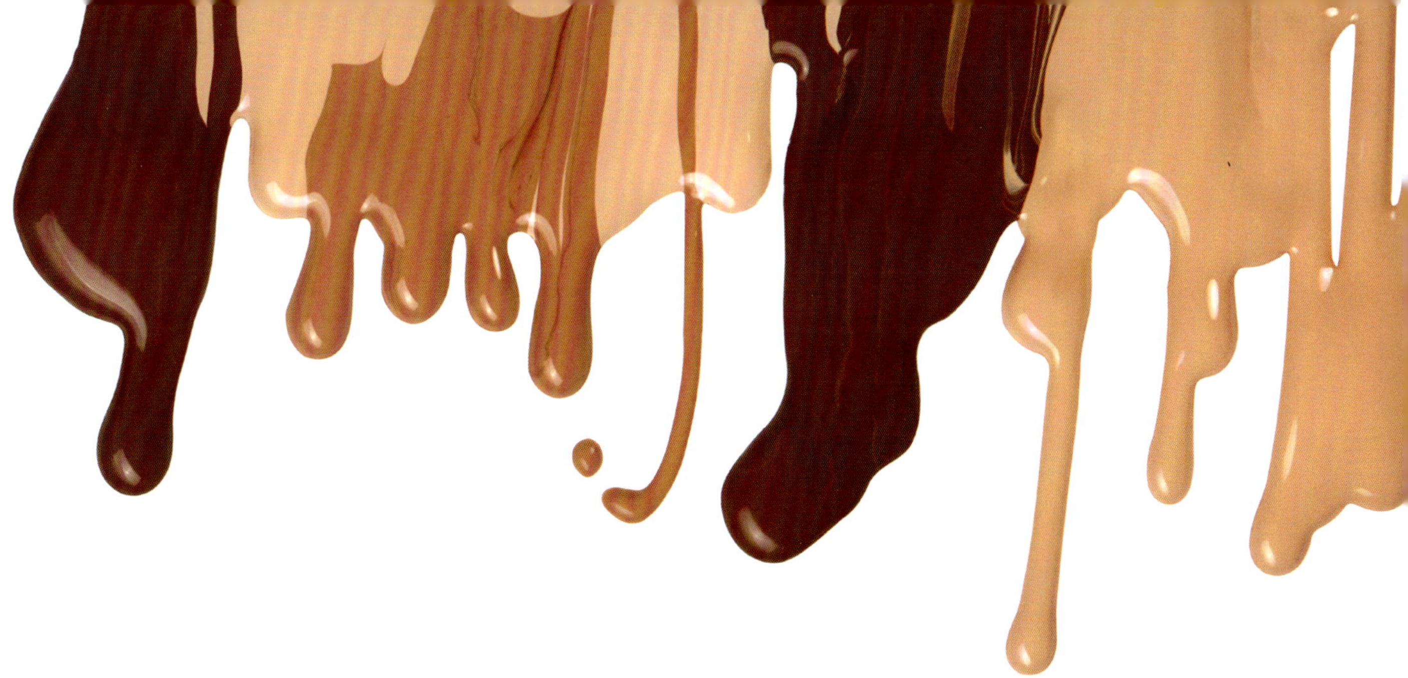

Tuch-Test

Erst einmal muss man sich natürlich abschminken, die Haut sollte unbedingt frei von allen Produkten sein. Nimm dir dann ein weißes und ein beigefarbenes Tuch und lege eins davon auf die linke, das andere auf die rechte Schulter. Jetzt siehst du, welcher Farbton besser mit der Hautfarbe harmonisiert. Wenn es der reinweiße Farbton ist, sind die Untertöne warm. Wenn die Cremefarbe mehr zusagt, dann ist es ein kühler Unterton. Wirken beide gleich harmonisch, ist er neutral.

Venen-Test

Betrachtet man die Venen am Handgelenk und sie schimmern grünlich durch die Haut, hat man einen warmen Unterton. Wenn die Venen blau erscheinen, ist der Unterton kühl. Sieht man beide Farben oder scheinen sie blaugrün zu sein? Dann hat man neutrale Untertöne.

Der Schmuck-Test

Wenn Goldschmuck den Teint zum Strahlen bringt, dann ist man mit großer Wahrscheinlichkeit auf der warmen Unterton-Seite. Wenn dagegen Silberschmuck den Hautton am besten wirken lässt, dann spricht man von einem kühlen Unterton.

Zwei Nuancen statt einer

Meist benötigt man die Grundierung in zwei Farbnuancen, um hellere und dunklere Stellen gleichmäßig auszugleichen, der Unterton bleibt gleich. Auch durch Make-up in dunkleren Nuancen kann man das Gesicht mit Schattierungen proportionieren, indem man Konturen unter dem höchsten Punkt des Wangenknochens setzt. Noch wichtiger sind reflektierende Highlights, die das Gesicht optimal formen.

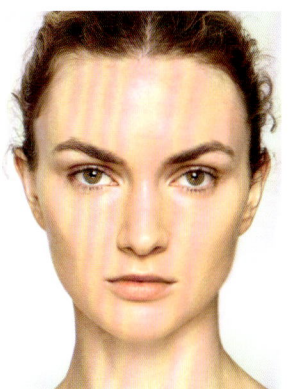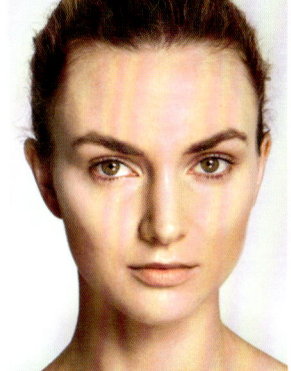

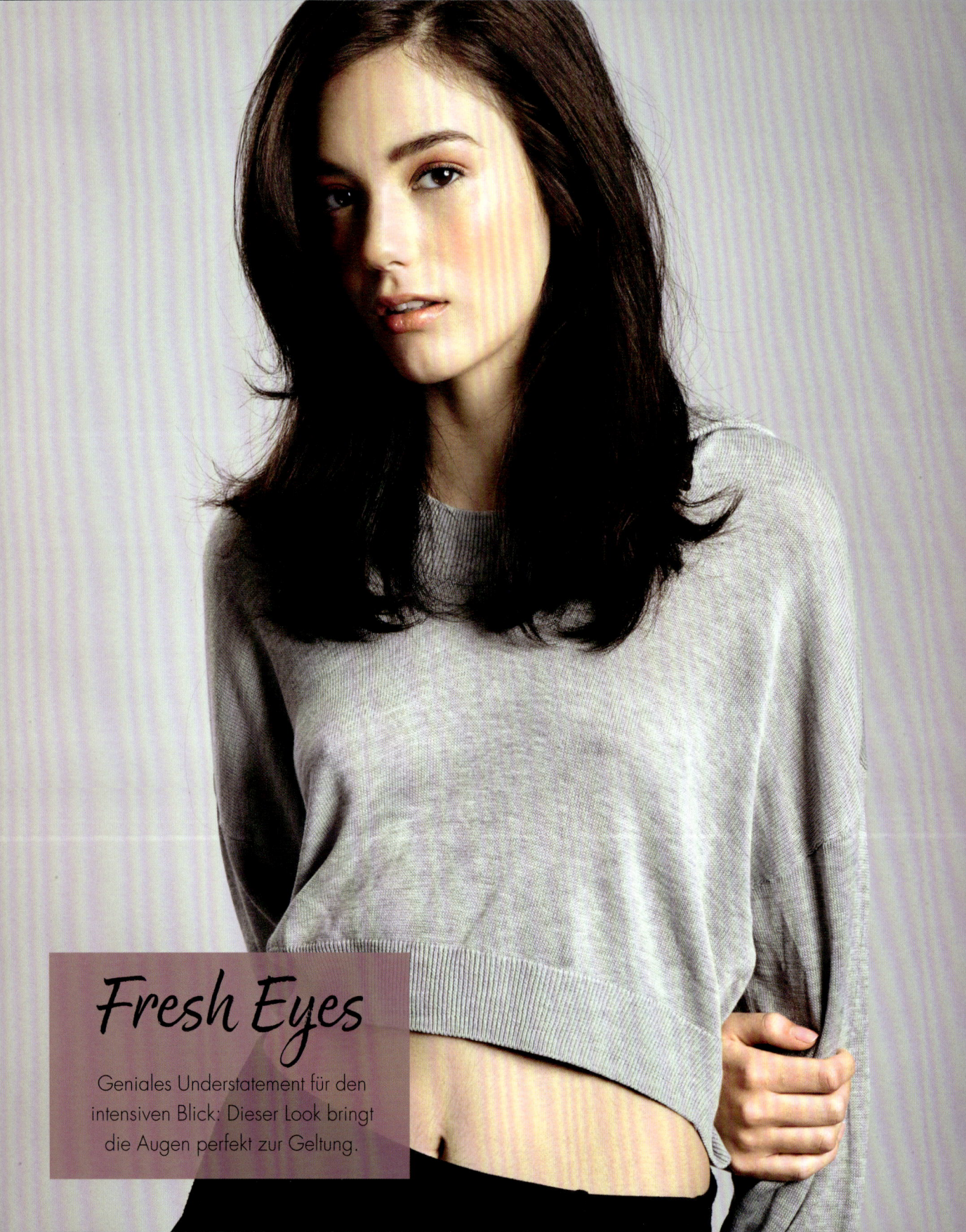

Fresh Eyes

Geniales Understatement für den
intensiven Blick: Dieser Look bringt
die Augen perfekt zur Geltung.

2. Concealer & Rouge

Concealer unter den Augen lässt Augenschatten verschwinden (s. S. 42), etwas peachfarbenes Rouge auf den Wangen zaubert sofort Frische und Vitalität ins Gesicht.

3. Augen

Auf die beweglichen Lider kommt ein roséfarbener Lidschatten: Die äußere Linie soft verblenden, die inneren und äußeren Augenwinkel mit demselben Lidschatten intensivieren. Auf die Lidmitte wird ein leicht golden schimmernder Lidschatten über das Rosé aufgetragen.

Die Wimpern tuschen, hierfür mit dem Bürstchen nah am Wimpernansatz beginnen und dann in Zick-zack-Bewegungen zu den Spitzen durchziehen. Das sorgt für einen vollen Wimpernfächer.

4. Augenbrauen

Die Brauen sorgen für Definition und einen wachen Blick. Um sie zu betonen, werden sie mit Augenbrauenmascara nachgezogen. TIPP: Beim Auftragen von Augenbrauenmascara immer in der Mitte der Braue beginnen – so lässt sich das Produkt am Besten verteilen und es entstehen keine Klümpchen am Rand.

1. Foundation

Flüssiges Make-up mit einem Pinsel auftragen: Das wirkt wie ein Filter und lenkt den Fokus auf die Augenfarbe (zur Farbermittlung s. S. 32–33).

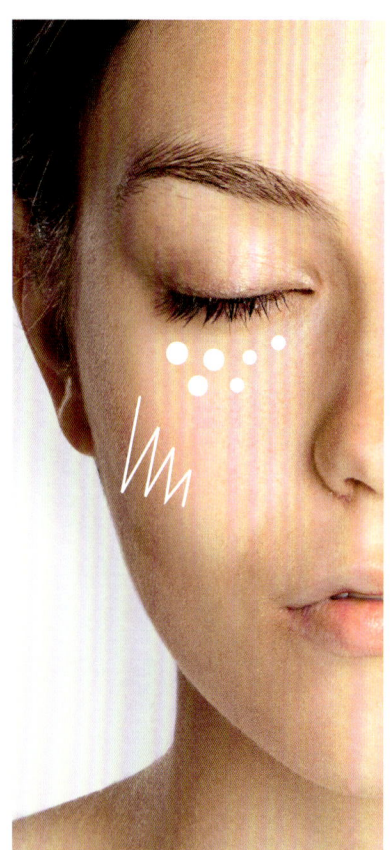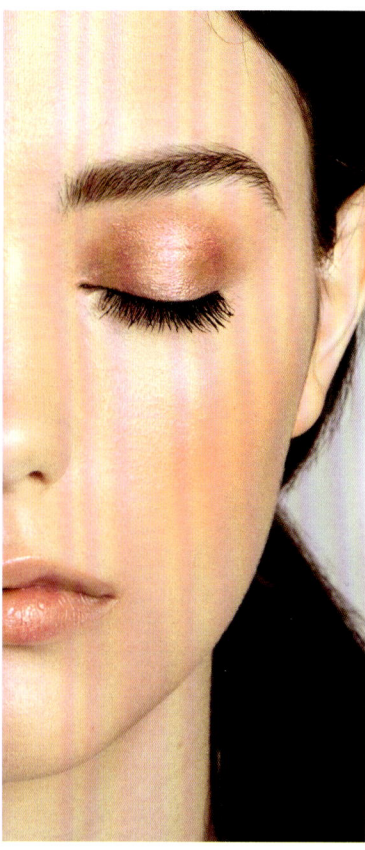

5. Lippen

Mit einem Lippenpinsel wird roséfarbener Lippenstift aufgetragen (s. S. 115). Dieser Ton passt perfekt zum verwendeten Lidschatten und rundet den Look ab.

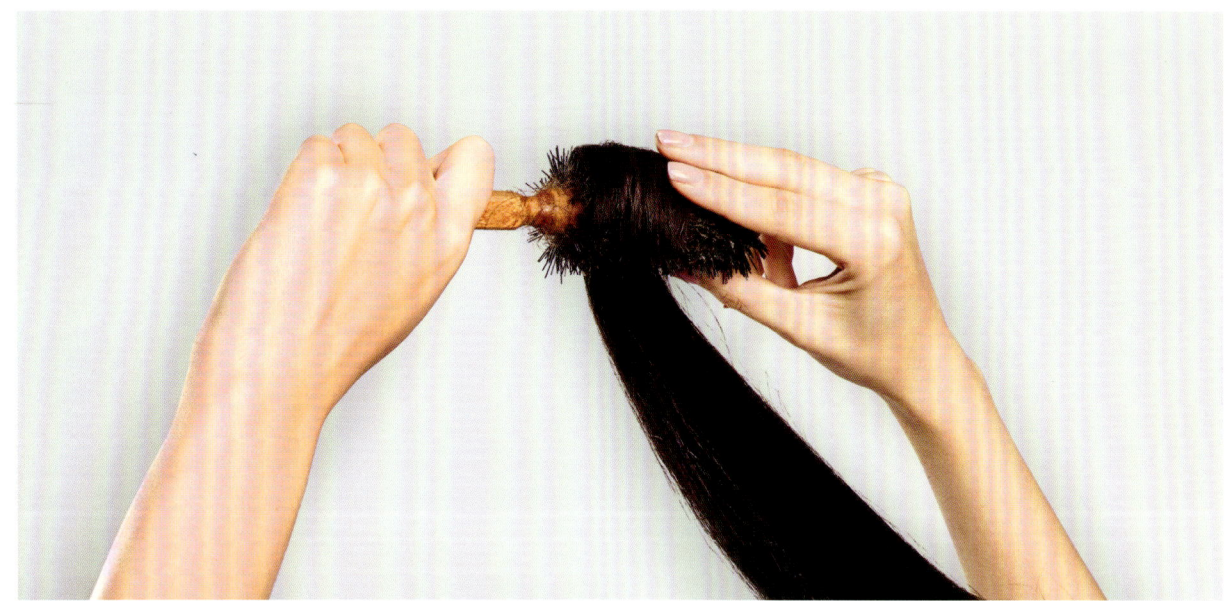

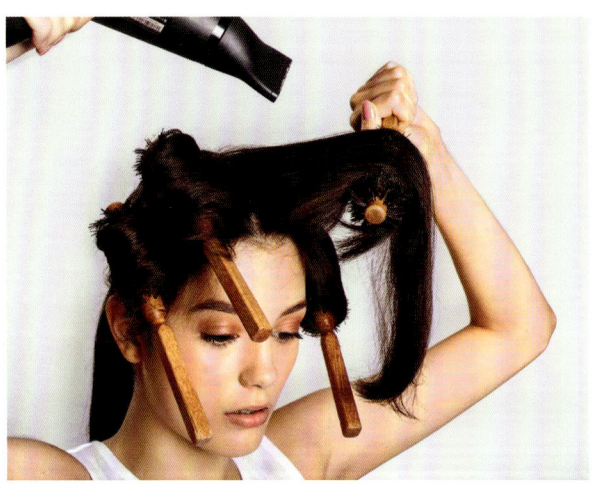

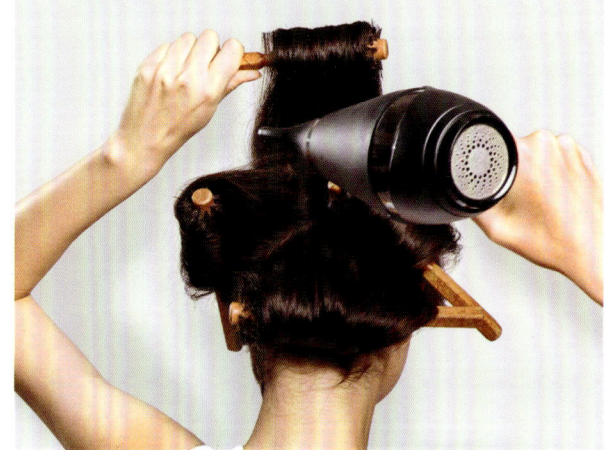

6. Haare

Für diesen wunderbaren Every-day-Look wird die Rundbürste wie ein Lockenwickler verwendet, das bringt extra Volumen und gibt einen schönen Schwung: Haare in mehrere Partien abteilen und von den Haarspitzen bis zum Ansatz sorgfältig eindrehen. Trocken föhnen, mit Haarspray fixieren und die Bürste(n) erst abwickeln, wenn die Haare ausgekühlt sind. Wichtig: Zum Schluss durchkämmen. Als Finish eine minimale Menge Feuchtigkeitslotion im Haar verteilen, das hilft beim Bändigen und sorgt für einen schönen Glanz.

Föhntipp

Für mehr Volumen im Ansatz: die Bürsten mindestens in einem 90°-Winkel ins Haar eindrehen und gut auskühlen lassen. Noch einen Festiger ins Haar geben, das sorgt für Volumen und Spannkraft.

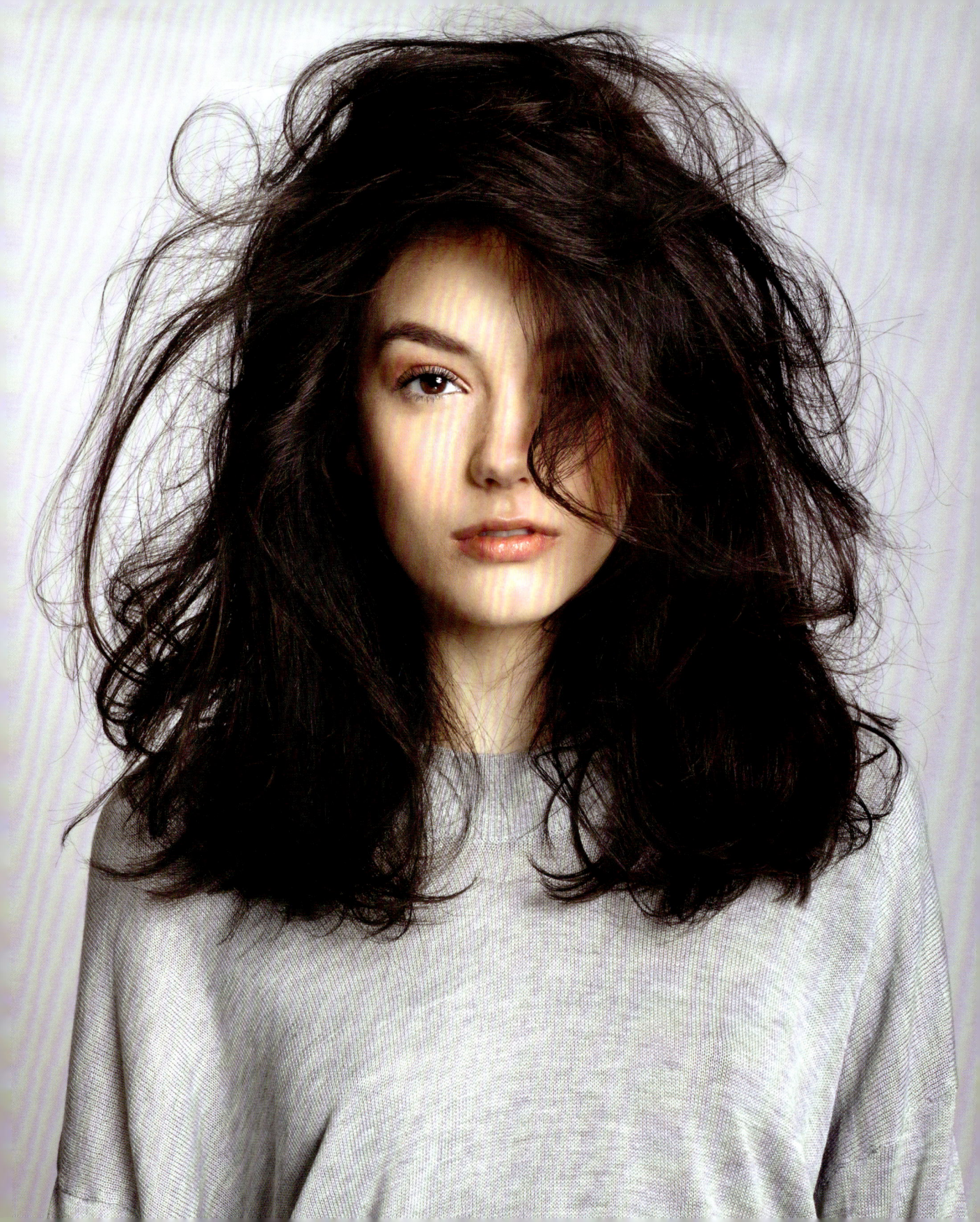

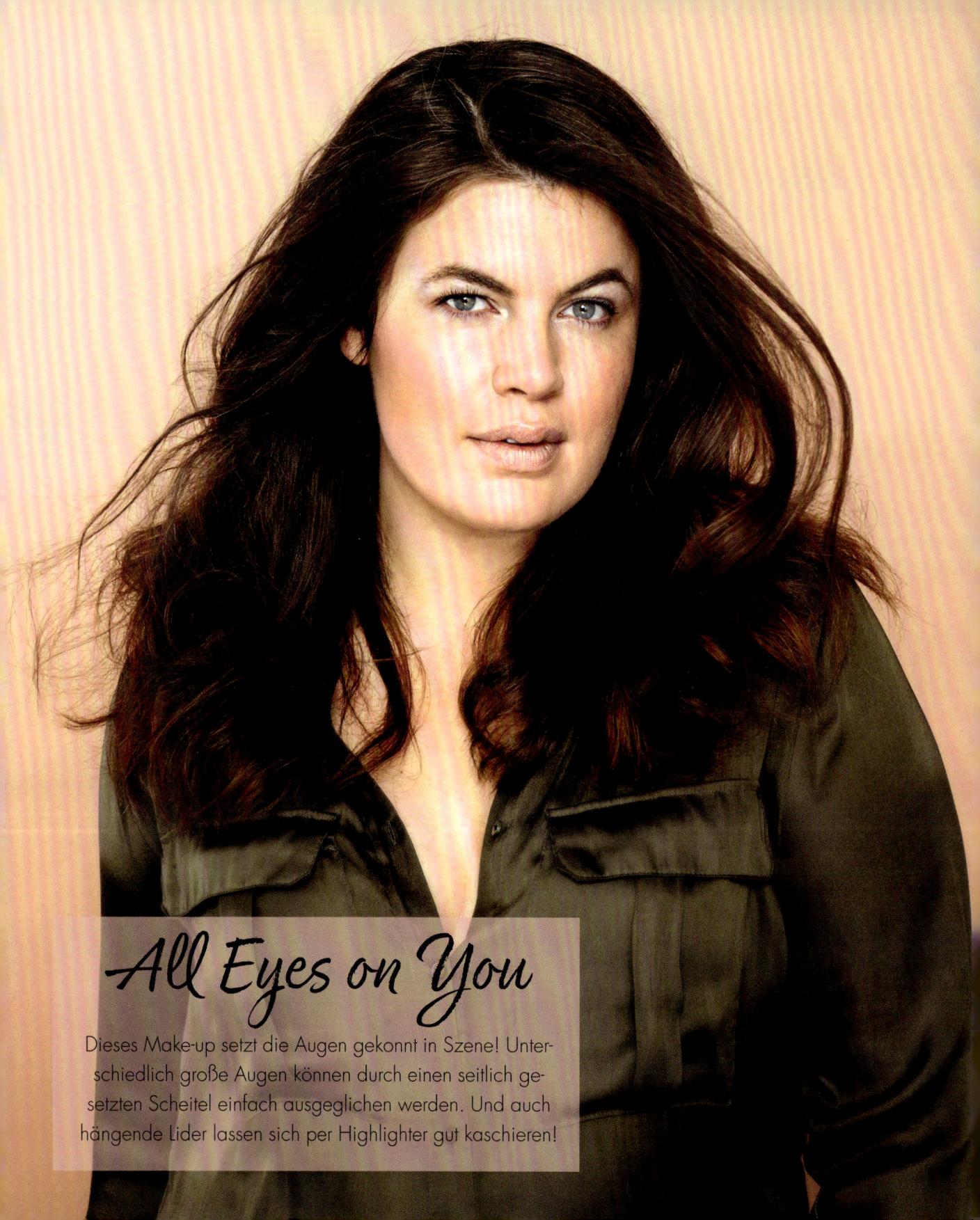

All Eyes on You

Dieses Make-up setzt die Augen gekonnt in Szene! Unterschiedlich große Augen können durch einen seitlich gesetzten Scheitel einfach ausgeglichen werden. Und auch hängende Lider lassen sich per Highlighter gut kaschieren!

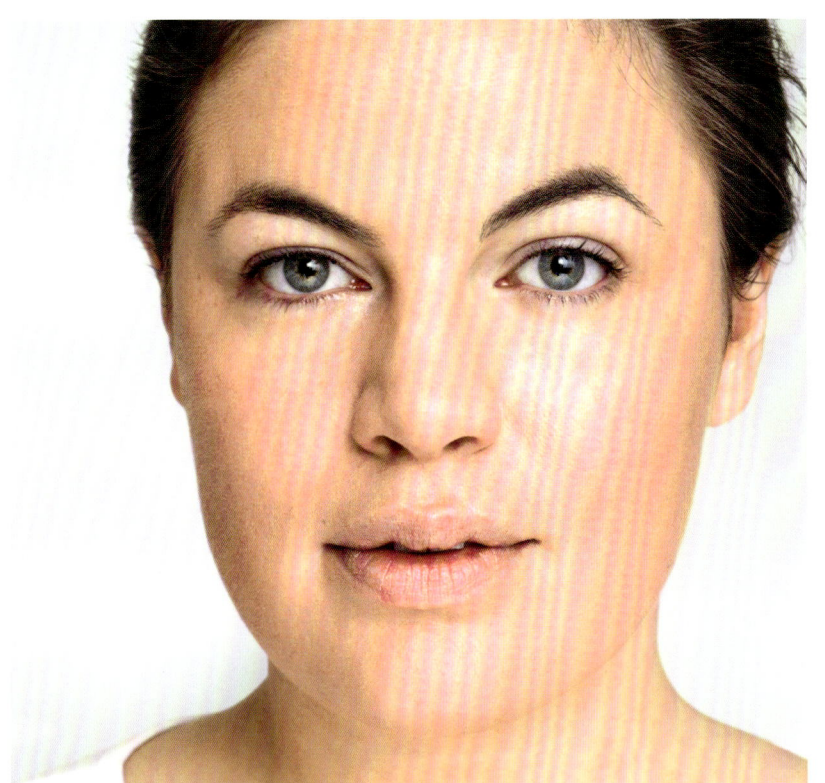

1. Teint

Für dieses glamouröse Full-Coverage-Make-up benötigt man eine hochdeckende, mattierende Foundation in zwei Farbnuancen. Das Gesicht wird vollständig modelliert: Den helleren Ton in der Gesichtsmitte auftragen, die Nasenflügel dunkel einschatieren und einen Concealer als Highlight unter die Augen setzen. Das Ganze mit losem Puder in den entsprechenden Farbtönen abpudern.
Wichtig: Reichlich Thermalwasserspray sorgt dafür, dass sich alle Texturen miteinander verbinden und die Grundierung den ganzen Tag hält.

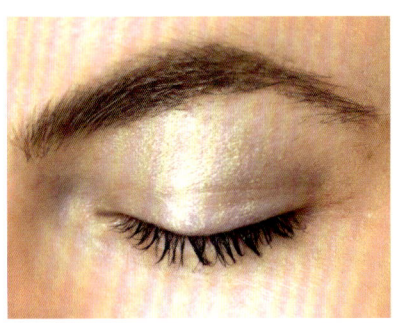

2. Augen & Wimpern

Zuerst einen Primer auf das bewegliche Lid geben. Dann einen Cremelidschatten in einem kühlen, reflektierenden Goldton mit einem Lidschattenpinsel auftragen und gut verblenden. Auf dem kleineren Auge wird das Highlight etwas höher, und auf dem größeren etwas tiefer gezogen – so lassen sich die Augen optisch angleichen. Für einen wachen Blick den oberen Wimpernfächer soft tuschen.

3. Augenbrauen

Die Brauen mit einem Brauengel in Form bringen und in einem Schwung von innen nach außen nachziehen.

4. Lippen

Die Lippen werden zum dezenten Highlight. Lippenstift in einem strahlenden Goldton sorgt für Glamour-Faktor (s. S. 115).

5. Haare

Das Haar in schmale Strähnen abteilen und über einen großen Lockenstab wickeln (s. S. 99). Jeweils für etwa 20 Sekunden halten, dann die Strähnen vom Lockenstab fallen und hängend auskühlen lassen. Mit trockenem Haarspray fixieren. Mit einer Paddle Brush durchbürsten, nochmals mit Haarspray besprühen und den Scheitel auf der Seite des optisch kleineren Auges ziehen.

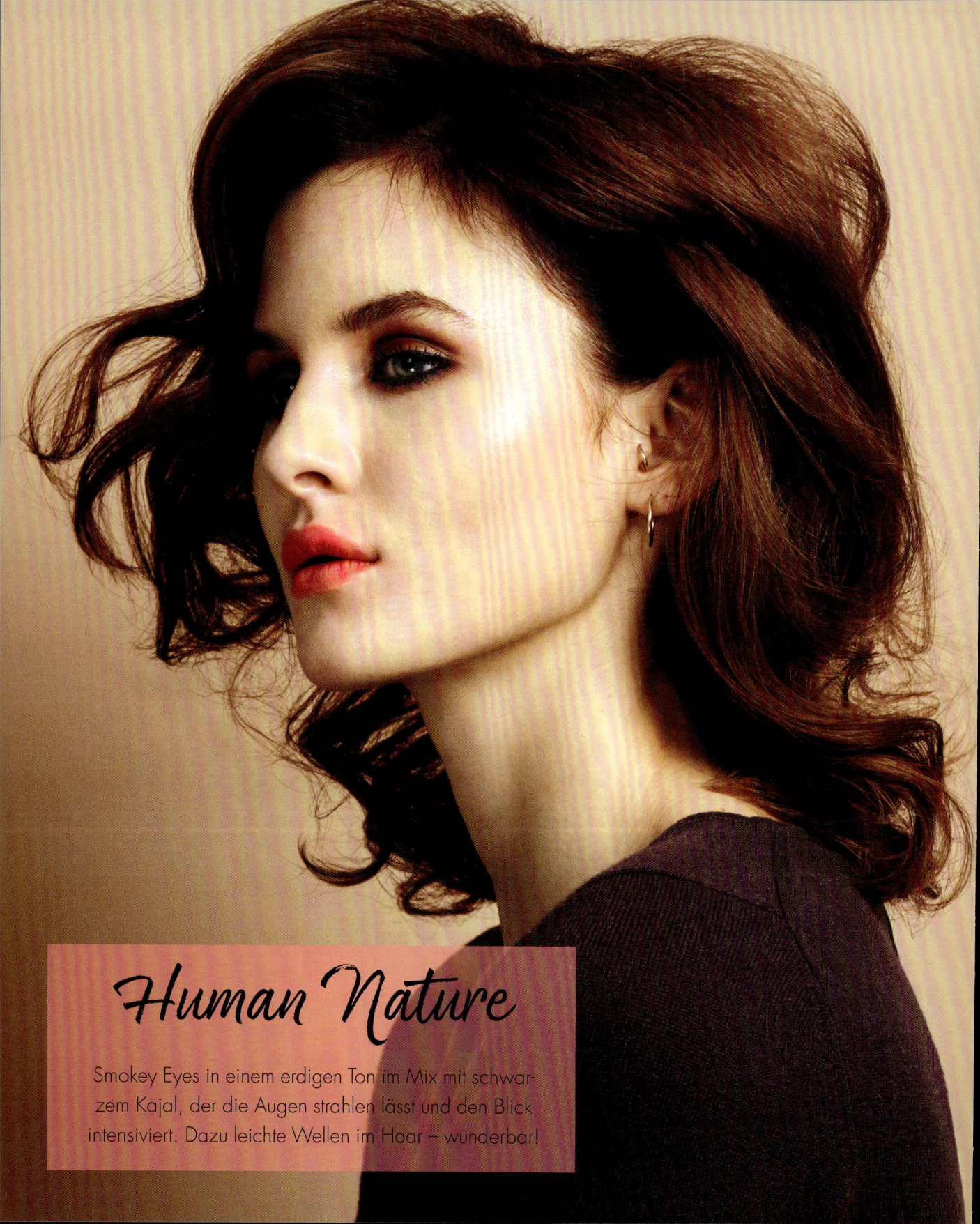

Human Nature

Smokey Eyes in einem erdigen Ton im Mix mit schwarzem Kajal, der die Augen strahlen lässt und den Blick intensiviert. Dazu leichte Wellen im Haar – wunderbar!

1. Teint

Die vorbereitete Haut mit wenigen Tupfern Foundation perfektionieren. Dann mit einem Concealer Highlights setzen: unter den Augen, zwischen den Augenbrauen, neben der Nase und am Kinn. Die beiden Texturen gut mit einem Make-up-Ei verblenden. Die übrigen Flächen mit einem dunkleren Concealer schattieren und ebenfalls verblenden.

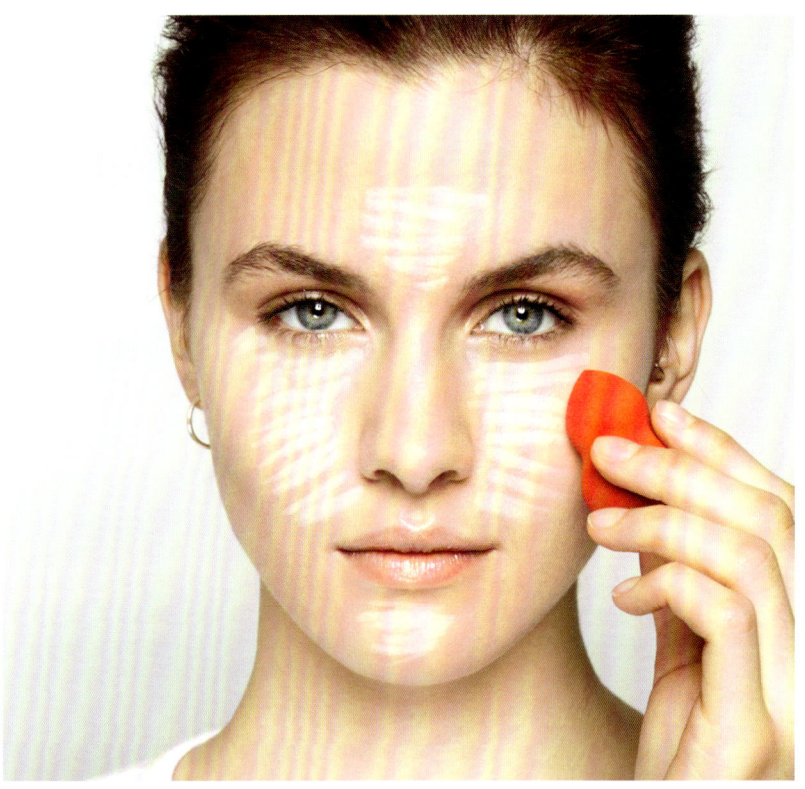

2. Augenbrauen

Die Brauen mit Augenbrauen-Mascara von unten nach oben bürsten. Dabei nicht nur die Härchen berühren, sondern auch die darunterliegende Haut, sodass die Brauen aufgefüllt und mit einer leichten Schattierung hinterlegt werden.

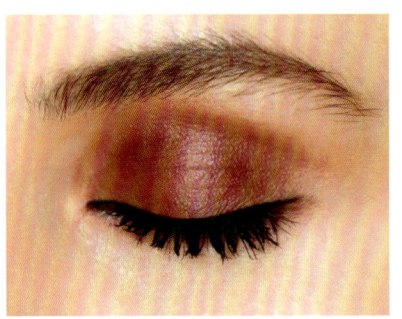

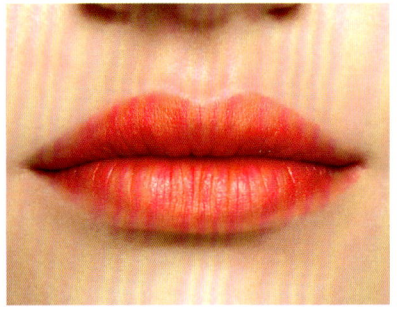

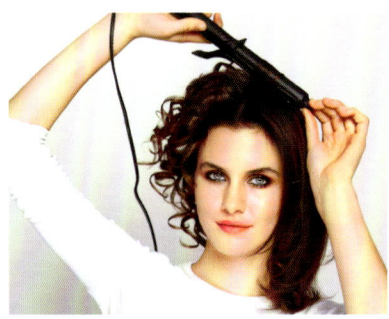

3. Augen & Wimpern

Rund um das Auge warmen, erdigen Lidschatten auftragen und soft ausschattieren. Überschüssigen Lidschatten am oberen Wimpernkranz mit einem Wattestäbchen entfernen, das gibt dem Auge noch mehr Form und Tiefe. Beide Wasserlinien mit schwarzem Kajal betonen (s. S. 65).

4. Lippen

Der Lippenstift in einem zarten Fuchsiaton erinnert an die Farben des Frühlings. Das steht im Kontrast zum erdigen Lidschatten.

5. Haare

Die Haare mit einem Hitzeschutzspray besprühen und in schmale Strähnen abteilen. Passé für Passé mit einem Lockenstab mittlerer Größe eindrehen und danach gut auskühlen lassen. Den Fokus auf die Ansätze legen, dadurch wird extra Volumen erzielt. Die Locken über Kopf durchbürsten und zum Schluss mit Haarspray fixieren.

CONCEALER

Kleiner Beautyhelfer, große Wirkung. Ob als Stick oder Creme, Concealer ist ein echtes Allround-Talent. Mit ihm lassen sich Partien hervorheben und fahler Teint, Müdigkeitserscheinungen oder auch Augenschatten kaschieren. Die richtige Technik und Farbe sind dabei der Schlüssel zum ebenmäßigen, strahlenden Ergebnis!

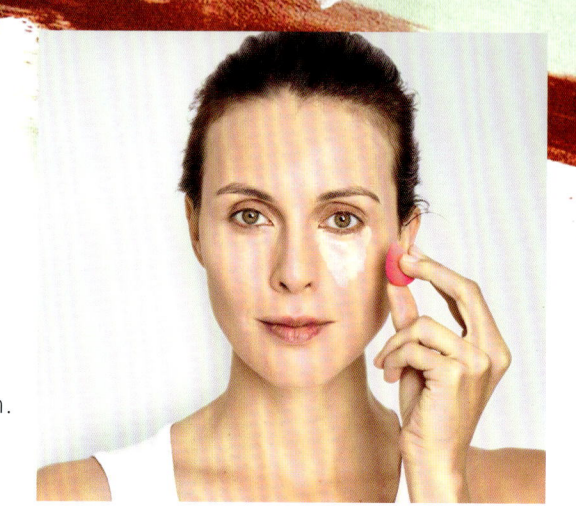

Concealer in einem etwas helleren Farbton, der unterhalb der Augen aufgetragen wird, um Augenschatten zu kaschieren, lässt den Blick strahlen. Entscheidend dabei ist die Technik des Verblendens. Der Trick ist, weiterzuarbeiten, auch wenn man denkt, man sei bereits fertig – lieber dreimal mehr geklopft als zu wenig! TIPP: 1–2 mm direkt unterhalb des Wimpernkranzes aussparen, wenn man den natürlichen Hautton als Schattierung nutzen möchte!

Unter den Augen: Der Concealer wird in einem Farbton gewählt, der um eine Nuance heller ist als die Haut. Man tupft ihn auf die Nasenwurzel, unter das Auge und auf die inneren und äußeren Augenwinkel, dann wird er mit einem kleinen Make-up-Ei eingearbeitet. So lässt sich das komplette Auge verblenden.

Highlights: Den Creme-Concealer einmal um die Nase herum und auf den Nasenrücken geben, aber dabei nicht bis zur Nasenspitze gehen. Auch auf den höchsten Punkt des Lippenbogen, der Wangenknochen und der Stirn und auf das Kinn einen Strich auftragen. Alles gut verblenden.

Tupftechnik

Um Concealer mit der speziellen Tupftechnik (Tapping) aufzutragen, benötigt man einen Pinsel mit ausreichend Haaren (s. S. 12). Gerade bei Augenfältchen verhindert diese Technik, dass sich Concealer in den Fältchen ansammelt und sie, statt sie optisch zu mindern, noch betont. Beim Tapping wird immer von außen nach innen gearbeitet. Die Fläche, die mit Concealer ausgetupft wird, soll nicht größer als nötig sein.

Dann mit einem kleinen Puderpinsel und losem Puder den

Keep on blending!

Ich verwende ein kleines Make-up-Ei, das ich vorher mit Thermalwasser angefeuchtet habe. So nimmt der Verblender den Concealer nicht auf, sondern verteilt ihn nur. Die Partie unter den Augen decke ich gerne mit einem Creme-Concealer ab.

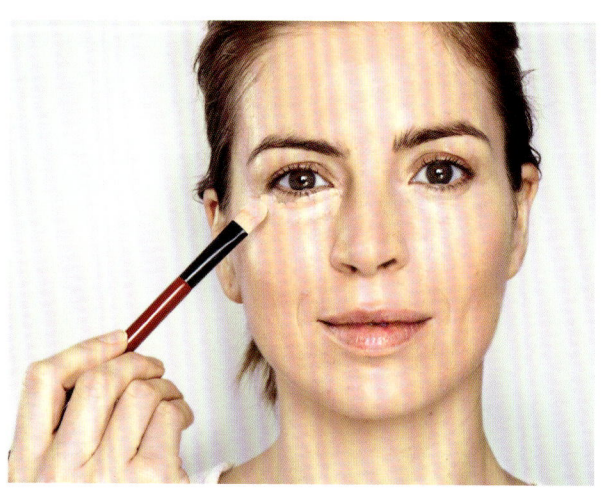

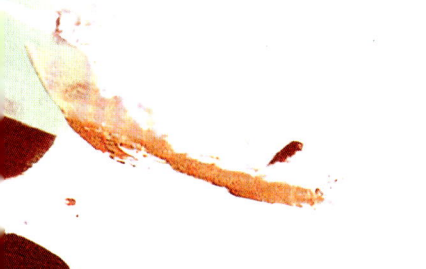

Concealer fixieren. Ein kleiner Pinsel eignet sich deshalb so gut, da ich mit ihm wenig Puder aufnehmen und ganz gezielt einarbeiten kann – so lässt sich alles perfekt verblenden und fixieren.

Farbtöne gegen Augenschatten

Die perfekte Concealer-Farbe ist abhängig von den Untertönen der Augenschatten. Zwei Farben, die sich als Komplementärfarben gegenüberliegen, neutralisieren sich gegenseitig. Daher gilt folgendes:

Für **blaue** Augenringe: **Rot.**

Für **lila** Augenringe: **Gelb.**

Für **bläulich-lila** Augenringe: **Apricot.**

Für **braune** Augenringe: **Violett.**

Für einen **Frischekick: Pink.**

Tipp: Damit sie richtig wirken, dürfen diese Farben nur auf den betroffenen Partien aufgetragen werden!

Color Correcting Pens: Welche Farbe hilft?

Apricot – gegen Augenringe
Der apricotfarbene Color Correcting Pen lässt bläuliche Augenringe von mittlerer Haut verschwinden.

Red – Ausgleicher
Rot deckt Augenringe und dunklere Stellen bei farbiger, dunkler Haut ab.

Blue – gegen Blässe
Gerade bei heller und sehr heller Haut lässt sich Müdigkeit schwer verstecken. Der blaue Color Correcting Pen lässt Blässe gezielt verschwinden und sorgt für einen frischen Teint.

Green – gegen Rötungen
Perfekt bei hellem oder sehr hellem Teint und bei hartnäckigen Rötungen oder lästigen Pickelchen. Der grüne Color Correcting Pen neutralisiert gezielt Rötungen: Direkt mit dem Schwämmchen-Applikator auf die geröteten Stellen auftragen und die Textur sorgfältig mit dem Finger verblenden. Danach kommt erst der eigentliche Concealer und die Foundation zum Einsatz!

Pink – gegen Fahlheit
Die zarte Haut der Augenpartie wirkt oft farblos und fahl? Der pinke Color Correcting Pen bringt helle und mittlere Haut ganz einfach zum Strahlen.

Yellow – Aufheller
Bei mittlerer und dunkler Haut hellt der gelbe Pen lila Schattierungen um die Augen herum auf.

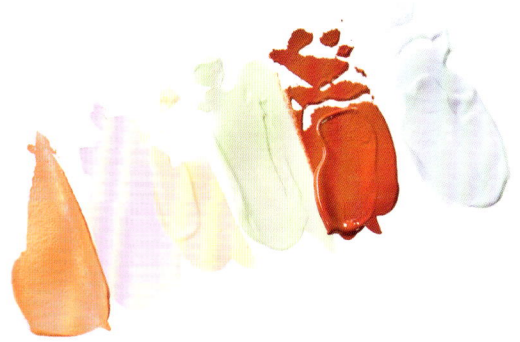

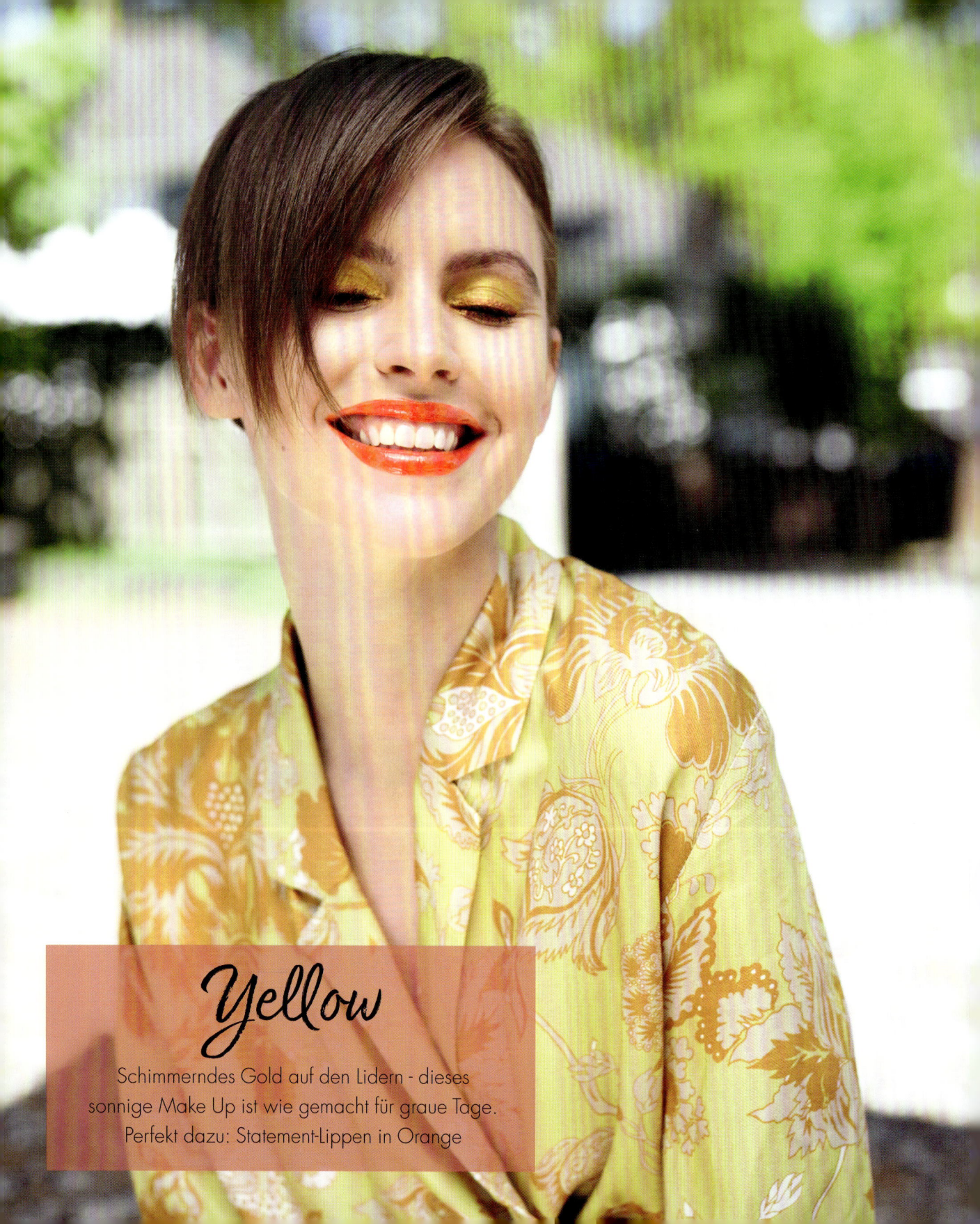

Yellow

Schimmerndes Gold auf den Lidern - dieses
sonnige Make Up ist wie gemacht für graue Tage.
Perfekt dazu: Statement-Lippen in Orange

1. Foundation

Bei einem ebenmäßigen Teint reicht es oft schon, einen Klecks getönte Tagescreme aufzutragen. Wer etwas mehr Deckkraft braucht, greift zu einer Foundation.

2. Concealer

Die Augeninnenwinkel und auch die Partie unterhalb der Augenbrauen mit Concealer highlighten (s. S. 42).

3. Lidschatten

Auf das bewegliche Lid und im Augeninnenwinkel wird ein Goldton aufgetragen, mit einem Pinsel sanft nach oben hin verblenden. Dann mit kupferfarbenem Kajal einen Lidstrich ziehen und diesen auch auf dem unteren Lid auftragen.

4. Augenbrauen & Mascara

Werden die Härchen mit Brauenpuder ähnlich der Naturhaarfarbe betont, sorgt das für ein besonders natürliches Aussehen. Wimperntusche für mehr Volumen zwei- bis dreimal auf die oberen Härchen auftragen, die unteren mit dem Farbrest am Bürstchen betonen.

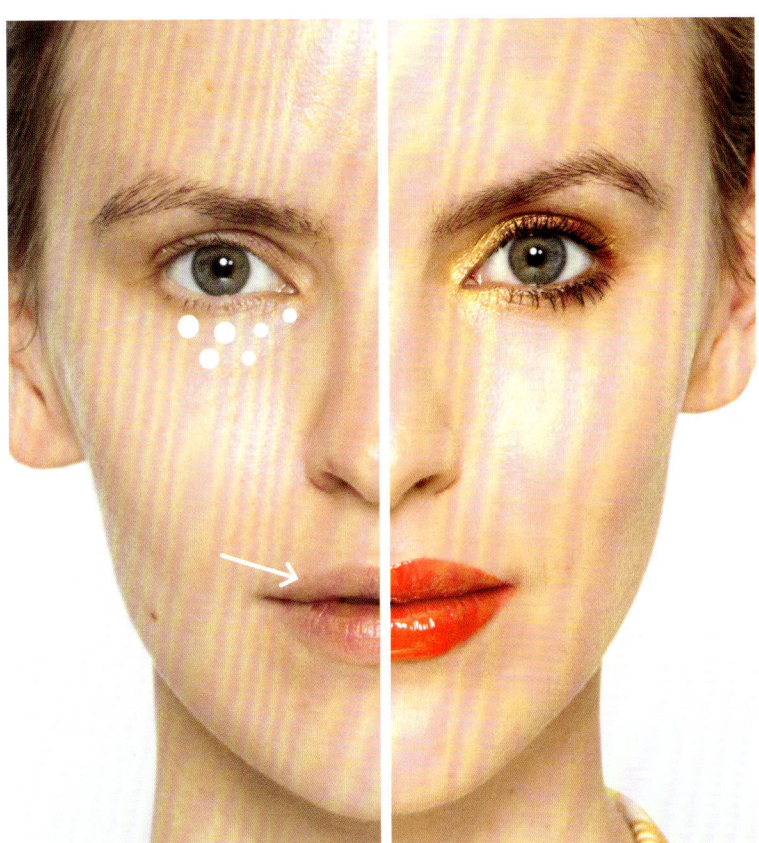

5. Lippen

Knallige Orangetöne sind super angesagt und sorgen sofort für gute Laune. Bei so einer Statementfarbe muss aber exakt gearbeitet werden. Das klappt ganz einfach, wenn man den Lippenstift mit einem Pinsel aufnimmt und dann erst aufträgt.

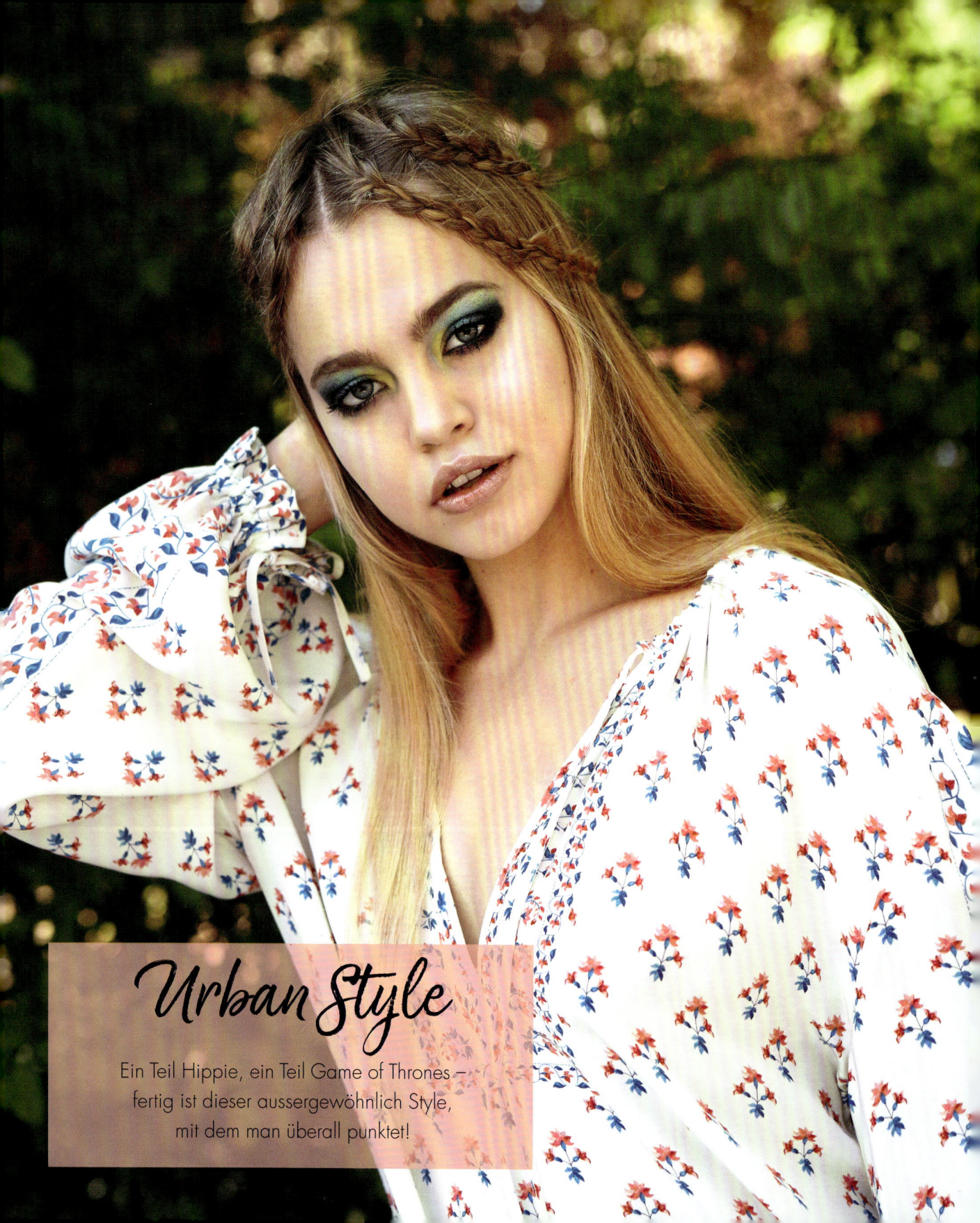

Urban Style

Ein Teil Hippie, ein Teil Game of Thrones –
fertig ist dieser aussergewöhnlich Style,
mit dem man überall punktet!

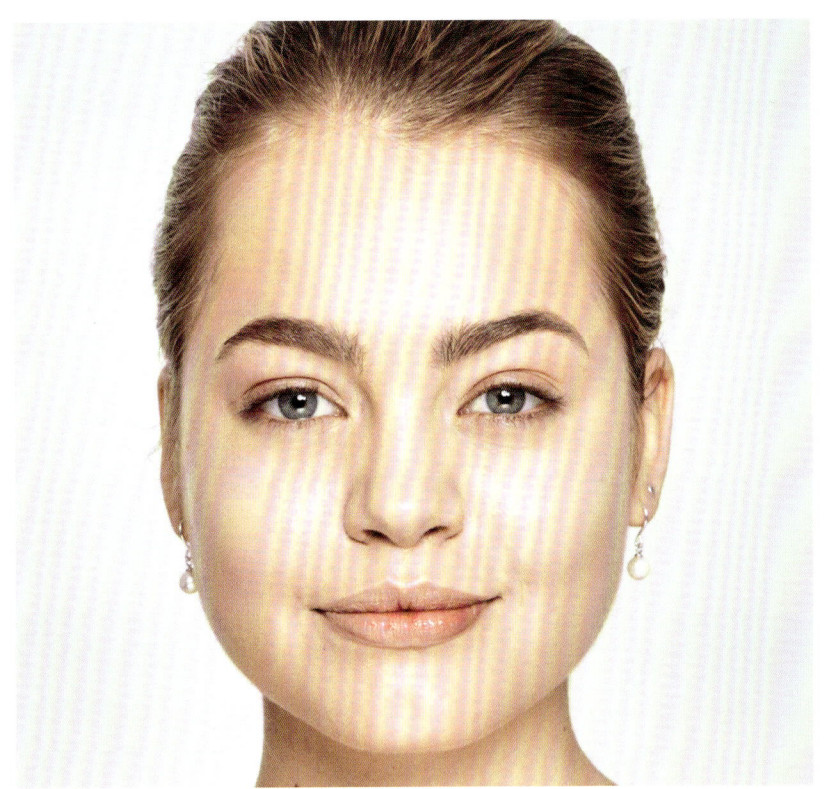

1. Foundation & Kontur

Ein mattierendes Make-up mit mittlerer Deckkraft auf Stirn, Nase und Kinnpartie auftragen und sanft über die Wangenpartie verblenden.

Dunkle Augenschatten lassen sich einfach mit Concealer verdecken (s. S. 42).

Oberhalb der Wangenknochen bis zum äußeren Augenwinkel wird das Gesicht mit Highlighting-Puder sanft konturiert (s. S. 53).

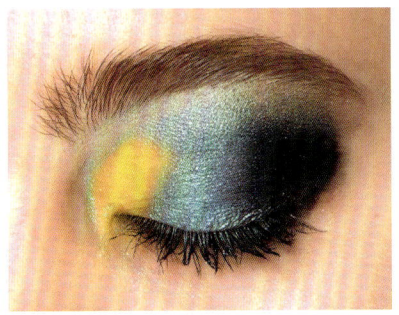 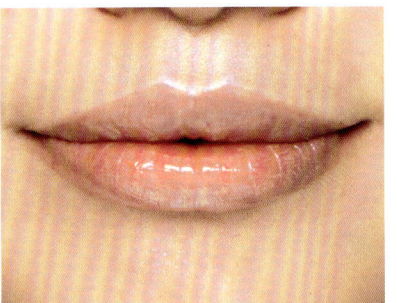

2. Augen

Das ganze Lid erst mit einem hellen Grün- oder Türkis-Ton grundieren. Im äußeren Augenwinkel einen dunklen Blauton auftragen und mit einem Pinsel verblenden. Den dunklen Lidschatten auch unterhalb des Auges einschattieren. In den inneren Augenwinkel kommt als Highlight etwas gelber Lidschatten. Zur Intensivierung des Looks auf der Wasserlinie dunklen Kajal auftragen, Wimpern oben und unten tuschen.

3. Lippen

Für einen rosig natürlichen Effekt die Lippen vorher mit einer weichen Zahnbürste oder einem feuchten Waschlappen peelen. Danach reicht transparentes Lipgloss oder ein pflegender Balm mit leichtem Schimmereffekt!

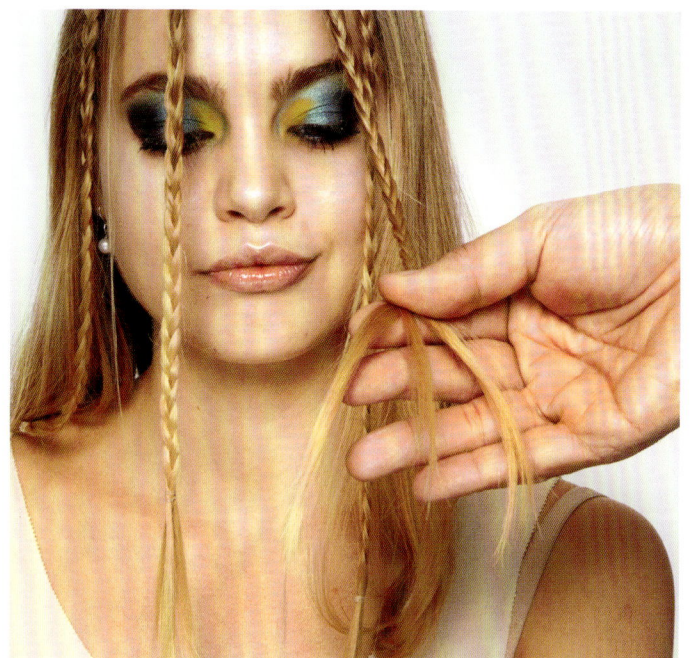
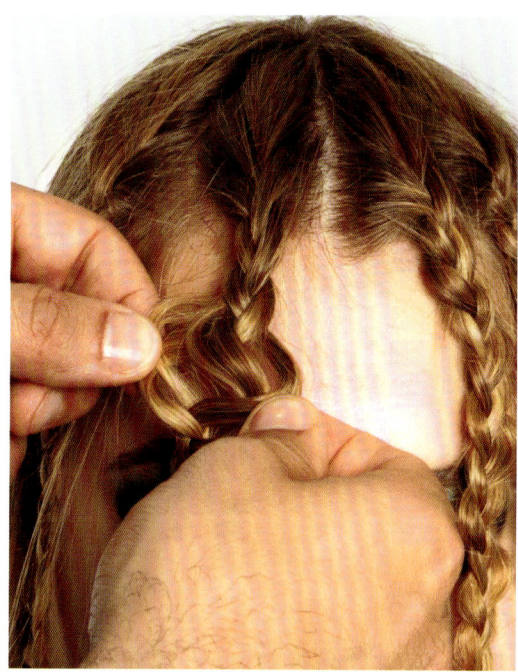
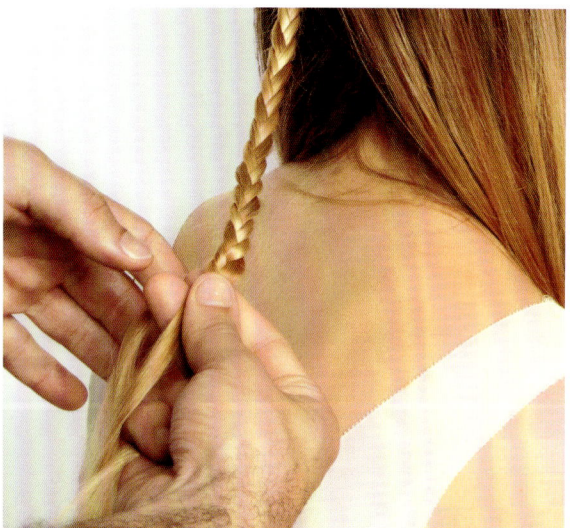
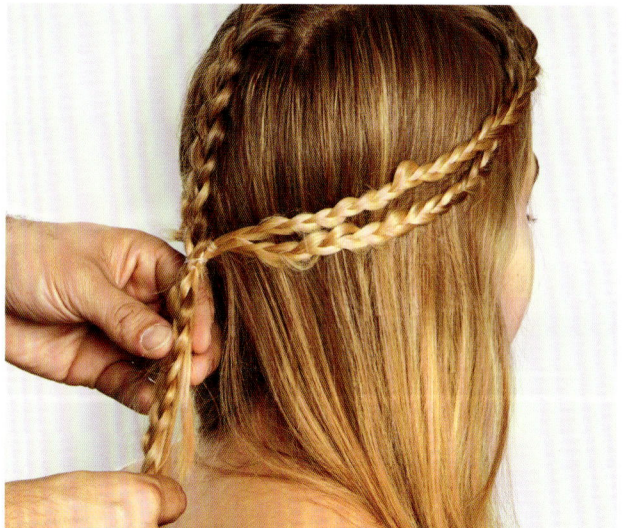

4. Hairstyling

Einen Mittelscheitel ziehen und am Oberkopf rechts und links zwei Haarpartien abteilen. Jeweils einen Zopf flechten und am Ende mit einem transparenten Haargummi fixieren. Diese vier Zöpfe dann mit den Fingern leicht auseinanderziehen, so sehen die Haare voller und der Style lässiger aus. Mittig am Hinterkopf noch einen Zopf flechten und ebenso mit einem transparenten Haargummi fixieren. Die vorderen Zöpfe nach hinten nehmen und unterhalb des hinteren Zopfes mit Haargummis befestigen.

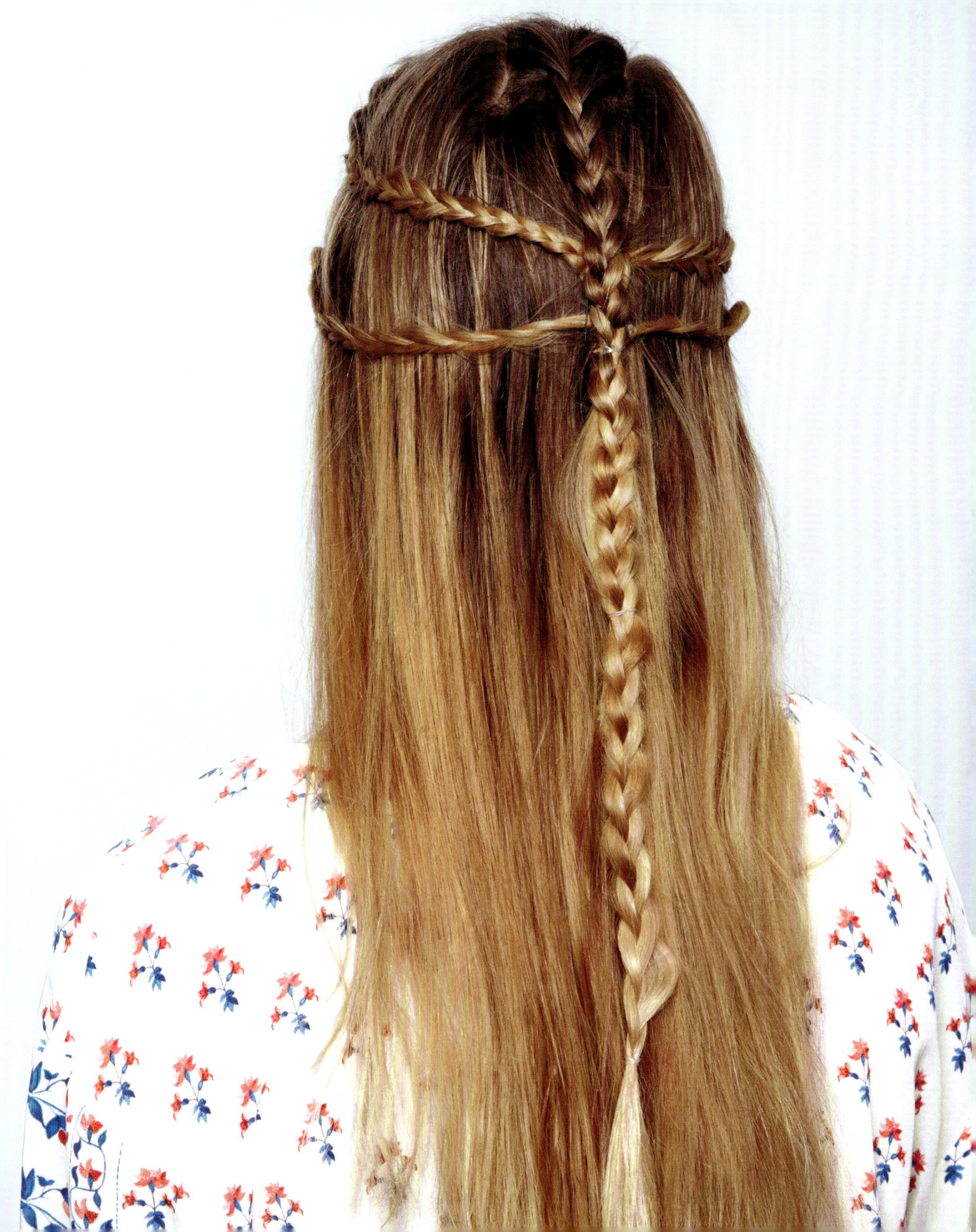

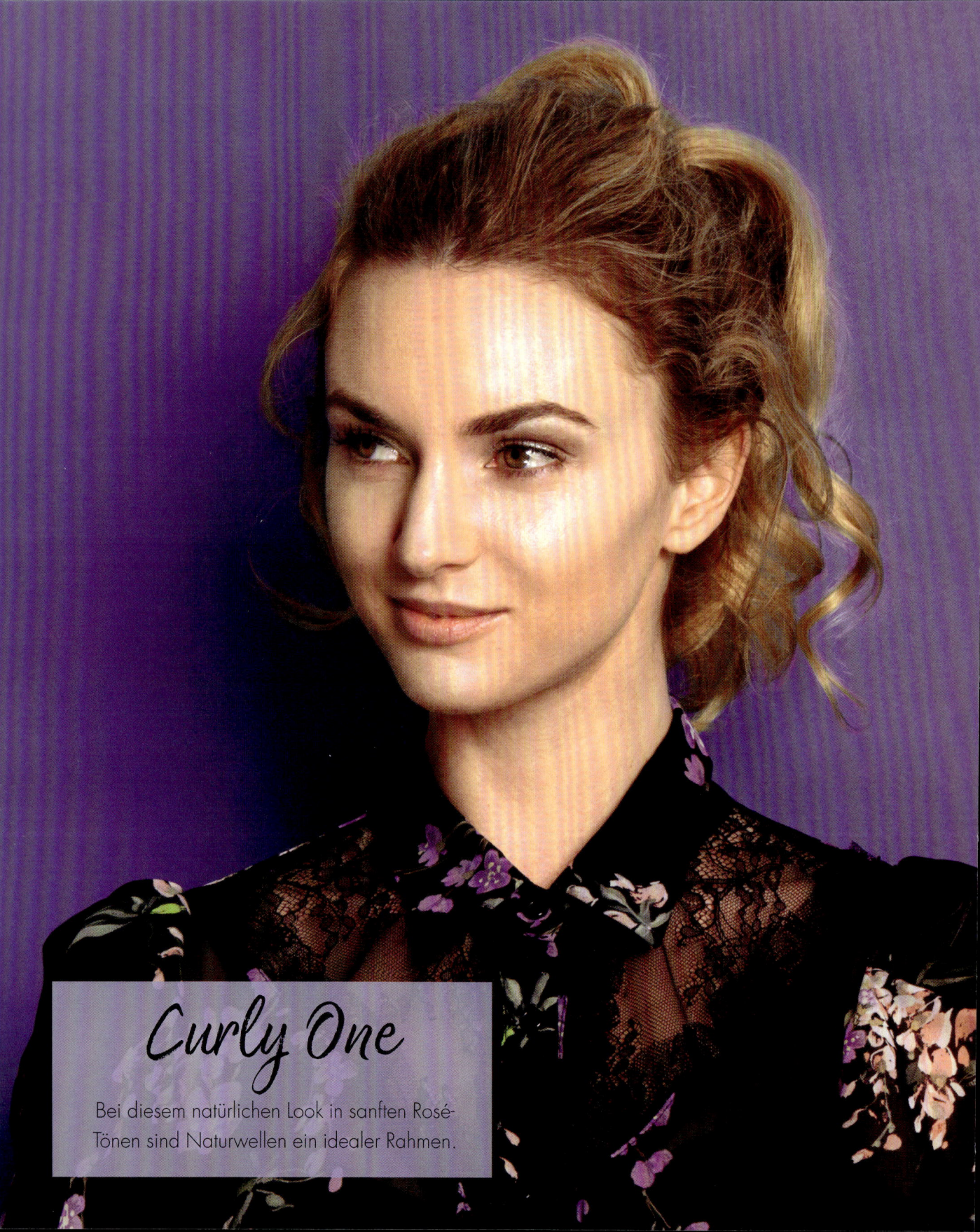

Curly One

Bei diesem natürlichen Look in sanften Rosé-
Tönen sind Naturwellen ein idealer Rahmen.

1. Teint

Die Haut mit einem Primer vorbereiten und mit Foundation grundieren. Für mehr Kontur mit einem dunkleren Ton Darklights unterhalb des Wangenknochens, an den Nasenflügeln und auf den Schläfen einschattieren. Als Kontrast ein Highlight in einem kühlen Farbton auf den höchsten Punkt des Wangenknochens setzen.

2. Augen

Einen Nude-Ton auf das bewegliche Lid auftragen. An den Wasserlinien wird ein leicht schimmernder Roséton aufgetupft. Danach die Übergänge soft verblenden.

3. Wimpern

Für diesen Look wird nur der obere Wimpernkranz stark und der untere Wimpernkranz leicht mit Mascara getuscht (s. S. 64).

4. Augenbrauen

Die Augenbrauen werden in eine natürliche Form gebürstet.

5. Lippen

Auf die Lippen kommt ein Lippenstift in einem dezenten Nude-Ton (s. S. 115).

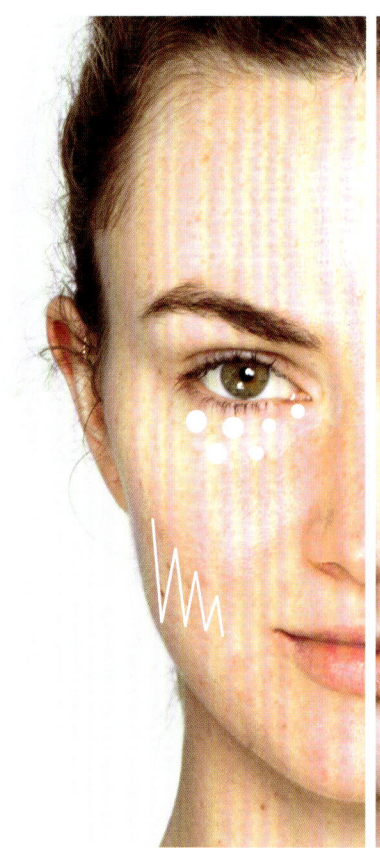
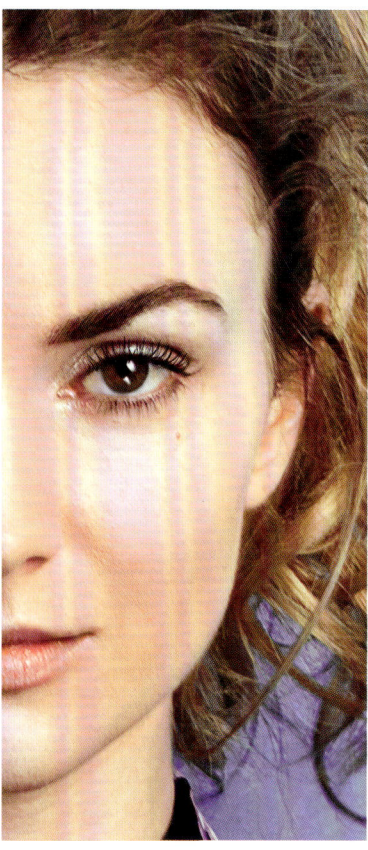

6. Haare

Die Haare zu einem Pferdeschwanz am oberen Hinterkopf zusammenbinden. Die Naturwellen mit Stylingcreme in Form arbeiten. Bei glatten Haaren die Strähnen einzeln mit einem Lockenstab bearbeiten, sodass großzügige Wellen entstehen. Mit Haarspray fixieren.

CONTOURING

Durch Contouring lassen sich einzelne Gesichtszüge und auch die gesamte Form modellieren und optisch ausgleichen. Mit Schattierungen unter dem höchsten Punkt des Wangenknochens wird das Gesicht proportioniert, mit Highlights optimal geformt. So einfach ist das perfekte Contouring!

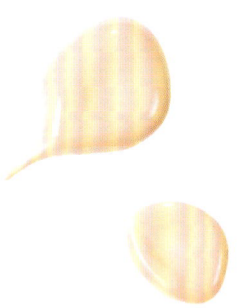

Durch gezieltes Auftragen von hellen und dunklen Tönen auf bestimmten Stellen des Gesichts können die Nase schmaler, die Lippen voller und die Wangen markanter geschminkt werden. Ein Spiel aus Licht und Schatten entsteht, mit dem die Gesichtszüge perfekt betont und kleine Unregelmäßigkeiten ausgeglichen werden können!

Die richtigen Stellen

Um die richtige Position von Contouring, Highlighter, Rouge oder Bronzer zu finden, legt man optisch drei einfache Linien im Gesicht fest:
Oben, wo das Ohr angewachsen ist, zieht man eine Linie vor zum Nasenwinkel. Das ist die richtige Stelle fürs Rouge. Den gleichen Punkt am Ohr verbindet man mit dem Mundwinkel. Hierhin kommt das Contouring. Und alles, was oberhalb des Rouges sitzt, beispielsweise im inneren Augenwinkel oder unterhalb des Brauenbogens, sind Highlights.

Shaping

Das Gesicht wird proportioniert, indem man hellere Farbnuancen für die Gesichtsmitte und dunklere für die Konturen benutzt. Das funktioniert mit verschiedenfarbigen Foundations, aber auch mit speziellem Contouring-Puder oder Rouge.

Gesicht schmaler schminken: Dabei wird die dunklere Nuance unterhalb des Wangenknochens aufgetragen, von außen zur Gesichtsmitte hin. So verschmälert sich optisch das Gesicht und bekommt mehr Kontur, die Wangenknochen treten stärker hervor. Auch seitlich auf den Nasenflügeln auftragen!

Hilfe bei zu hoher Stirn: Mit einer dunkleren Nuance wird von außen rund um das Gesicht gearbeitet. So tritt eine hohe Stirnpartie optisch zurück, und auch die Kinnpartie wird abgemildert.

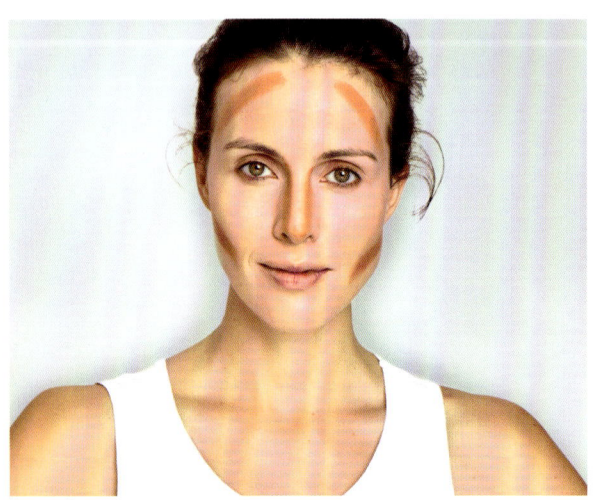

Mein Tipp

Make-up-Tools sollten mindestens 2x im Monat gründlich gereinigt werden. Dafür muss kein spezieller Pinselreiniger verwendet werden, es klappt auch mit einem kleinen Klecks Babyshampoo. Wichtig: Gut mit klarem Wasser ausspülen, ausdrücken und dann im Liegen auf einem Handtuch trocknen lassen.

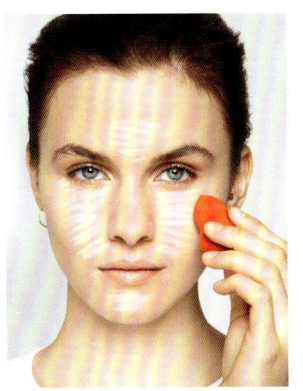
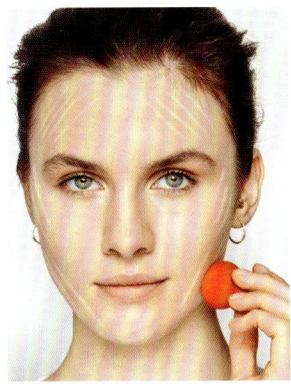

Highlights

Sie bringen das Gesicht zum Strahlen! Highlights in einem kühlen Mintton sorgen optisch für einen tollen Lifting-Effekt. Sie werden auf dem höchsten Punkt der Wangenknochen platziert, direkt unter den beiden Brauenbögen, auf dem Lippenherz, dem Kinn sowie auf Nasenspitze und -rücken. Durch die gezielte Aufhellung wirkt die Nase optisch schmaler.

Als Highlighter können Concealer, helle Lidschatten, Puder ohne Schimmer oder auch cremige Texturen in Stiftform verwendet werden. Man klopft ihn vorsichtig mit dem Finger in die Haut ein, um einen besonders soften Übergang zu schaffen.

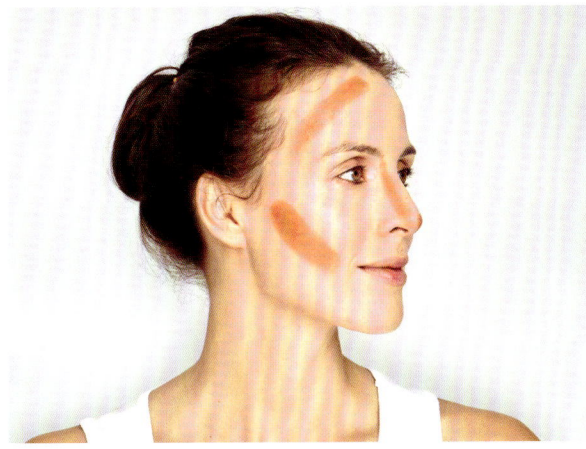

Darklights

Mit einer etwas dunkleren Foundation oder einem Konturpuder in einem kühlen, hellen Braunton konturiert man die Wangenknochen – vom höchsten Punkt aus nach unten einschattieren. Danach auch die Konturen am Kiefer entlang, an den Nasenflügeln und an den Schläfen betonen. Beim Verblenden darauf achten, den dunkleren Farbton nicht zu großflächig zu verteilen.

Soft Contouring

Puder in unterschiedlichen Nuancen kreiert ein besonders softes Ergebnis. Als Erstes wählt man einen Ton, der dunkler als die Hautfarbe ist. Damit wird das komplette Gesicht bis auf die Gesichtsmitte schraffiert. In der Gesichtsmitte und unter den Augen wird dann helles Puder aufgetragen. Zum Abschluss unter den Augen und am Kinn losen Transparentpuder zum Mattieren der Haut verwenden, aber sparsam! Das erhöht den Weichzeichner-Effekt.

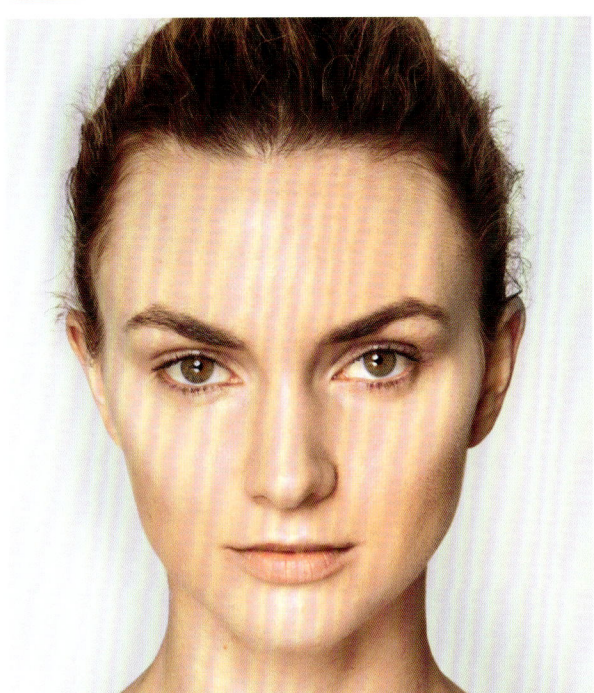

Finish: perfektes Verblenden

Ein wichtiger Step ist das Verblenden der dunklen und helleren Nuancen. Man sollte in kreisenden Bewegungen mit einem Pinsel arbeiten, bis keine Übergänge mehr sichtbar sind. Danach die T-Zone abpudern und Thermalwasserspray als Finish aufsprühen, damit sich alle Texturen miteinander verbinden.

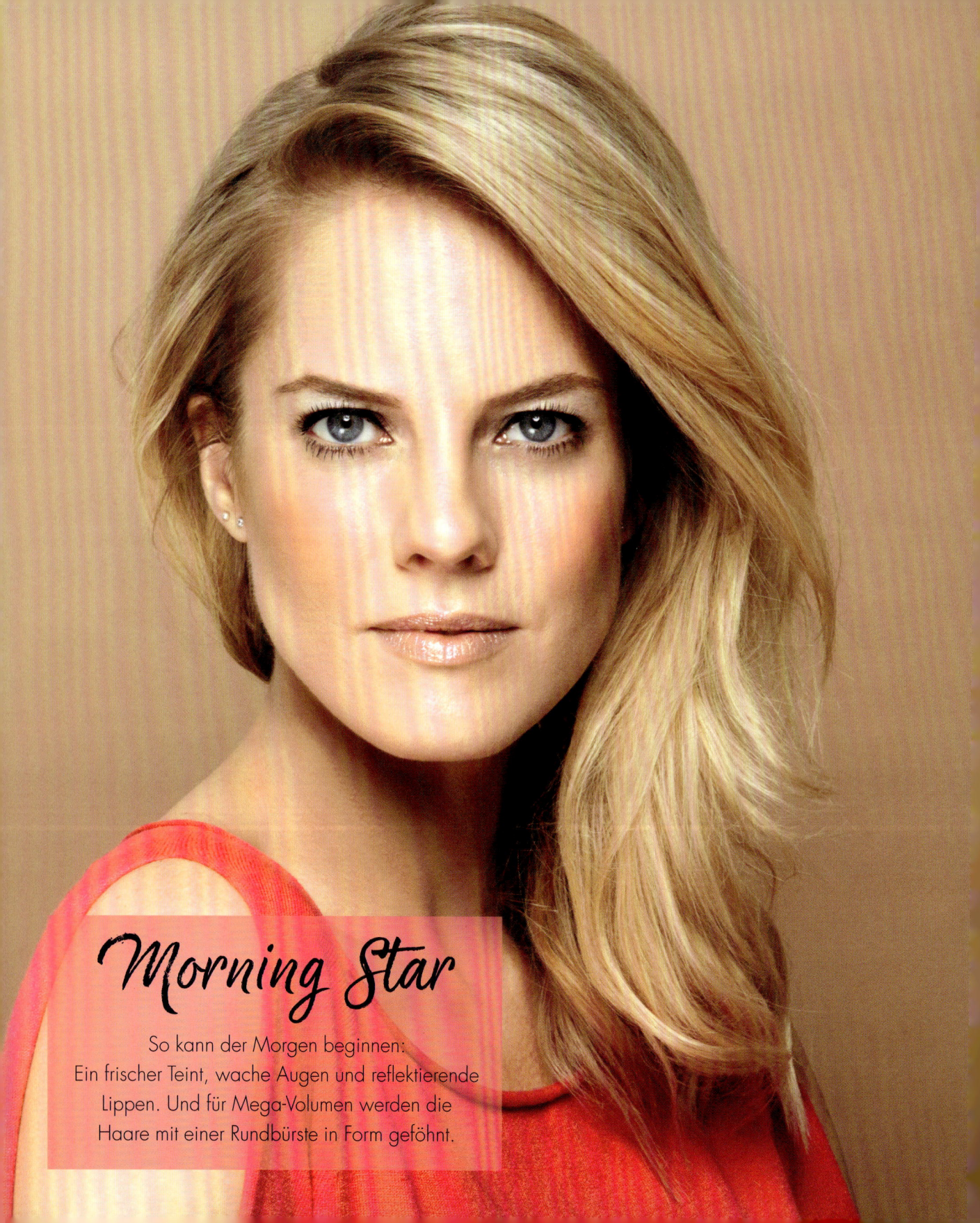

Morning Star

So kann der Morgen beginnen:
Ein frischer Teint, wache Augen und reflektierende
Lippen. Und für Mega-Volumen werden die
Haare mit einer Rundbürste in Form geföhnt.

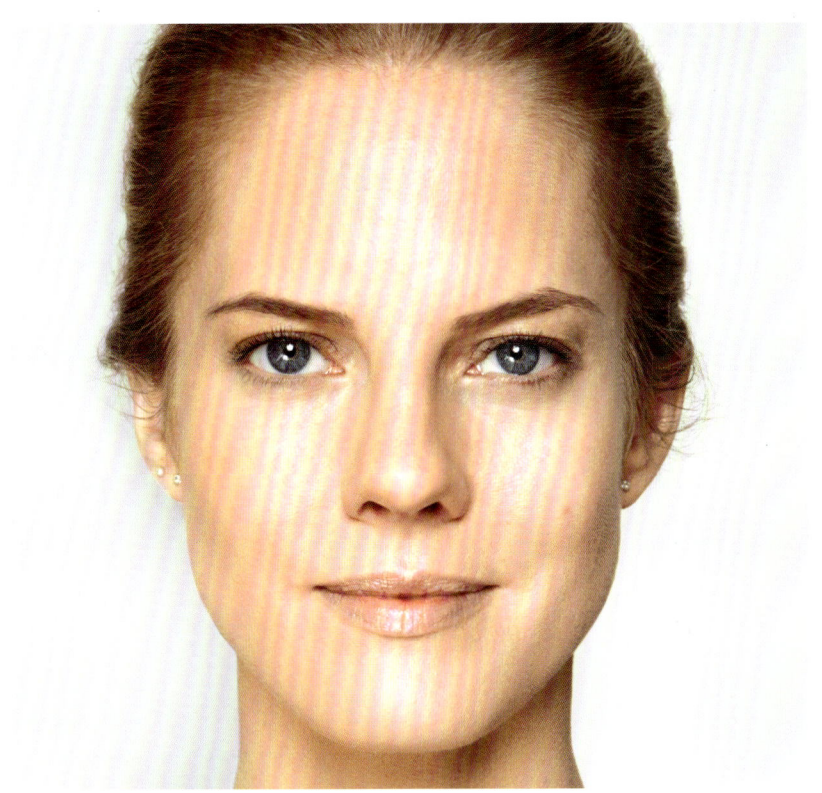

1. Foundation

Mit einem Puderpinsel wird eine Mineral-Foundation in kreisenden Bewegungen aufgetragen, bis die gewünschte Deckkraft erreicht ist.

2. Contouring

Wichtig für diesen Look ist ein intensives Contouring: Unter die Augen setzt man Highlights, unterhalb der Wangenknochen werden mit einem Braunton Darklights einschattiert und für mehr Frische wird ein heller Rouge-Ton darunter gesetzt (s. S. 53). Alles gut verblenden!

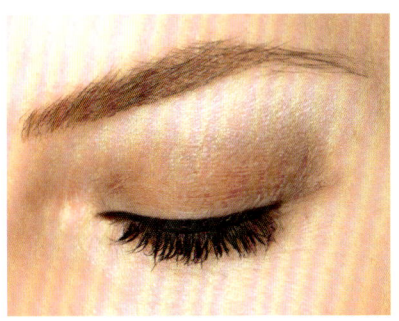

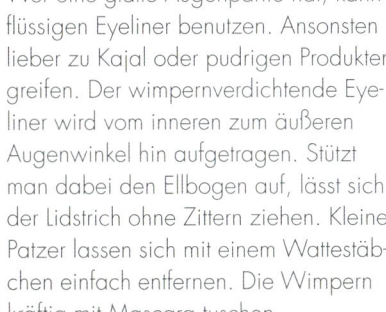

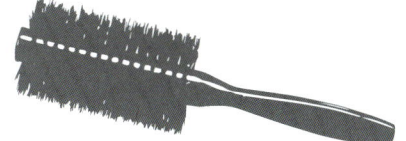

3. Augen & Wimpern

Wer eine glatte Augenpartie hat, kann flüssigen Eyeliner benutzen. Ansonsten lieber zu Kajal oder pudrigen Produkten greifen. Der wimpernverdichtende Eyeliner wird vom inneren zum äußeren Augenwinkel hin aufgetragen. Stützt man dabei den Ellbogen auf, lässt sich der Lidstrich ohne Zittern ziehen. Kleine Patzer lassen sich mit einem Wattestäbchen einfach entfernen. Die Wimpern kräftig mit Mascara tuschen.

4. Lippen

Ein softer Roséton setzt Akzente auf den Lippen. Das schönste Ergebnis lässt sich mit Lipgloss oder pflegendem Lipbalm erzielen. Entweder per Applikator auftragen oder einfach mit den Fingern auf die Lippen tupfen!

5. Haare

Zur Vorbereitung des Stylings erst Schaumfestiger in das handtuchtrockene Haar geben. Damit der Effekt möglichst lange anhält, sollte vorab auf Conditioner nach dem Haarewaschen verzichtet werden. Die handtuchtrockenen Haare Strähne für Strähne über eine mittlere Rundbürste föhnen, um für das nötige Volumen zu sorgen (s. S. 101). Das Styling zum Abschluss mit einem trockenen Haarspray fixieren.

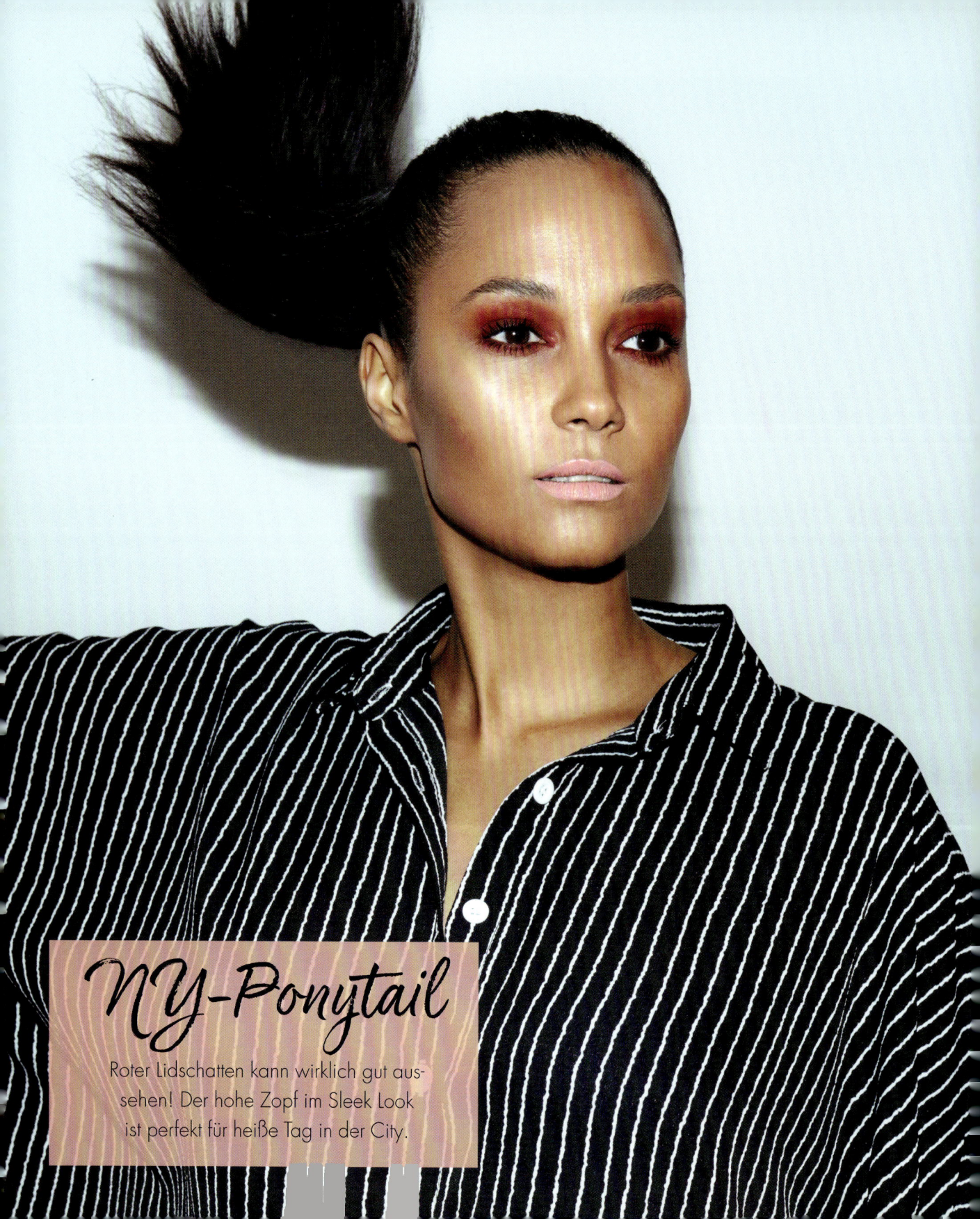

NY-Ponytail

Roter Lidschatten kann wirklich gut aussehen! Der hohe Zopf im Sleek Look
ist perfekt für heiße Tag in der City.

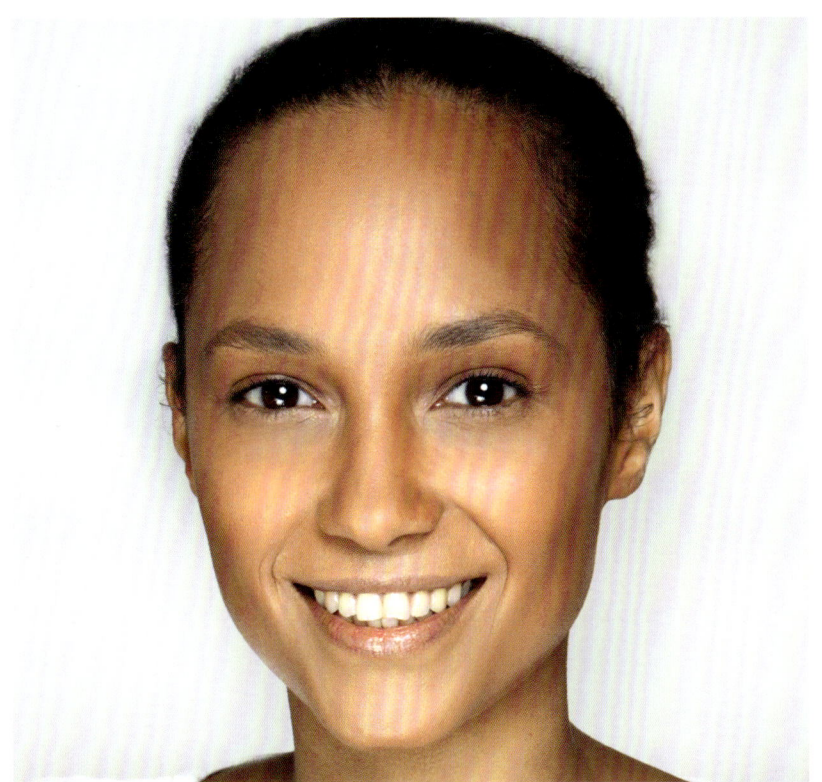

1. Foundation

Als Vorbereitung für einen makellosen Teint die Foundation im zur Haut passenden Farbton auftragen. Das funktioniert am besten mit einem Pinsel.

2. Concealer & Contouring

Unter den Augen wird ein gut deckender Creme-Concealer aufgetupft. Mit einer etwas dunkleren Foundation konturiert man soft Wangenknochen, Unterkiefer, Nasenrücken und Schläfen. Das Ganze gut mit einem Make-up-Schwämmchen verblenden. Das Make-up wird mit transparentem Puder fixiert und anschließend mit etwas Thermalwasserspray besprüht.

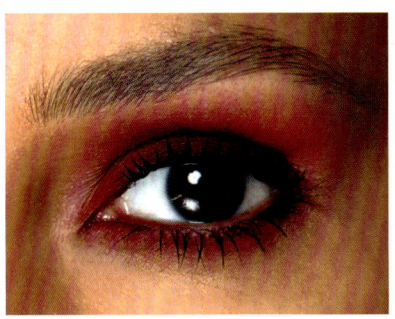

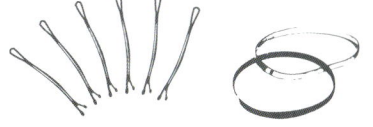

3. Augen & Wimpern

Einen Primer auf das komplette Lid auftragen und gut trocknen lassen. Matten, weinroten Lidschatten auf das bewegliche Lid und unter den Wimpernkranz auftragen. Mit einem Blenderpinsel gut verblenden. Die oberen und unteren Wimpern ordentlich tuschen, um dem Auge mehr Ausdruck zu verleihen. Ein Wimpernfächer (spezielle Pinselart) eignet sich perfekt!

4. Lippen

Mit einem Lippenpinsel einen Matte-Ink-Lippenstift in einem hellen Bubble-gum-Rosa-Ton auf die Lippen auftragen und gut antrocknen lassen. Dabei nicht die Lippen aneinanderpressen, sondern einfach so trocknen lassen!

5. Haare

Die Haare im Sleek Look mit auswaschbarem Haarsilikon fest an die Kopfhaut gelen, das sorgt für Mega-Glanz. Zu einem strengen Pferdeschwanz am Oberkopf binden – am besten mit einem Haargummi mit Haken an den Enden, das hält perfekt (s. S. 152). Mit einer Strähne das Haargummi umwickeln und feststecken.

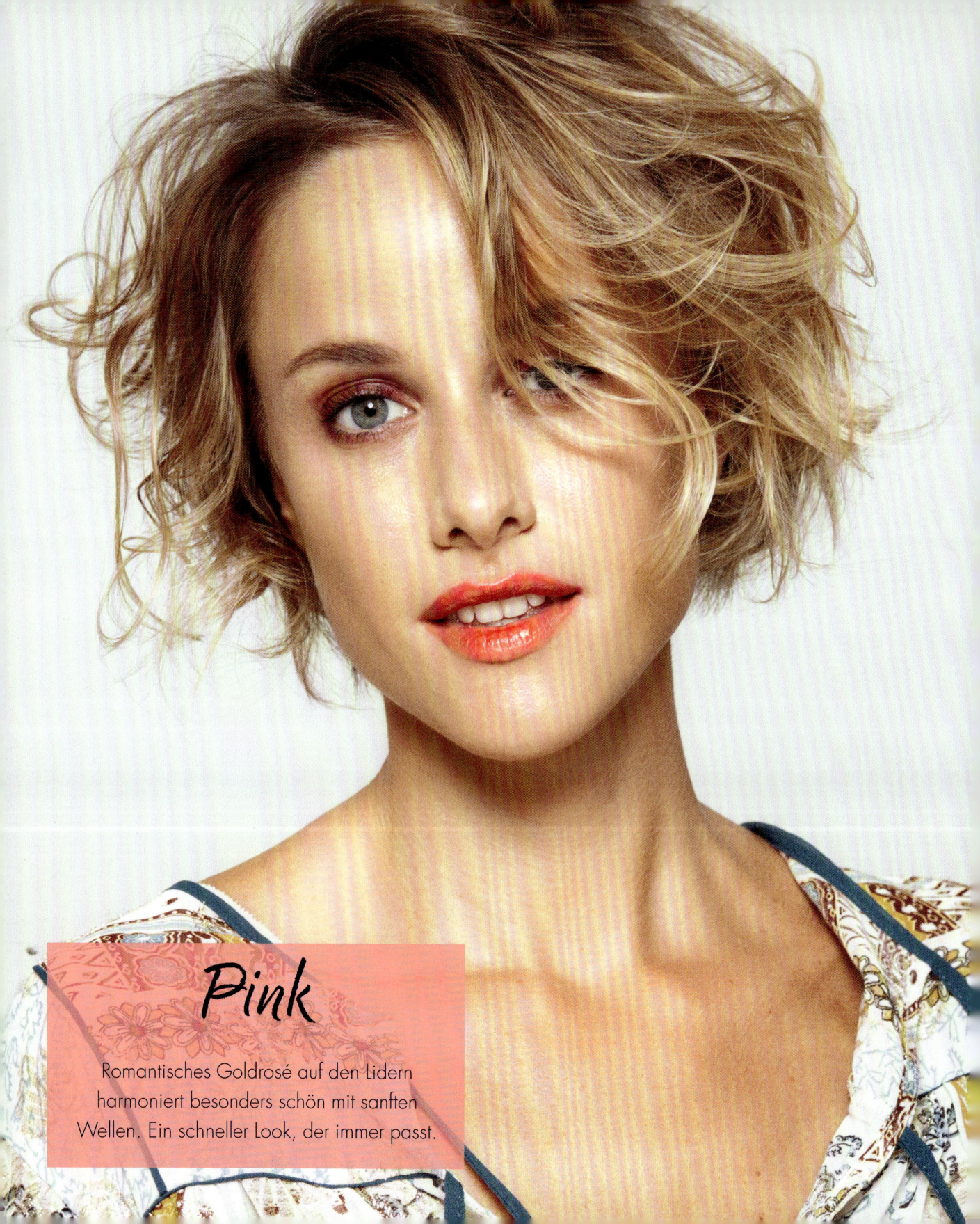

Pink

Romantisches Goldrosé auf den Lidern
harmoniert besonders schön mit sanften
Wellen. Ein schneller Look, der immer passt.

1. Foundation & Concealer

Eine CC-Cream (Color Correcting Cream) auftragen und mit losem Puder fixieren. Die Haut mit Thermalwasserspray auffrischen. Dann Augenschatten dezent mit Concealer abdecken und Highlighter auf den höchsten Punkt des Wangenknochens bis maximal zur Pupille auftragen. Unterhalb des höchsten Punktes des Wangenknochens ein softes Puder-Contouring setzen und Richtung Ohr ausblenden.

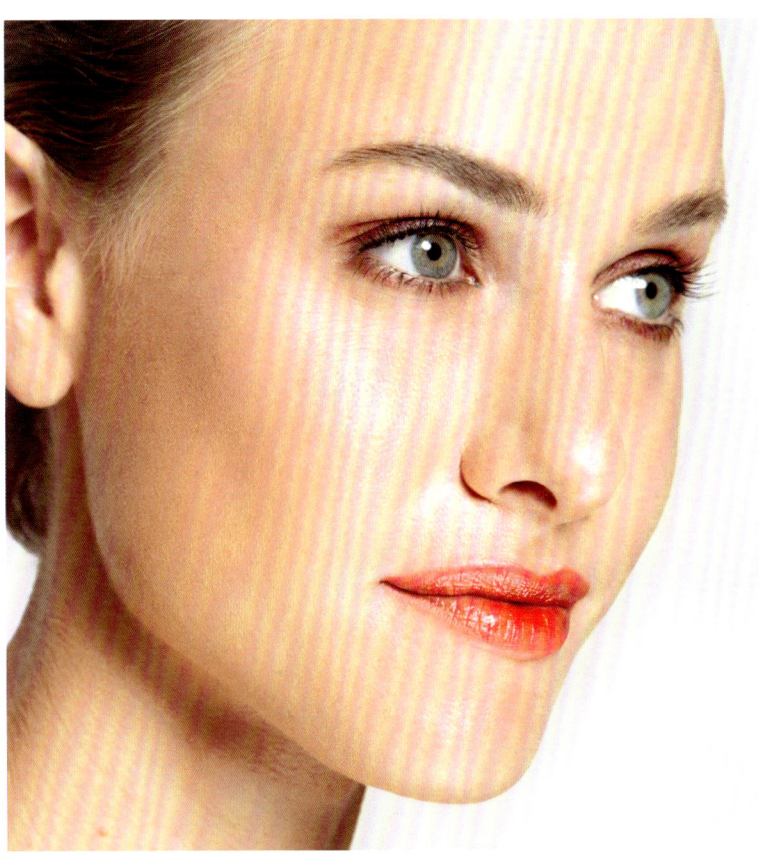

2. Augen

Lider mit einem Lidschatten-Primer vorbereiten und dann Lidschatten in Goldrosé auf das bewegliche Lid auftragen – vom inneren zum äußeren Augenlid. Wichtig: Immer so weit auftragen, dass der Lidschatten bei geöffnetem Lid zu sehen ist! Mascara oben und unten mit einem Wimpernfächerpinsel auftragen, das trennt alle Härchen perfekt.

3. Lippen

Die Lippen mit Lipliner vorbereiten und bis zur Lippenmitte hin ausschraffieren. Dann mit einem Lippenstift darübertupfen, auf die Lippenmitte kommt ein etwas dunklerer Ton. Dieser Profitrick verleiht den Lippen optisch sofort mehr Volumen!

4. Hairstyling

Mit einem Softcurler, einer kleinen Rundbürste oder einem Lockenstab unregelmäßige Wellen in das Haar formen. Dabei die einzelnen Partien immer in die entgegengesetzte Richtung eindrehen – nach der Gesichtshälfte orientieren – rechts nach links, links nach rechts. (Grundtechnik Wellen und Locken s. S. 98–99)

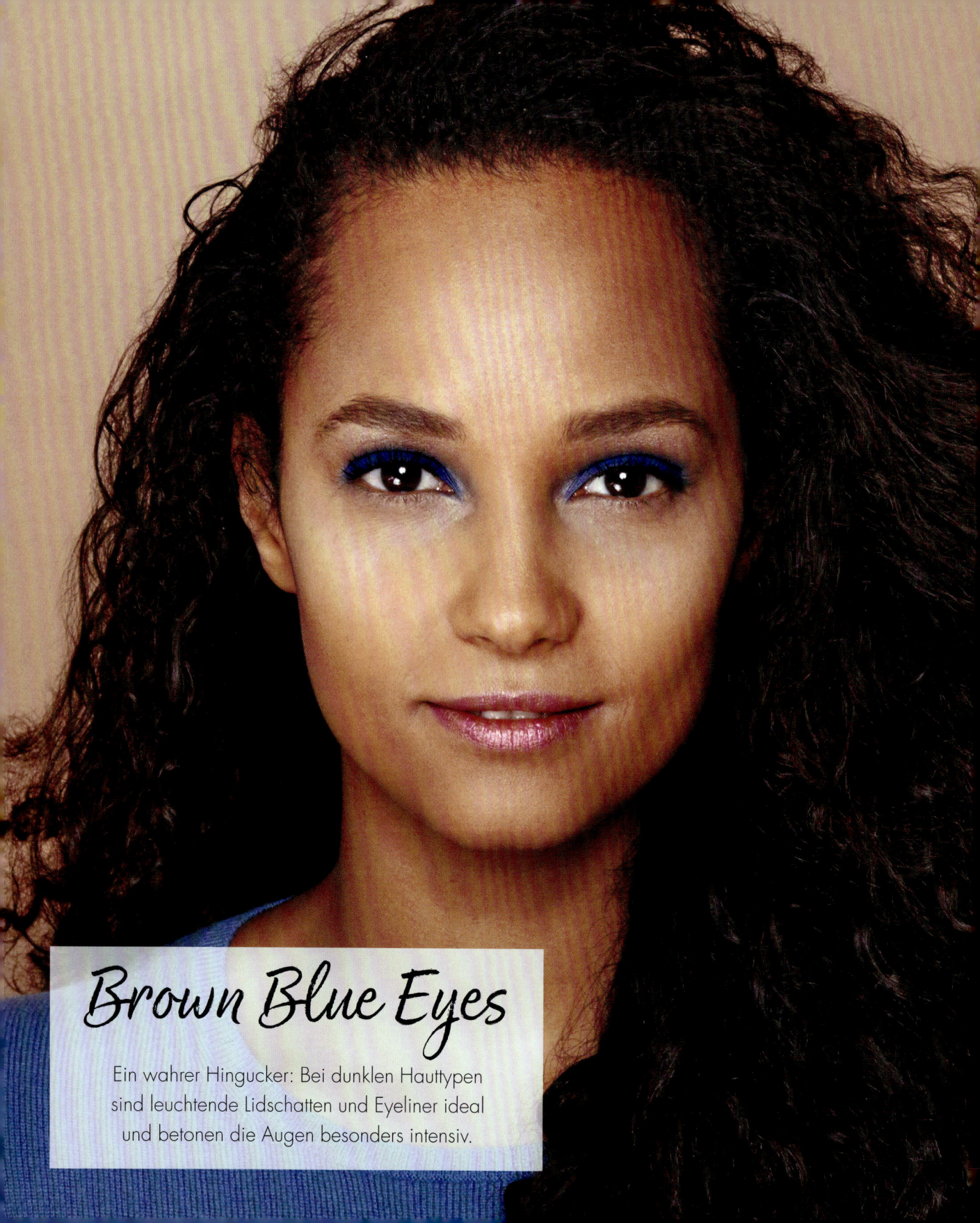

Brown Blue Eyes

Ein wahrer Hingucker: Bei dunklen Hauttypen sind leuchtende Lidschatten und Eyeliner ideal und betonen die Augen besonders intensiv.

1. Teint

Eine Foundation in zwei Nuancen ist bei dunkler Haut notwendig, um das Gesicht optimal zu proportionieren (s. S. 33). Mit Schattierungen unter dem höchsten Punkt des Wangenknochens, sogenannten Darklights, wird das Gesicht konturiert, mit Highlights wird es optimal geformt.

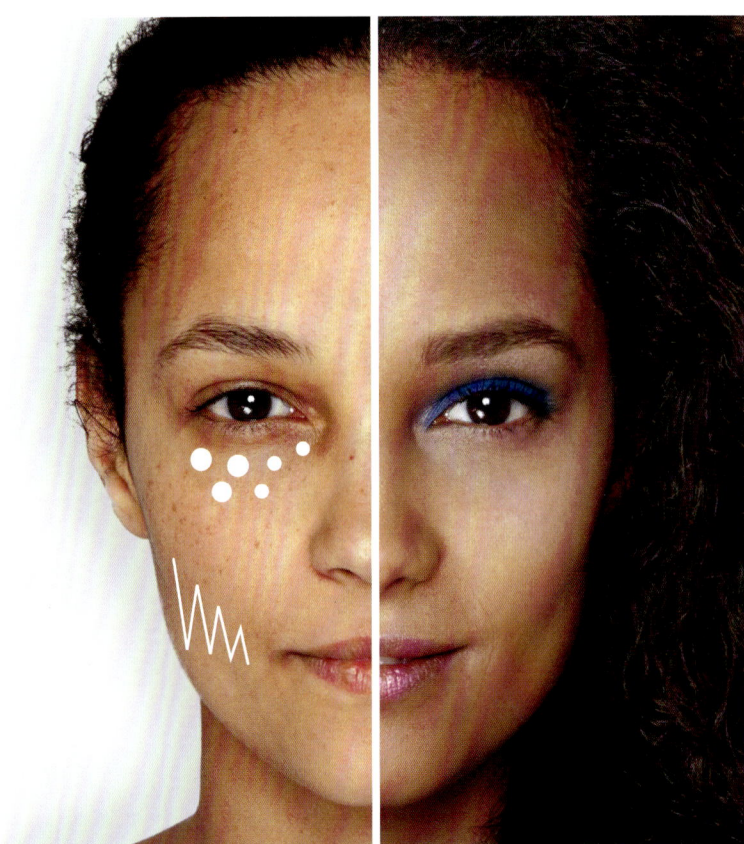

2. Augen

Ein Primer wird zuerst auf das bewegliche Lid aufgetragen – gut trocknen lassen! Danach Lidschatten in einem satten, royalblauen Farbton wählen, diesen auf das bewegliche Lid geben und mit einem Pinsel gut verblenden. Wichtig bei intensiven Lidschattenfarben: Der höchste Punkt muss über der Pupille sitzen – das lenkt den Fokus auf die Augenfarbe.

TIPP: Den Primer zwei Minuten einziehen lassen und danach den Lidschatten auftupfen, nicht streichen und verblenden. So wirkt der Lidschatten noch intensiver.

3. Wimpern

Für maximal definierte Wimpern mit einem Wimpernfächer Mascara vom Mascara-Bürstchen aufnehmen und direkt am Wimpernansatz einarbeiten.

4. Lippen

Die Lippen mit einem Lippenstift in einem schimmernden Pink ausfüllen (s. S. 115). Das Pink harmoniert wunderbar mit dem royalblauen Lidschatten und rundet das Gesamtbild ab.

5. Haare

Für gleichmäßige, definierte Locken einen Leave-in-Conditioner vom Ansatz bis in die Spitzen in die handtuchtrockenen Haare einarbeiten. Haare kopfüber in einen Diffusor legen und auf kleinster Stufe trocken föhnen (s. S. 19).

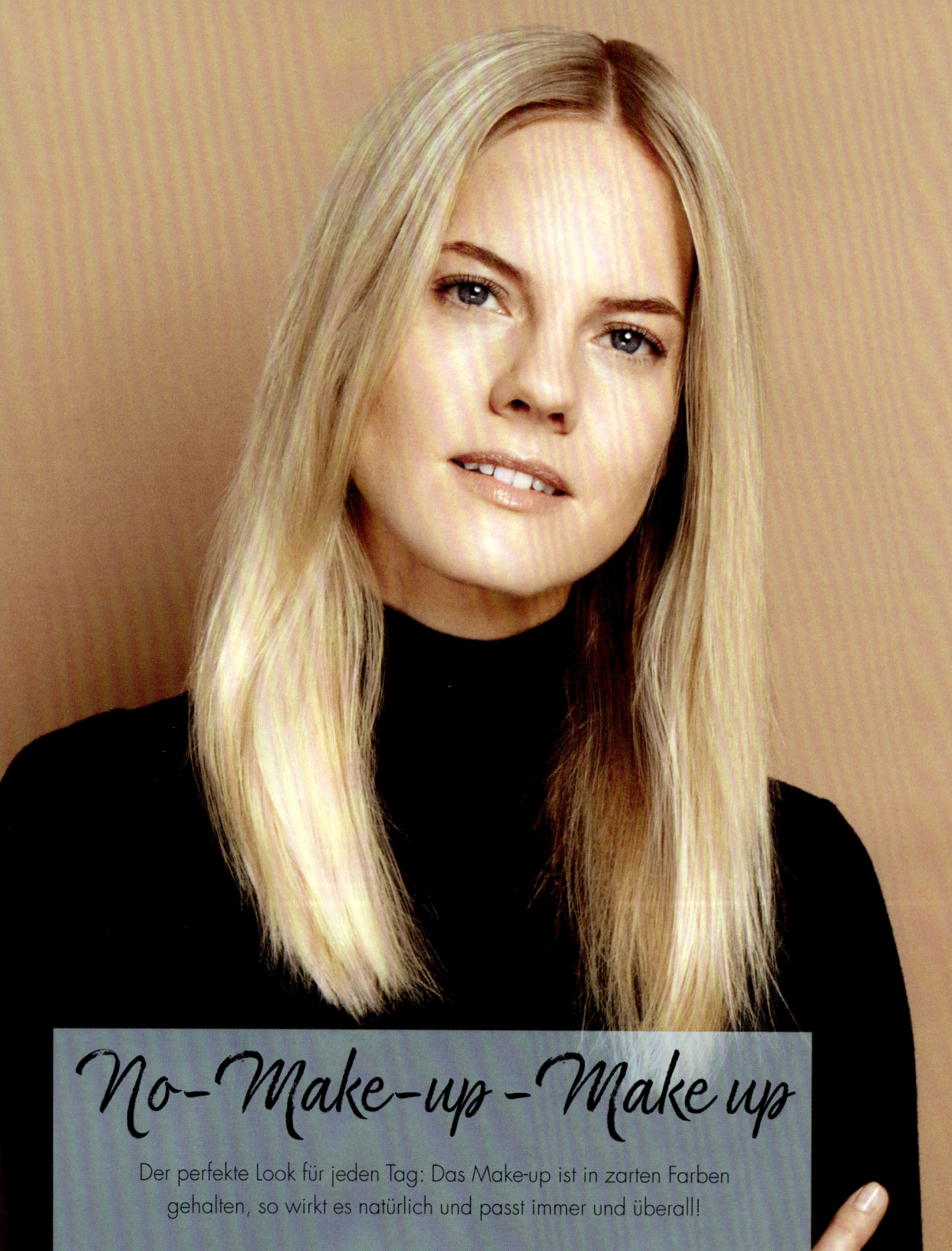

No-Make-up-Make up

Der perfekte Look für jeden Tag: Das Make-up ist in zarten Farben
gehalten, so wirkt es natürlich und passt immer und überall!

1. Teint

Eine mattierende Foundation auftragen.
Mit einem Concealer Highlights auf die
zarte Hautpartie unter den Augen auftupfen und sorgfältig verblenden (s. S. 42).

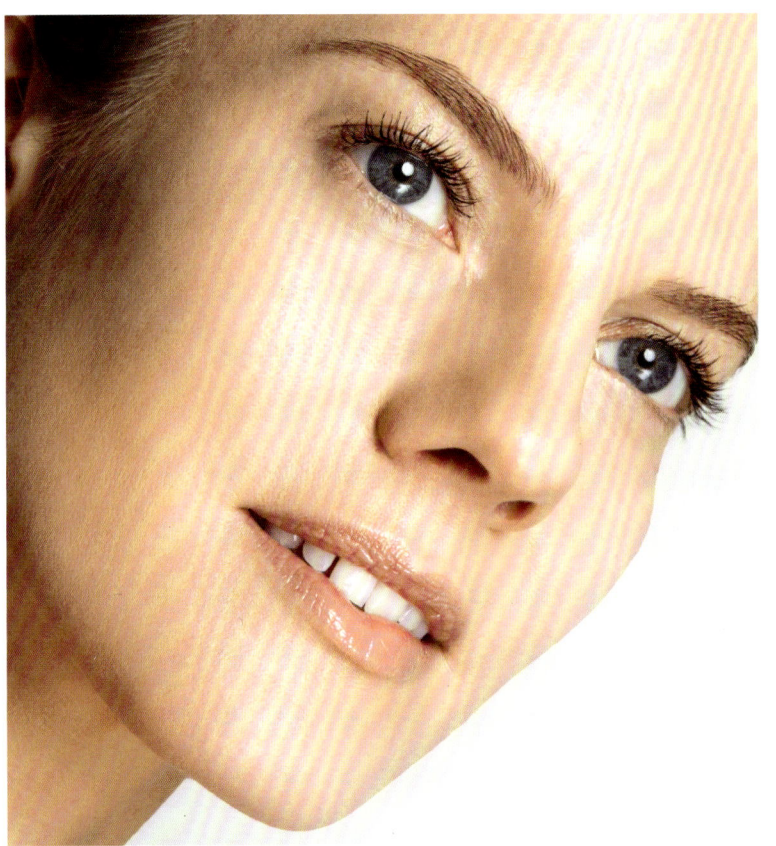

2. Augen & Wimpern

Einen nudefarbenen Lidschatten im
gleichen Ton wie die Haut auf das
gesamte Lid auftragen. Die oberen
Wimpern mit Mascara tuschen –
damit stehen sie im Fokus und der
Augenaufschlag wirkt offen und wach.

3. Augenbrauen

Die Augenbrauen bürsten und für
einen natürlichem Look mit einem
Fiber Filler auffüllen (s. S. 64).

4. Lippen

Für einen natürlichen und frischen
Look Lipgloss in einem Nude-Ton
auftragen – am besten mit einem
Lippenpinsel.

5. Haare

Für mehr Volumen und Struktur bei glattem
Haar: Etwas Stylingcreme ins handtuchtrockene Haar geben und gut verteilen.
Die Haare beim Föhnen über eine große
Rundbürste glatt ziehen. Wichtig: Immer
direkt vom Ansatz aus arbeiten. Die Längen
können zusätzlich mit einem Glätteisen glatt
gezogen werden.

Mein Tipp

Für mehr Volumen bei schmalen
Lippen: Ich mische dafür einfach
ein wenig Pfefferminzöl in den
Lipgloss – das kurbelt die Durchblutung an und der Mund sieht
sofort voller aus!

Wimpern & Eyeliner

Hier geht's ums Auge: Wie wird Eyeliner perfekt aufgetragen und welcher Lidstrich eignet sich für welche Augenform? Dazu gibt es die besten Tricks, um das Auge perfekt in Szene zu setzen! Für den ultimativen Effekt – Fake Lashes: So einfach lassen sich falsche Wimpern anbringen.

Lash Primer

Wie bei Foundation, Lidschatten oder Lippenstift gibt es auch spezielle Primer für die Wimpern. Sie sind meist transparent oder cremig weiß und grundieren die Härchen, bevor die Mascara aufgetragen wird. Nach dem Tuschen sehen die Wimpern dichter, voluminöser und länger aus.

Volumen ist kein Zufall

Sogenannte Lash Fibers sorgen für extra Volumen. Die in einer Gel-Textur enthaltenen künstlichen Fasern legen sich beim Auftragen um die Wimpern. Mehrmals angewendet erhöht sich der Effekt. Kurz trocknen lassen und mit dem eigenen Mascara darübertuschen. Damit lässt sich ein super Volumen und auch eine kleine Verlängerung zaubern. Das sieht natürlicher aus als falsche Wimpern. Das Produkt gibt es auch als Fiber Mascara – also Fasern in der Tusche integriert. Auch hier gilt: Je öfter getuscht wird, desto wirkungsvoller das Ergebnis. Achtung Kontaktlinsenträger: Lest auf dem Produkt nach, ob es sich mit euren Linsen verträgt! Mein Profitipp: Mit dem Wimpernfächer-Pinsel erst Settingspray auf die Härchen auftragen, dann mit Mascara tuschen. So hält die Tusche länger. Die Wimpern lassen sich besser trennen und ein eventuelles Abblättern wird verhindert.

Mascara

Unverzichtbar, um die Augen zu betonen – egal ob für den Manga-Style oder einen Angel-Wing-Effekt. Mascara öffnet die Augenpartie optisch und lässt den Blick mehr strahlen. Mit dem Bürstchen immer nah am Wimpernansatz beginnen und dann in Zickzack-Bewegungen zu den Spitzen durchziehen. Es muss auch nicht immer Schwarz sein, für mehr Natürlichkeit verwende ich gerne braune Mascara!

Haltbarkeit

Wimperntusche sollte man nicht länger als drei Monate lang aufbewahren, da sich Bakterien ansammeln und dies zu Augeninfektionen führen kann. Mein Tipp: Wenn die Mascara innerhalb dieser drei Monate austrocknet, einfach in eine Tasse mit heißem Wasser legen. Das lässt die Wachse wieder schmelzen und die Mascara ist wie neu. So bekommt man auch den letzten Rest aus der Tube. Durch Rollen wird die flüssige Mascara auch wieder gut durchmischt.

Beauty Hacks

Puder für längere und dichtere Wimpern

Wer dichte Wimpern möchte, aber keine Fake Lashes benutzen will: Nach dem ersten Auftrag der Mascara etwas losen oder auch Babypuder mit einem alten Bürstchen zwischen und auf die Wimpern auftragen. Dann nochmals tuschen, um die Wimpern zusätzlich zu verdichten und zu verlängern.

Teelöffel als Schmink-Tool

Einer meiner Lieblingstipps: Ich setze einen Teelöffel direkt am oberen Wimpernkranz an, lifte das Lid leicht und tusche mit Mascara direkt vom Ansatz bis in die Spitzen. Dann den Löffel an den unteren Wimpernkranz setzen und Stück für Stück die Wimpern tuschen.

Eyeliner als Mascara

Um die Wimpern so natürlich wie möglich in Szene zu setzen, kann man mit flüssigem Liner die Wimpern einfärben. Dafür die Wimpern auf die Eyelinerspitze legen und in kleinen Links-Rechts-Bewegungen die Wimpern einfärben. Der Eyeliner muss hier flach angelegt werden.

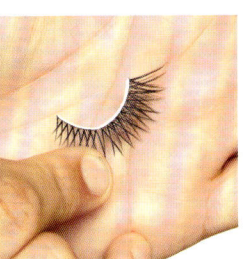
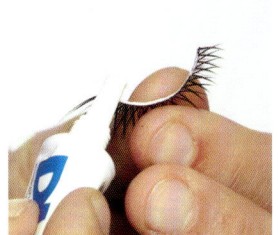
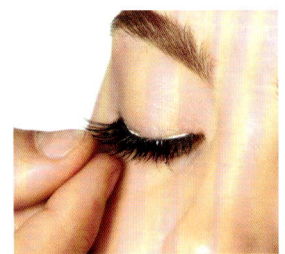
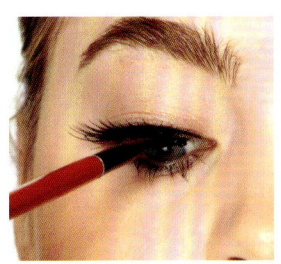
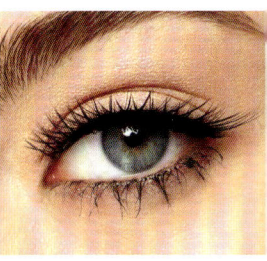

Fake Lashes

Falsche Wimpern lassen sich mithilfe einer Wimpernzange, einer Pinzette, dem passenden Kleber und einer ruhigen Hand anbringen.

Fake Lashes vorsichtig mit einer Pinzette aus der Packung nehmen, auf der Unterseite dünn Spezialkleber auftragen und kurz antrocknen lassen.

Währenddessen die eigenen Wimpern erst mit der Wimpernzange in Form bringen.

Die Fake Lashes so nah wie möglich am eigenen Wimpernrand anbringen. Das Ende darf ruhig etwas über den natürlichen Wimpernrand hinausstehen. Das Ende leicht nach oben biegen, so dass das Wimpernband nicht unterhalb des äußeren Augenwinkels sitzt. Andrücken und den Kleber trocknen lassen.

Vor dem Abschminken die Fake Lashes vorsichtig von außen nach innen abziehen, mit Alkohol reinigen und wieder in die Verpackung legen. Sie können mehrmals verwendet werden.

Eyeliner – der perfekte Lidstrich

Mit ein bisschen Fingerspitzengefühl lässt sich mit einem Eyeliner die gesamte Gesichtssymmetrie ausgleichen! Bitte immer genau darauf achten, dass der Lidstrich auf beiden Seiten symmetrisch und präzise gezogen wird – die definierten Linien verzeihen keine Fehler. Für kleine Korrekturen einen nicht ölhaltigen Make-up-Entferner verwenden, sonst hält der Liner nicht mehr präzise auf der Haut. Da der Kajal weicher im Auftrag ist, lassen sich softere, leicht verwischbare und dickere Linien ziehen. Ein Eyeliner zeichnet eine dünnere Linie, die keine Fehler verzeiht.

Generell gilt: Den Stift so weit wie möglich am inneren Augenwinkel und dicht am Lidrand ansetzen. Dann bis kurz

vor dem äußeren Augenwinkel im Bogen ziehen, das letzte Stück in einer geraden Linie und ein wenig über den Augenwinkel hinaus. Das funktioniert am einfachsten, wenn man den Lidstrich in zwei Schritten zieht: erst vom inneren Augenwinkel zur Mitte und dann von außen nach innen. Wichtig: Nicht mit der Spitze arbeiten, der Linerkopf sollte flach auf der Haut liegen.

Mein Profitipp, um Wackeln zu vermeiden: Den Ellbogen aufstützen und den Finger am Wangenknochen abstützen. So lassen sich Linien gleich viel einfacher ziehen.

Eyeliner-Formen

Je nach natürlicher Gegebenheit (lang oder kurz, schräg oder gerade) lässt sich die Form der Augen optimieren.

Bei mandelförmige Augen sollte der Bogen zum Lidende hin dicker und geschwungener ausfallen.

Runde Augen kann man verlängern, indem der Lidstrich über das innere und äußere Lidende hinausgezogen wird.

Bei Schlupflidern sollte man präzise Linien vermeiden, und stattdessen versuchen, den Bogen des Wimpernkranzes fein nachzuzeichnen. Gut trocknen lassen, damit nichts verwischt!

Achtung: gerade Linien heben Fältchen hervor!

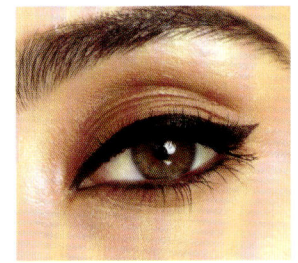
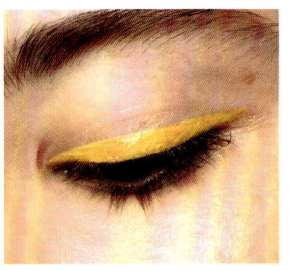

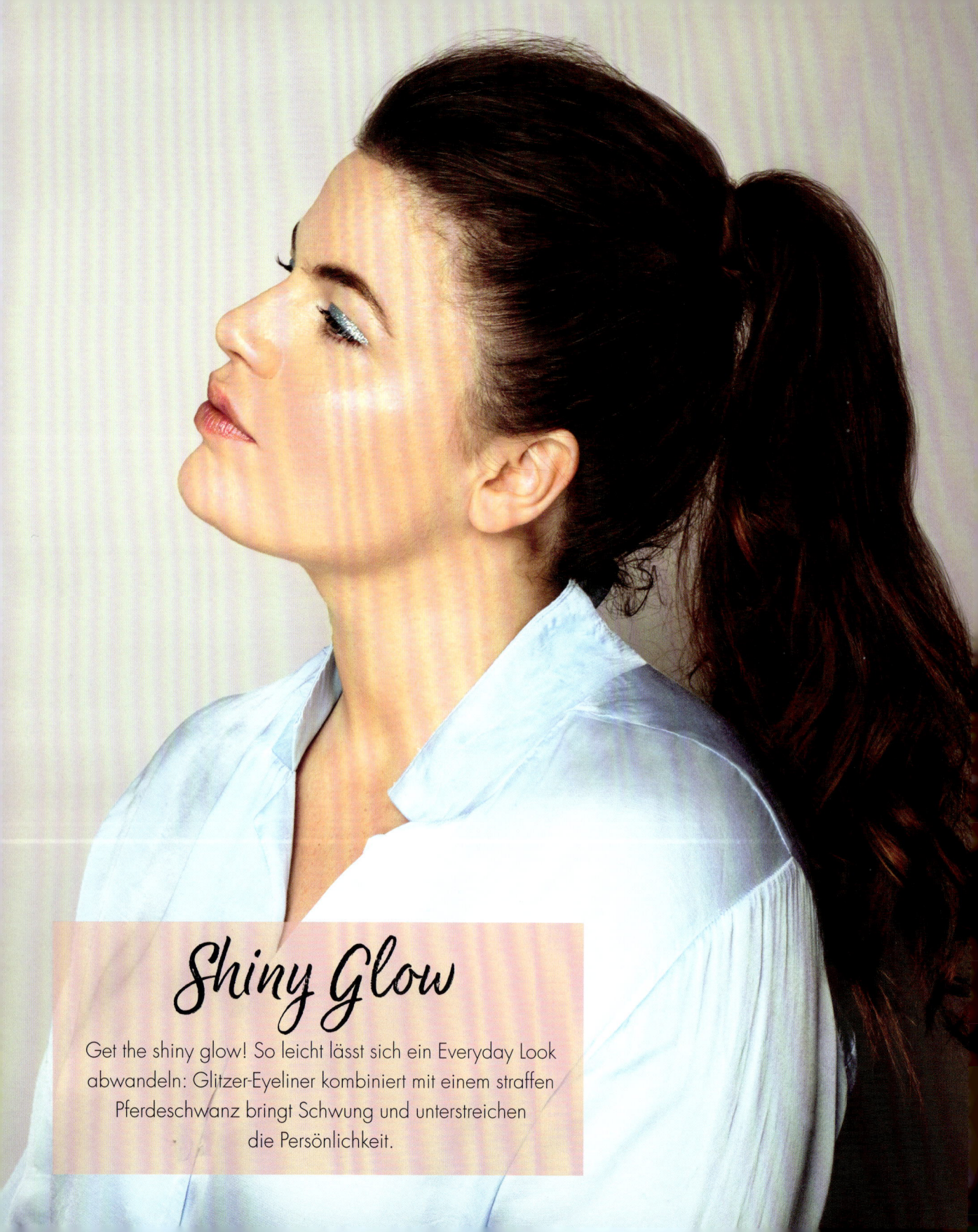

Shiny Glow

Get the shiny glow! So leicht lässt sich ein Everyday Look abwandeln: Glitzer-Eyeliner kombiniert mit einem straffen Pferdeschwanz bringt Schwung und unterstreichen die Persönlichkeit.

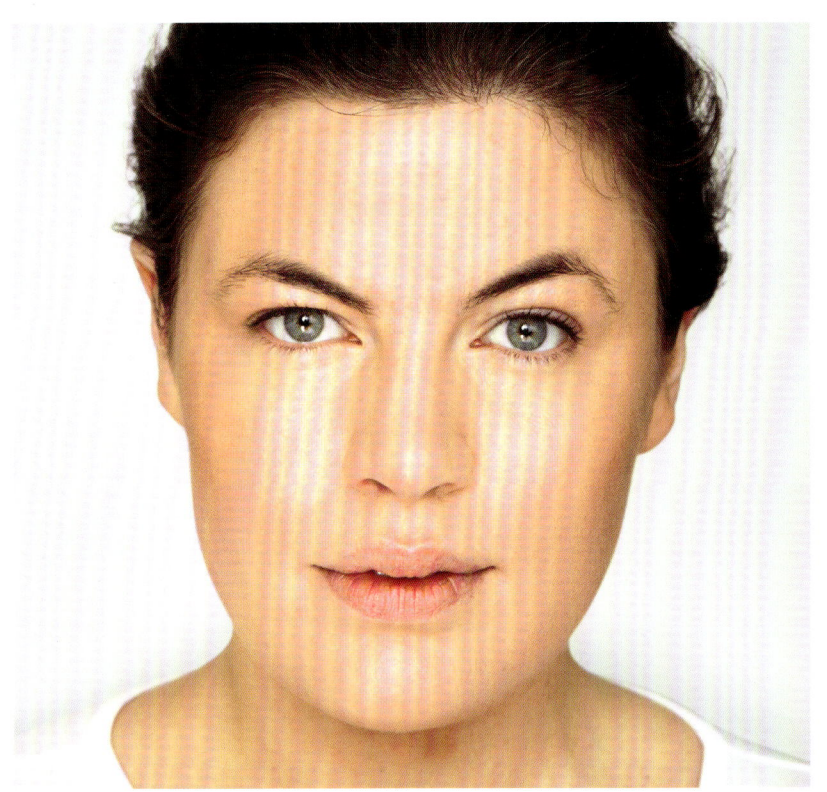

1. Foundation

Die Haut mit einer Feuchtigkeitscreme mit Glow-Partikeln vorbereiten – diese bringen die Haut optisch zum Strahlen. Dann eine gut deckende Foundation auftragen.

2. Concealer & Contouring

Concealer unter den Augen, der Nase, auf dem Nasenrücken und um den Mund öffnet das Gesicht optisch und bringt die Augen zum Strahlen. Die Wangen mit Puder einschattieren und das Gesicht abpudern (s. S. 53), mit Thermalwasserspray sanft besprühen. Puder-Highlighter auf Wangenkochen unter den Augenbrauen und auf den Lippenbogen setzen. Eventuelle Glanzstellen mit losem Puder mattieren.

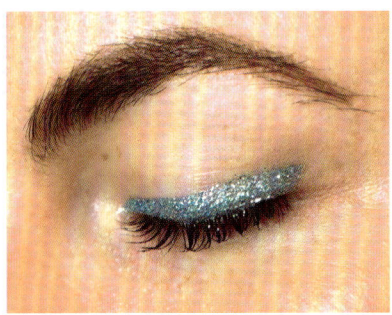

3. Augen & Augenbrauen

Einen metallischen Glitzer-Eyeliner direkt am Wimpernkranz auftragen. Den oberen Wimpernkranz tuschen. Die Augenbrauen bürsten, mit einem Augenbrauenstift leicht auffüllen und mit einem Fiber Filler fixieren. Bei unterschiedlich großen Augen kann man mit der Dicke variieren und so einen optischen Ausgleich erzeugen.

4. Lippen

Einen transparenten und minimal reflektierenden Lippenstift auftragen, der die eigene Lippenfarbe betont und die Lippen frisch aussehen lässt (s. S. 115).

5. Haare

Einen hohen, straffen Pferdeschwanz binden. Die zusammengebundenen Haare auseinander- und am Oberkopf soft nach vorne ziehen, damit sie Volumen bekommen. Die Haare Strähne für Strähne mit einem Lockenstab eindrehen, auskühlen lassen und mit Haarspray fixieren. Das Haargummi mit einer einzelnen Strähne umwickelt kaschieren. Die Frisur ist perfekt für den zweiten oder dritten Tag nach der Haarwäsche!

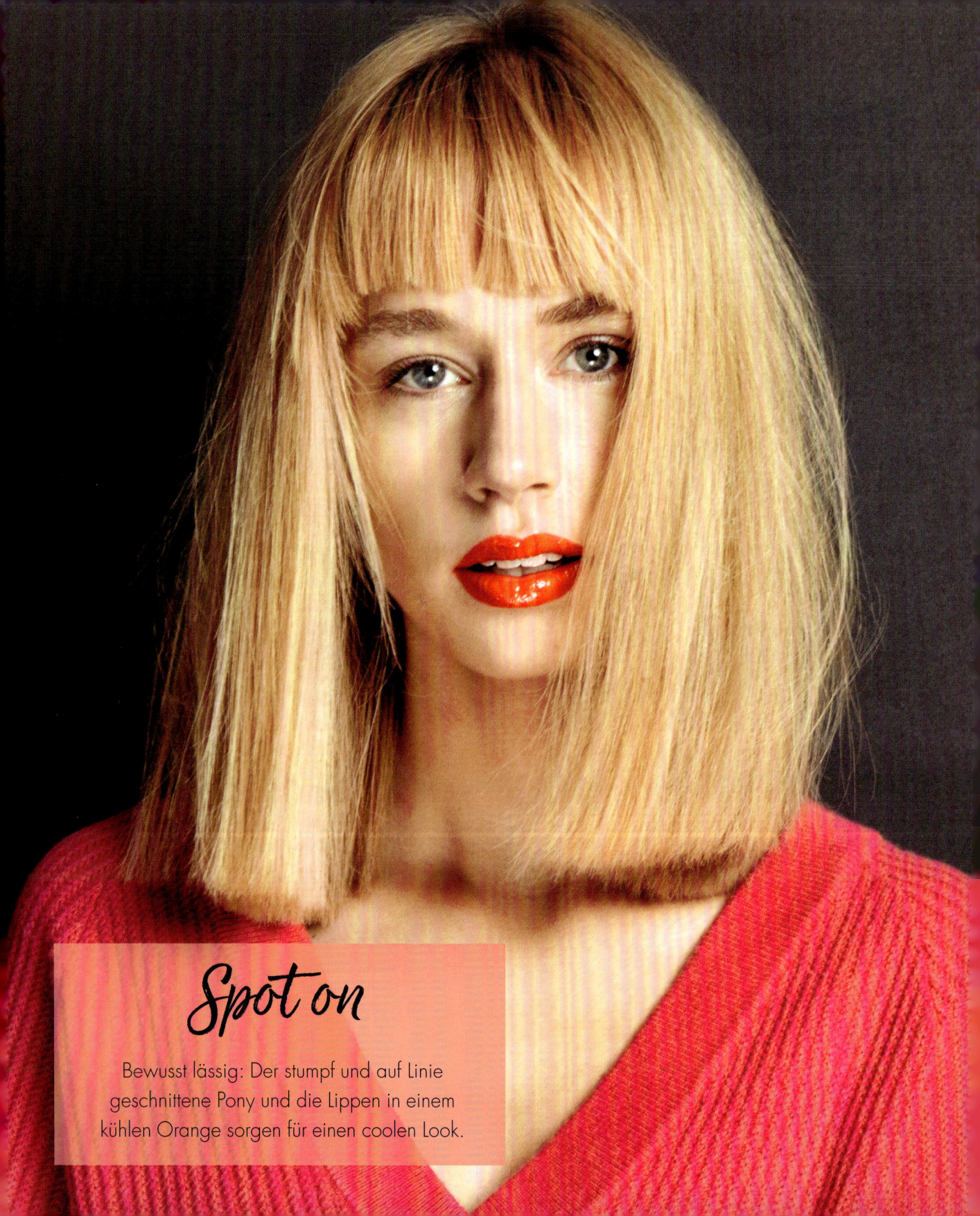

Spot on

Bewusst lässig: Der stumpf und auf Linie geschnittene Pony und die Lippen in einem kühlen Orange sorgen für einen coolen Look.

1. Teint

Zuerst eine zarte BB-Cream auf das komplette Gesicht auftragen und mit losem, transparentem Puder fixieren. Sie deckt kleine Rötungen ab. Die Wangen bringt man mit einer extra Portion BB-Cream auf dem höchsten Punkt der Wangenknochen zum Strahlen, kleine Schatten unter den Augen werden mit Concealer ausgeglichen. Am höchsten Punkt des Wangenknochens etwas Blush in einem zarten Pfirsichton auftragen, die Ränder soft verblenden.

2. Wimpern

Für diesen Look werden kein Lidschatten und keine Mascara benuzt, die Wimpern werden nur mit einer Wimpernzange in Form gebracht.

3. Augenbrauen

Die Augenbrauen mit einem Augenbrauengel in eine natürliche Form bringen (s. S. 75).

4. Lippen

Mit einem gut gespitzten Lipliner in einem satten Orangeton erst die Lippenkontur perfektionieren, danach die Lippen vollständig damit ausmalen. Eine zweite Farbschicht wird mit orangefarbenem Lipgloss aufgetragen. Die Oberlippe dabei komplett ausfüllen, bei der Unterlippe wird der untere Rand ausgespart, damit der Lipgloss nicht nach unten verlaufen und die Kontur zerstören kann.

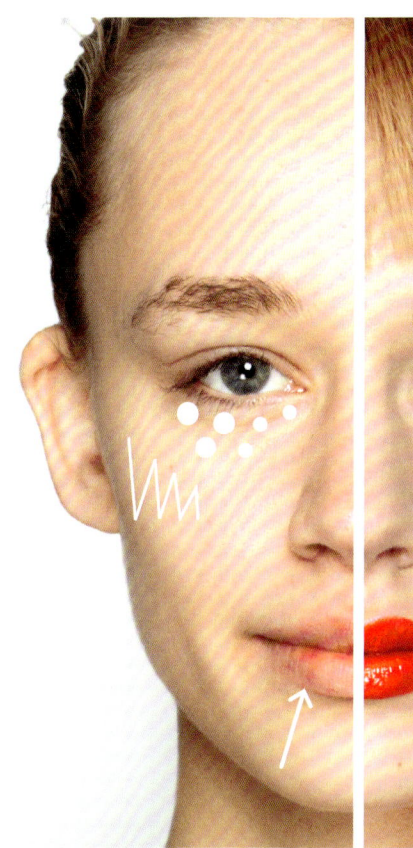
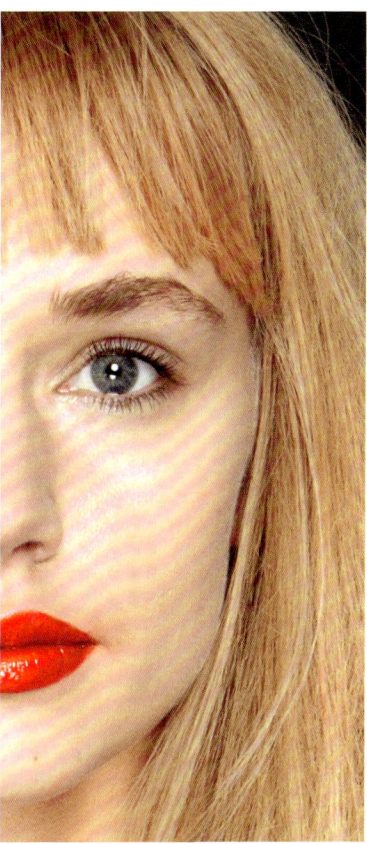

5. Haare

Die Haare beim Föhnen über eine große Rundbürste glatt ziehen. Der gerade und stumpf geschnittene Pony wird nur mit den Fingern nach unten geföhnt und anschließend mit einem Glätteisen ohne Spannung geglättet. Fixiert wird die Frisur mit einem trockenen Haarspray, die kleinen Härchen am Ansatz lassen sich auf diese Weise gut bändigen.

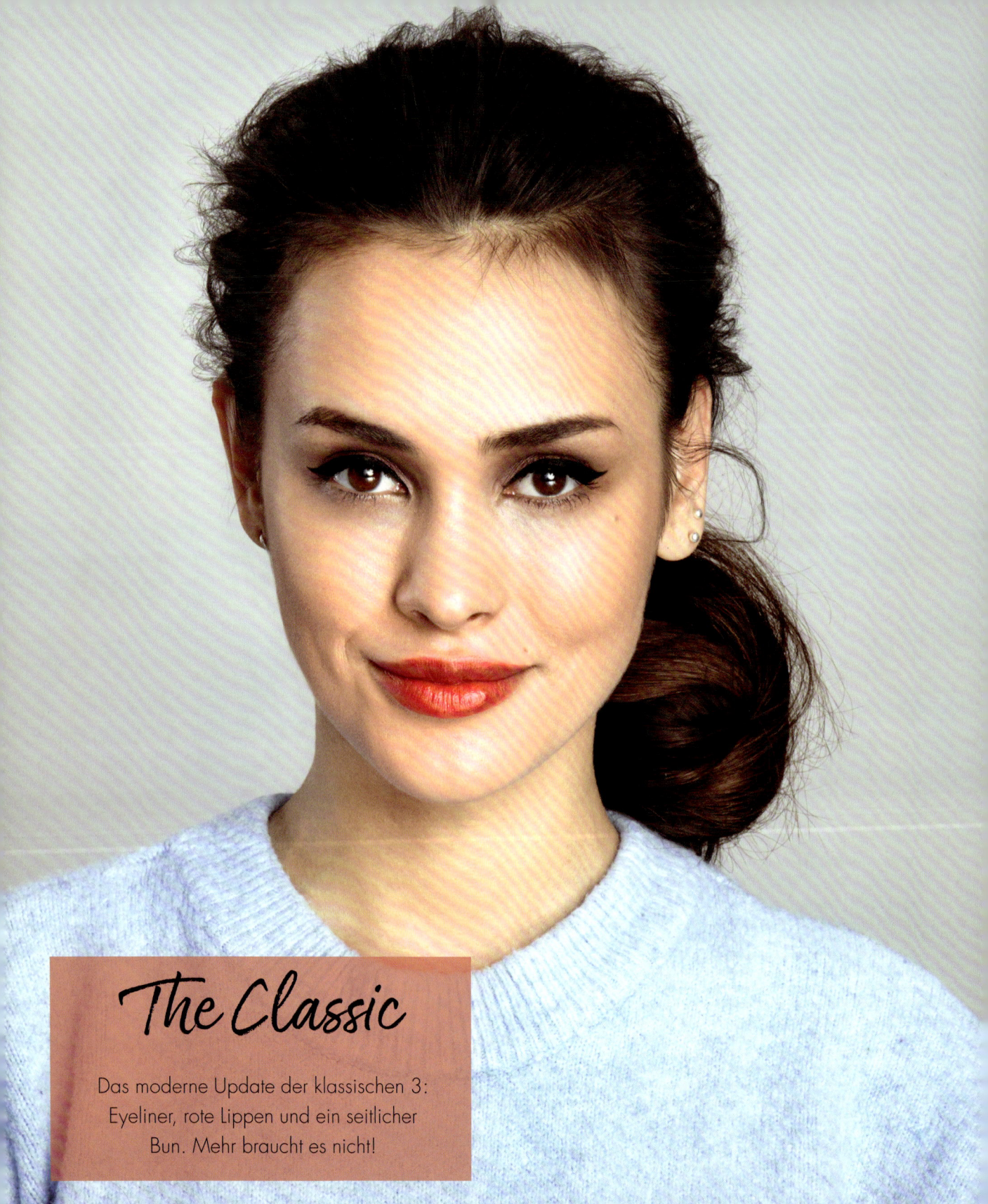

The Classic

Das moderne Update der klassischen 3:
Eyeliner, rote Lippen und ein seitlicher
Bun. Mehr braucht es nicht!

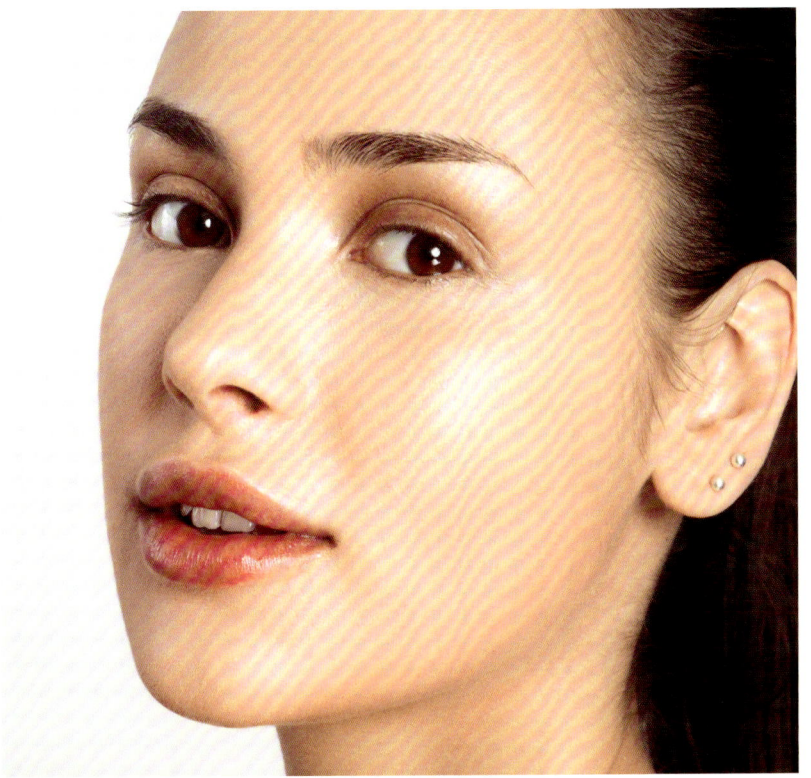

1. Teint

Gestartet wird mit Concealer, der unter den Augen, auf dem Nasenrücken und um die Lippen herum gut verblendet wird. Danach ein Puder-Make-up in kreisenden Bewegungen ebenmäßig auf die Haut auftragen. Der Farbausgleich und das ebenmäßige Hautbild lassen die eigene Augenfarbe strahlen.

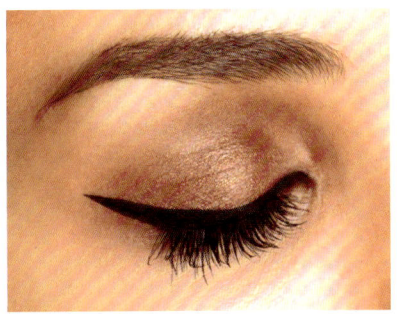

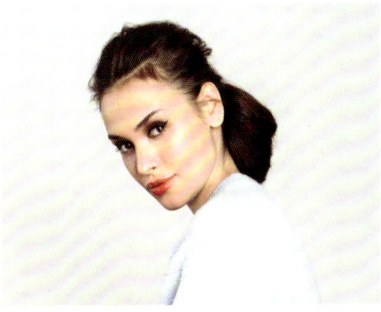

2. Augen

Lücken in den Augenbrauen können mit einem Augenbrauenstift ausgefüllt werden (s. S. 75), danach mit Brauengel in Form bürsten. Lidschatten in Bronze auf das bewegliche Lid auftragen und nach außen hin ausblenden – die Technik vergößert das Auge optisch. Den Lidstrich mit Eyeliner über den äußeren Augenwinkel hinaus ziehen – die Augen wirken dadurch mandelförmig.

3. Lippen

Der rote Lippenstift wird nur mit den Fingern leicht auf die Lippen getupft. Das sorgt für einen besonders natürlichen, aber gleichzeitig super modernen Look. Korrekturen der Form können, wenn nötig, ganz einfach mit einem Wattestäbchen gemacht werden.

4. Haare

Die Haare nach hinten nehmen, leicht seitlich zu einem tiefen Pferdeschwanz zusammenbinden und mit einem metallfreien Haargummi fixieren. Längen zu einem Bun einrollen und gegebenenfalls ein Haarnetz darüber anbringen. Dieses mit ein paar Klemmen passend zur eigenen Haarfarbe feststecken. Für den perfekten Halt die Frisur mit trockenem Haarspray fixieren.

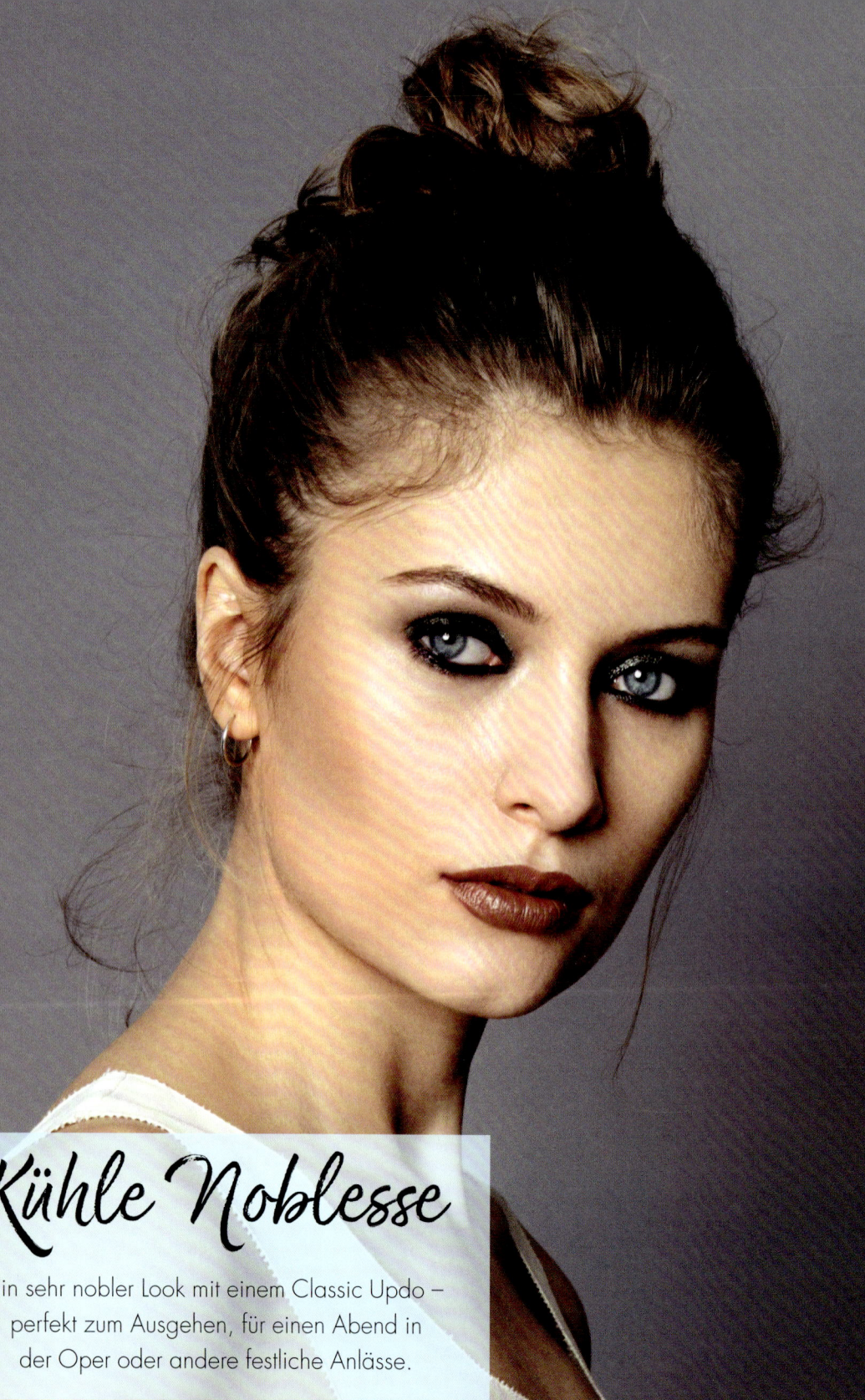

Kühle Noblesse

Ein sehr nobler Look mit einem Classic Updo –
perfekt zum Ausgehen, für einen Abend in
der Oper oder andere festliche Anlässe.

1. Teint

Für einen frischen Teint ein transparentes, Feuchtigkeit spendendes Make-up mit Pflegewirkung wählen. Mit einem Schwämmchen auf die Haut auftragen, dann gelingt das Verblenden ganz einfach. Concealer unter den Augen zaubert Frische (s. S. 32–33).

2. Augenbrauen

Die Augenbrauen mit einem Brauenbürstchen in Form bringen. Kleine Lücken und Unregelmäßigkeiten mit Augenbrauen-Mascara ausfüllen. Dadurch bekommen die Brauen eine wundervoll geschwungene Linie.

3. Augen

Zum Umranden der Augen zu einem cremigen, schwarzen Kajal greifen und gut verblenden. Auf das gesamte bewegliche Lid einen flüssigen Lidschatten in einem soften Blaugrauton auftragen. Den Kajal auf die obere und untere Wasserlinie setzen und alles sorgfältig miteinander verblenden. Die Wimpern kräftig tuschen.

4. Lippen & Rouge

Für die Lippen wird bei diesem klassischen Look ein matter Lippenstift in einem warmen Haselnussbraun gewählt. Den Wangenknochen mit Rouge modellieren, das Rouge sollte dabei nicht zu rosig sein (s. S. 115).

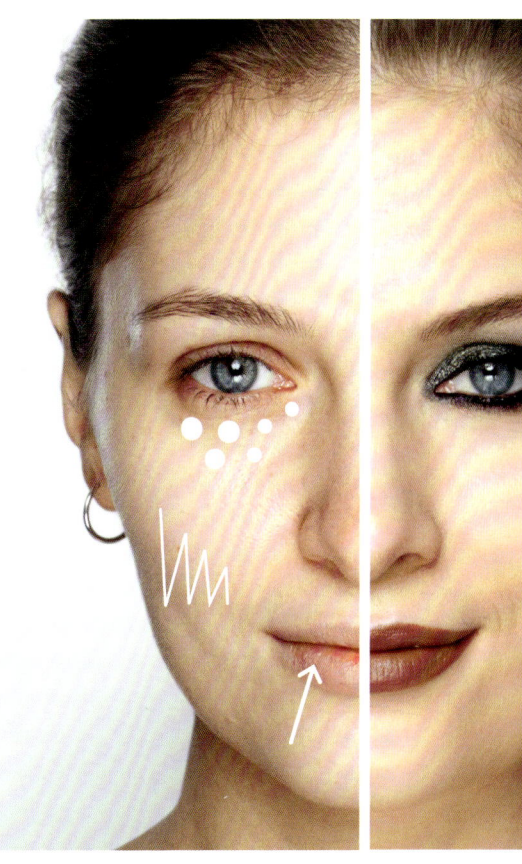

5. Haare

Ein klassischer Updo (Steckfrisur) macht den Look perfekt. Hierfür das komplette Haar am Oberkopf zu einem Pferdeschwanz binden: Einen metallfreien Haargummi zwei- bis dreimal um die Haare wickeln und am Ende zu einer Schlaufe formen. Die Haare locker um die Schlaufe drapieren, die Spitzen mit Haarklammern befestigen. Am Schluss mit Haarspray fixieren.

AUGENBRAUEN

Sie geben dem Gesicht einen Rahmen – betonte Augenbrauen sorgen für einen wachen, ausdrucksstarken Blick. Dabei spielt die Wahl der Farbe eine wichtige Rolle. Wie die perfekte Form entsteht, welche Möglichkeiten es außer Zupfen gibt und wie man die Härchen am besten optisch verstärkt, wird hier erklärt!

Entfernen

Es gibt verschiedene Arten, wie sich die unerwünschten Augenbrauenhaare entfernen lassen. Klassisch ist das Zupfen. Mit einer abgeschrägten Pinzette, die auch die kleinsten Härchen gut erwischt, lassen sich die Brauen schnell und effektiv in die gewünschte Form bringen. Auch per orientalischer Fadentechnik, die immer mehr Kosmetikstudios anbieten, werden die Härchen blitzschnell und samt Wurzel entfernt. Dabei werden die zu entfernenden Haare zwischen zwei Fäden eingeklemmt, die Fäden werden gegeneinander bewegt und die Haare dadurch ausgerissen. Die Prozedur wird allerdings oft als schmerzhafter empfunden als normales Zupfen, ist aber präziser und sauberer. Die dritte Methode ist die Profi-Variante: Entfernung der Härchen durch vorgeformte Kaltwachsstreifen oder flüssiges Wachs.

Formen

Bei der klassischen Form, die jedem Gesicht steht, besteht die Augenbraue aus zwei Drittel Anstieg und einem Drittel Abstieg. Für die Ermittlung des Brauenbeginns legt man einfach ein Brauenbürstchen an den Nasenflügel und den inneren Augenwinkel. In gerader Linie nach oben führen – dort sollte die Braue beginnen. Den höchste Punkt ermittelt man, indem man das Bürstchen am Nasenflügel angelegt lässt und über die Pupille weiterschiebt. Dort befindet sich der perfekte höchste Punkt für den Schwung. Danach zum äußeren Augenwinkel weiterschieben – dieser Punkt zeigt die maximale Länge der Braue an.

Ganz dünn gezupfte Brauen sind schon seit einer Weile out. Aber auch die extrem buschigen Styles der letzten Jahre weichen wieder der klassischen Form. Die Form der Braue sollte immer zum Gesicht passen.

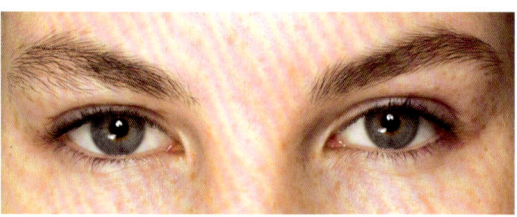

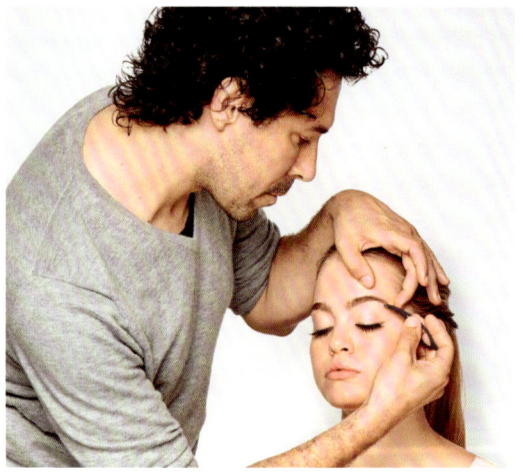

Schmerzfrei zupfen

Vor dem Zupfen einfach mit einem Eiswürfel oder einem eisgekühlten Löffel über die Brauenpartie streichen – das macht die Haut schmerzunempfindlicher. Abends ist man übrigens generell nicht so empfindlich wie morgens!

Betonen

Hier ist die Farbe ausschlaggebend. Die richtige Nuance ist immer der eigenen Naturhaarfarbe ähnlich. Zu dunkle Brauen sehen schnell unnatürlich aus. Außer für Menschen mit blonden oder schwarzen Augenbrauen gilt: Für ein besonders natürliches Ergebnis greift man zu einem hellen Braun, für eine etwas stärkere Betonung zu Mittelbraun. Gerade im Sommer darf die Farbe etwas dunkler sein als im Winter. Grau sorgt übrigens für einen sehr starken Kontrast, diese Farbe lässt den Blick härter wirken. Schwarz sollte nur dann verwendet werden, wenn der Teint und die Haare auch dunkel sind.

Es gibt verschiedene Arten, die Brauen zu betonen und zu modellieren. Mit Brauenpuder (zur Not funktioniert auch ein passender Lidschatten) können kleine Lücken, Narben und Unregelmäßigkeiten einfach aufgefüllt werden. Das sieht besonders natürlich aus. Mit einem Pinsel, der kurze Borsten hat, erst feine Striche in Wuchsrichtung zeichnen und danach mit einem Brauenbürstchen die Übergänge absoften.

Mit dem Augenbrauenstift wird das Ergebnis präziser. Allerdings sollten auch hier die kleinen, feinen Striche in Wuchsrichtung per Brauenbürstchen weicher verblendet werden.

Mit spezieller Brauenmascara lassen sich die Härchen schnell und einfach betonen. Dafür einfach mit der Applikatorbürste in Wuchsrichtung durchbürsten. TIPP: Vorher das Bürstchen am Handrücken abstreifen, um überschüssige Farbe zu entfernen!

Wer von Natur aus mit dunkeln Brauen gesegnet ist, greift einfach zu einem transparenten Brauengel und bringt die Härchen damit in Form. Das Gel eignet sich auch dazu, Form und Farbe nach der Verwendung von Augenbrauenstiften zu fixieren.

Alternative: Färben. Dies ist speziell für sehr helle Brauen nicht nur eine Zeitersparnis, die Augen sehen dadurch direkt ausdrucksstärker aus. Das Ergebnis hält bis zu vier Wochen.

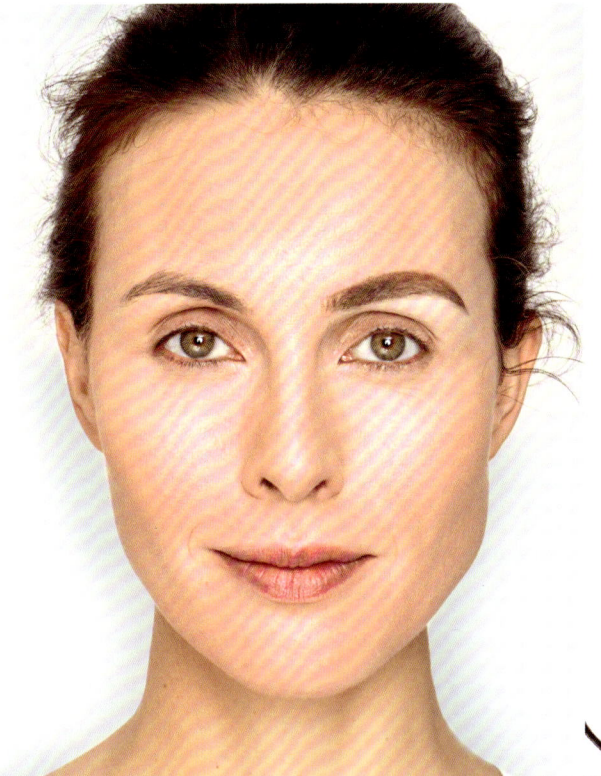

Mein Tipp

Um Augenbrauenpuder oder -stifte haltbarer zu machen und das Auftragen zu erleichtern, kann man einen Lidschatten-Primer auf die Braue auftragen. Wichtig hierbei ist: Nachdem der Primer aufgetragen ist, die Braue mit einem Bürstchen ordentlich mehrmals durchbürsten, damit nicht zu viel Primer auf den Härchen verbleibt.

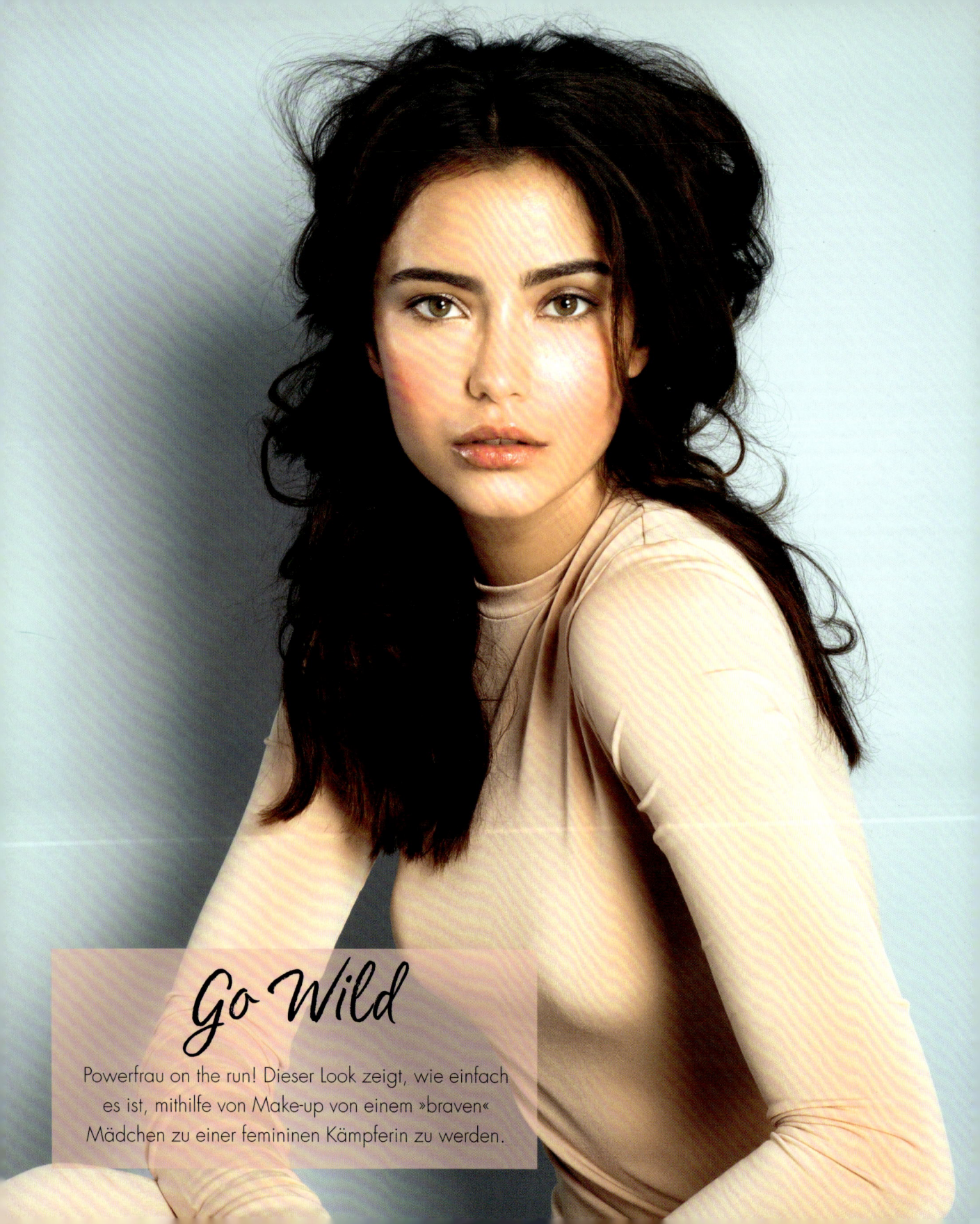

Go Wild

Powerfrau on the run! Dieser Look zeigt, wie einfach es ist, mithilfe von Make-up von einem »braven« Mädchen zu einer femininen Kämpferin zu werden.

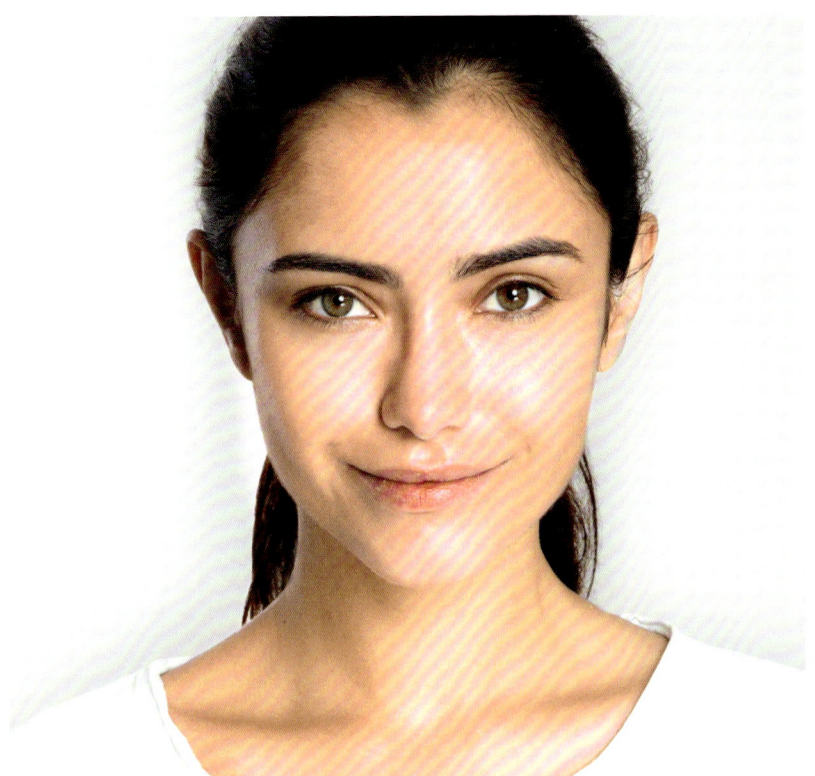

1. Contouring

Für das Contouring wird Foundation in zwei Farbtönen benutzt: Den wärmeren Ton kreisförmig im Bereich des Unterkiefers und der Schläfen auftragen. Unter den Augen, auf dem Nasenrücken und über den Augenbrauen wird ein etwas kühlerer Farbton verblendet.

2. Concealer

Den Concealer unter den Augen in einem kühleren Farbton einklopfen und dabei etwa 1–2 mm direkt am Wimpernkranz aussparen. So nutzt man die natürliche Schattierung der Haut für mehr Ausdruckskraft. Die Wangenknochen mit einem etwas dunkleren Concealer betonen.

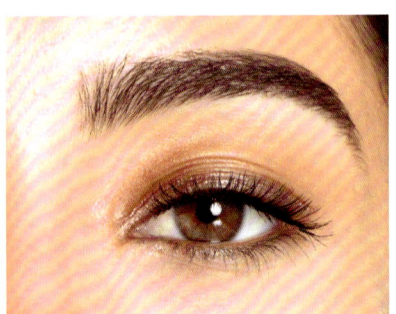

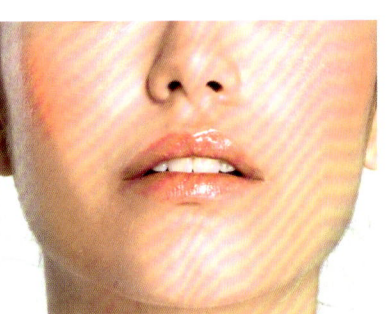

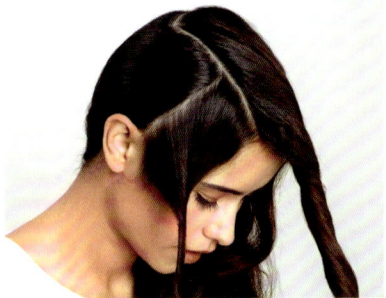

3. Augen

Für Leuchtkraft sorgt Eyeliner in einem schimmernden Taupe-Ton der am Wimpernkranz aufgetragen wird (s. S. 65). Mascara von der Pupille nach außen mit einem kleinen Pinsel auftragen, das Schwarz intensiviert das Augenweiß zusätzlich. Mit Brauenpuder lassen sich die Härchen verdichten, danach werden sie mit einem Bürstchen in Form gebracht – den höchsten Punkt definieren, um die Brauen optisch zu liften.

4. Lippen

Leichter Lipgloss in einer Peach-Nuance lässt die Lippen voll wirken und lenkt den Fokus nicht von den Augen ab.

5. Wangen

Ein Hauch von Cremerouge in einem Koralleton auf dem höchsten Punkt des Wangenknochens wirkt wie ein Frischekick für das gesamte Make-up.

6. Haare

Um Bewegung ins Haar zu bekommen, werden die Haare am Ober- und Hinterkopf bearbeitet: Haare in Partien teilen und die Strähnen twisten, bevor man sie um ein Glätteisen wickelt. Bei mittlerer Hitze halten, mit einer Drehbewegung herausziehen und abkühlen lassen. Wellen mit den Fingern durchkämmen, Mittelscheitel ziehen und das Haar zur Hälfte nach hinten hochstecken. Mit Haarklammern fixieren.

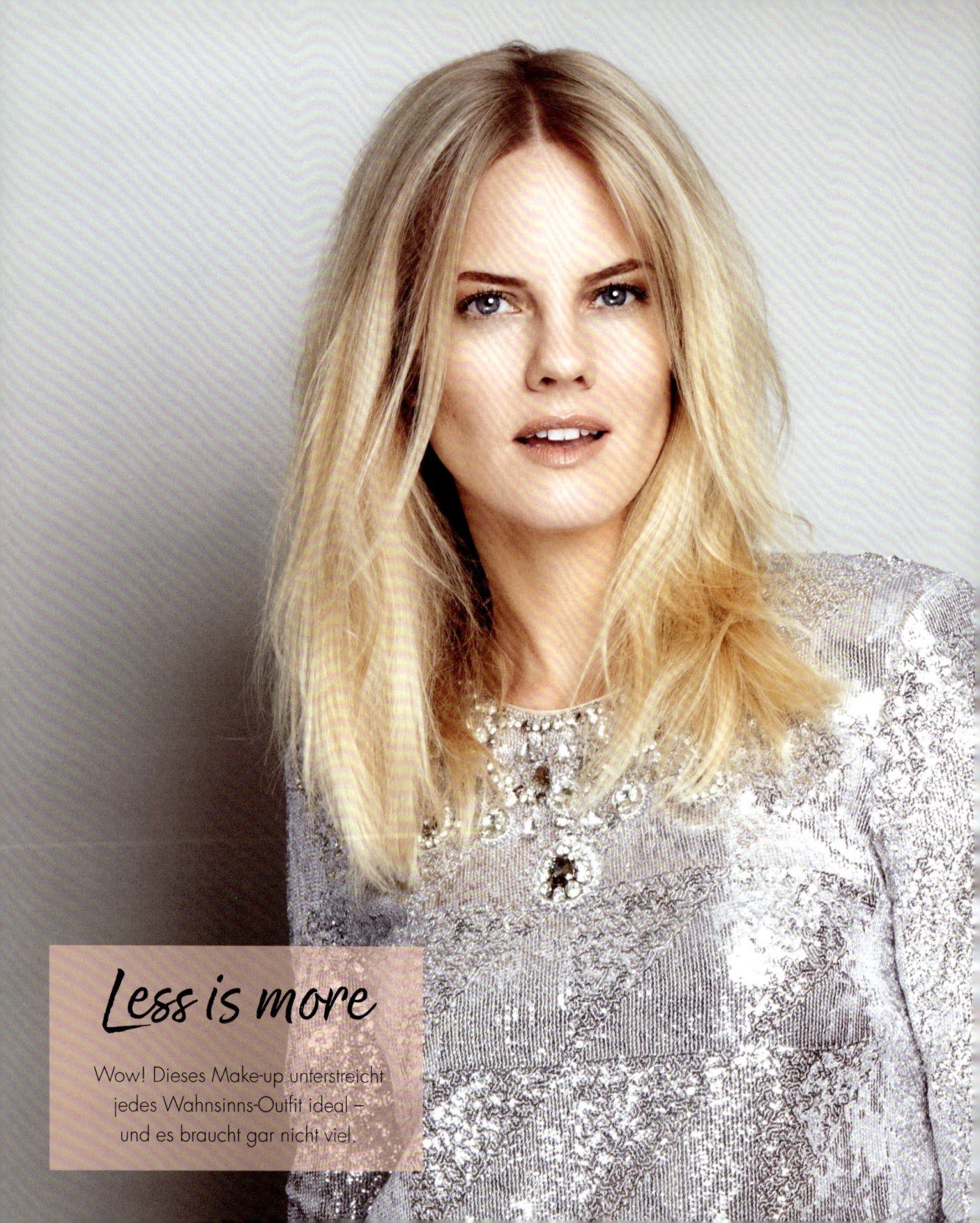

Less is more

Wow! Dieses Make-up unterstreicht
jedes Wahnsinns-Outfit ideal –
und es braucht gar nicht viel.

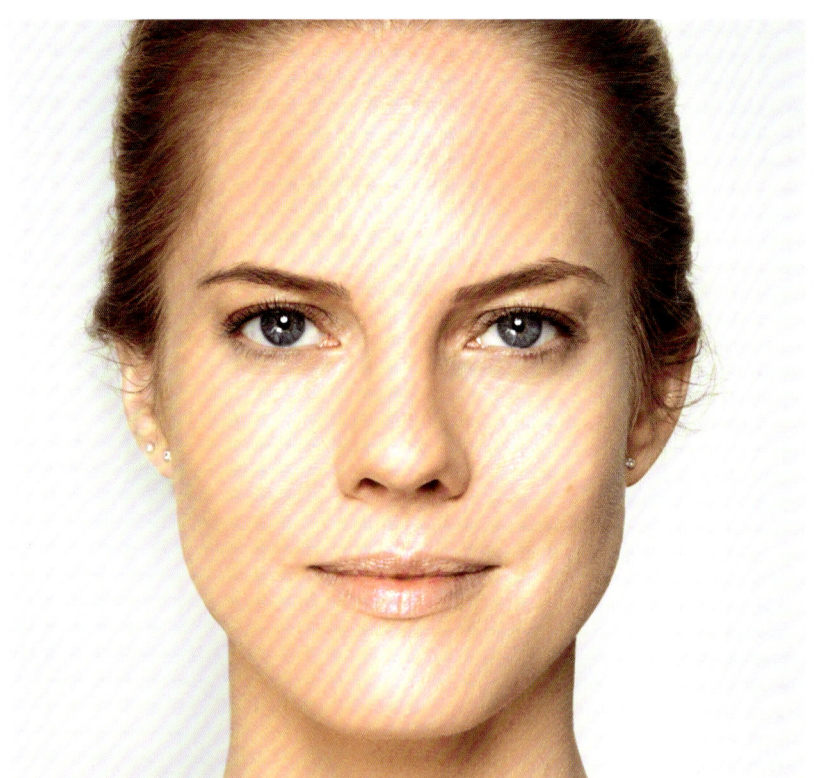

1. Foundation

Zum Abdecken von Farbunterschieden, kleinen Äderchen oder Unreinheiten eine mattierende Foundation auf die gut gepflegte Haut auftragen (s. S. 32–33).

2. Concealer

Unter den Augen wird etwas Concealer als Highlight aufgetupft (s. S. 53).

3. Contouring

Vom höchsten Punkt des Wangenknochens aus wird darunter mit einem Creme-Konturenstick in einem kühlen Braunton einschattiert, zum Verblenden wird ein Rougepinsel benutzt. Wichtig: Das Contouring darf nicht zu viel Fläche einnehmen.

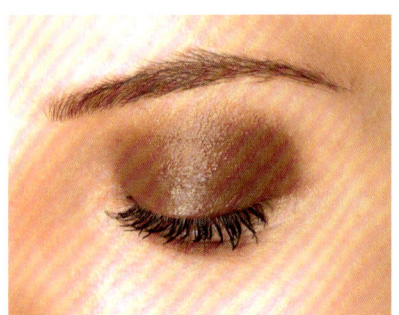

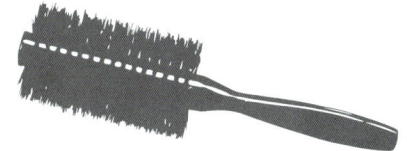

4. Augen

Die Lider zuerst mit einer Lidschatten-Base vorbereiten und dann einen Cremelidschatten in einem satten Braunton, der nach dem Trocknen wasserfest wird, auftragen. Bis hinauf zum unbeweglichen Lid mit den Fingern verblenden. Für einen intensiveren Blick den oberen Wimpernkranz soft tuschen, die Brauen mit einem Augenbrauengel in Form bringen.

5. Lippen

Passt perfekt zum glamourösen Natur-Look: ein Lippenstift in einem floralen Roséton. Er lässt die Lippen sofort optisch voller wirken.

6. Haare

Auf die Ansätze kommt Volumenspray, in die Längen und Spitzen ein leichter Schaumfestiger – das sorgt für Textur in feinem Haar. Für extra Volumen die Haare vom Ansatz aus auflockern, dann mit einer Rundbürste Passé für Passé aufdrehen, föhnen und auskühlen lassen. Wichtig: Danach etwas Haarpuder auf die Ansätze geben, das fixiert und gibt dauerhaft Volumen.

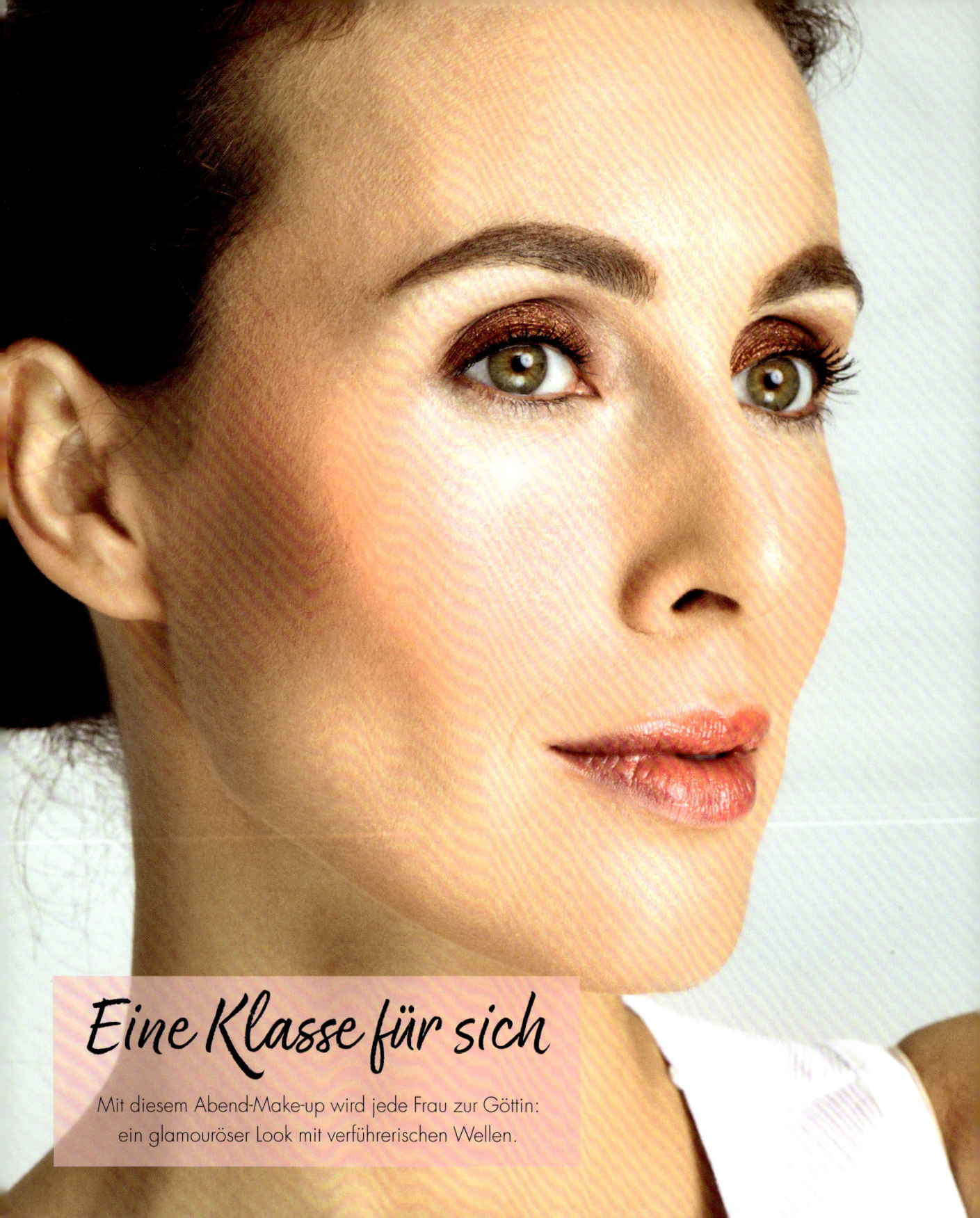

Eine Klasse für sich

Mit diesem Abend-Make-up wird jede Frau zur Göttin:
ein glamouröser Look mit verführerischen Wellen.

1. Teint

Eine gut deckende Foundation im exakten Farbton der eigenen Haut mit einem Pinsel auftragen (s. S. 32–33). Mit einem in Thermalwasser getränkten Make-up-Ei (s. S. 42) die Partie unter den Augen mit Concealer highlighten. Einen kleinen Puderpinsel und losen Puder benutzen, um die Foundation vor allem auf den Nasenflügeln und unter den Augen perfekt zu fixieren.

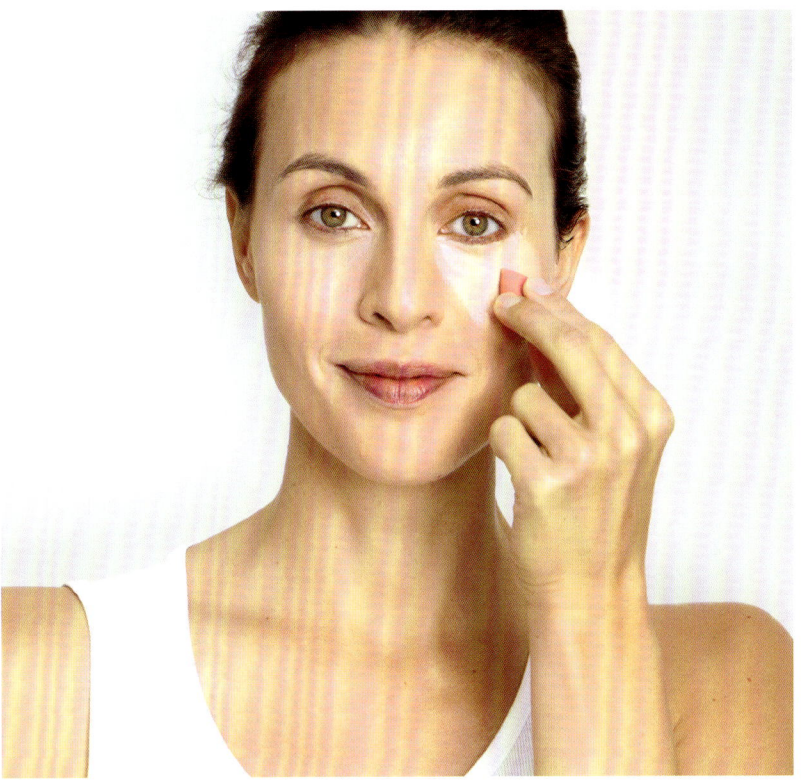

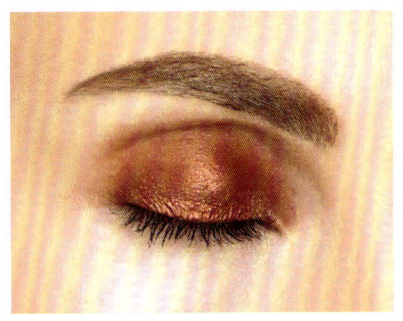

2. Wimpern & Augen

Lidschatten in einem Kupferton auf das bewegliche Lid geben. Unter den Augenbrauen mit hellerem Lidschatten Highlights setzen. Mit einem bräunlichen Kajalstift direkt am Wimpernansatz eine Linie ziehen, um die Wimpern zu betonen. Den oberen und unteren Wimpernkranz mit Mascara tuschen und die Augenbrauen definieren.

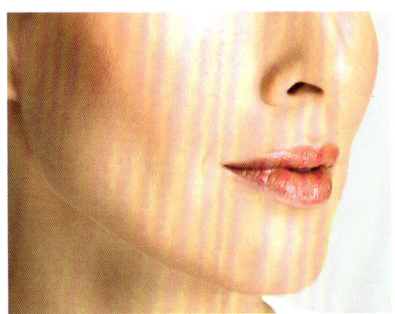

3. Lippen & Wangen

Der Lippenstift wird mit einem großen Lippenpinsel aufgetragen. Auf die Wangen wird Rouge in einem Roséton aufgetragen und verblendet. Der Farbton soll mit der Farbe des Lippenstifts korrespondieren.

Mein Tipp

Multitalent Thermalwasser: Damit lassen sich die unterschiedlichsten Texturen miteinander verbinden, und mit einem Zisch lässt sich das Make-up wieder auffrischen. Nach dem Abschminken beruhigt es die Haut, Rötungen klingen besser ab. Für den ultimativen Frischekick kann man das Thermalwasser im Kühlschrank aufbewahren – wirkt Wunder nach durchfeierten Nächten oder in stressigen Zeiten!

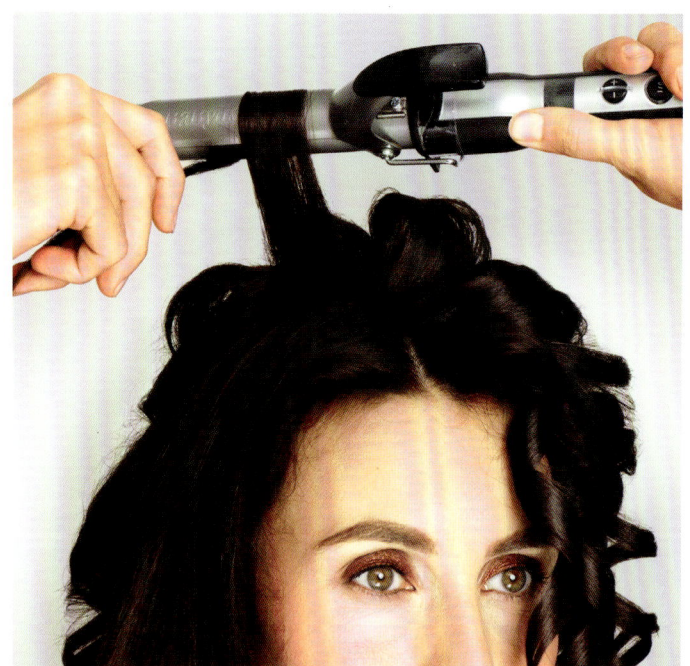
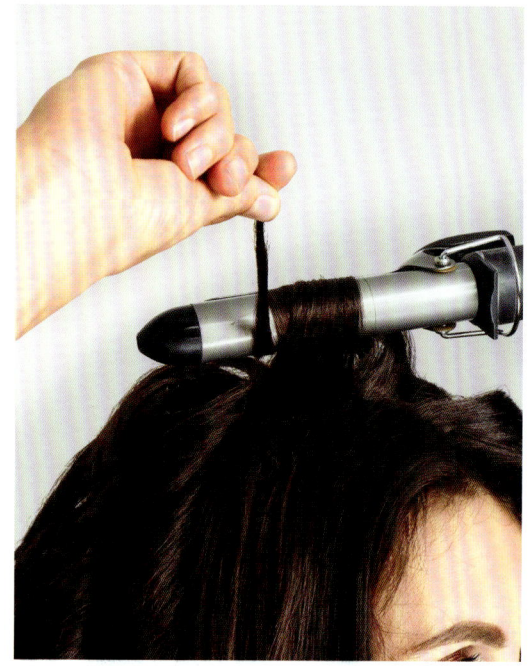
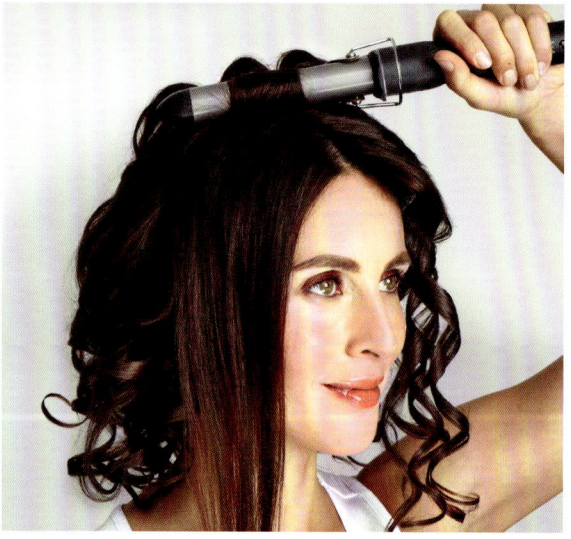
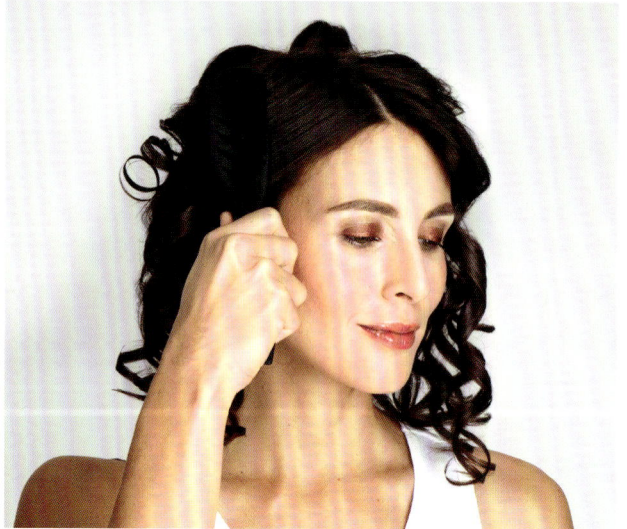

4. Haare

Auf die handtuchtrockenen Haare erst eine intensiv festigende Sprühlotion auftragen und gleichmäßig von den Ansätzen bis in die Spitzen verteilen. Mit dem Föhn trocknen, die Haare in Partien abteilen und einzeln mit einem Lockenstab eindrehen. Den Lockenstab dabei nah am Ansatz ansetzen, die Strähnen mit der Hand aufwickeln. Nach dem Abwickeln auskühlen lassen und mit Haarspray fixieren. Die Locken mit einer Skelettbürste auskämmen und auflockern. Als Finish wird nochmals Haarspray verwendet.

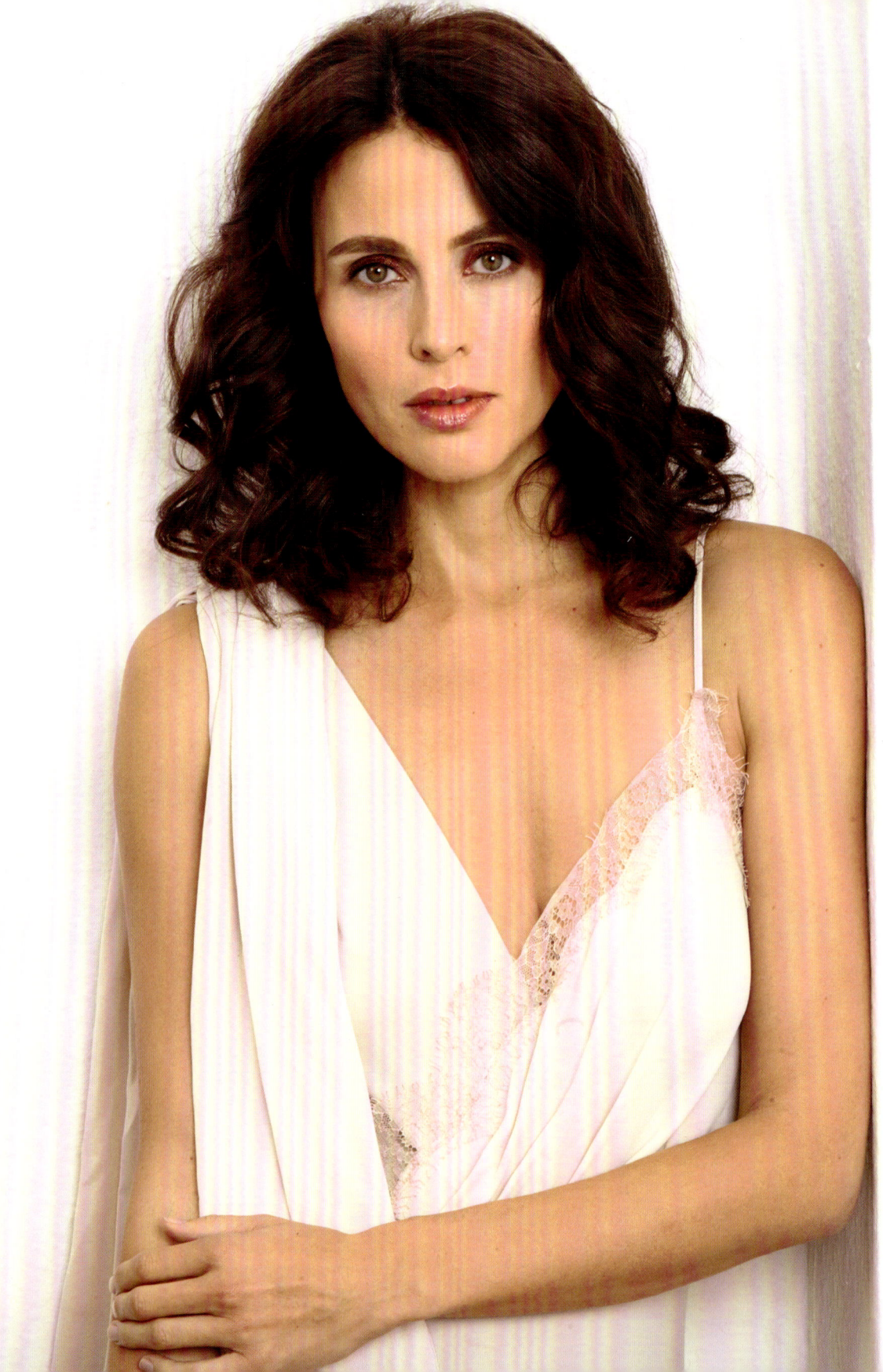

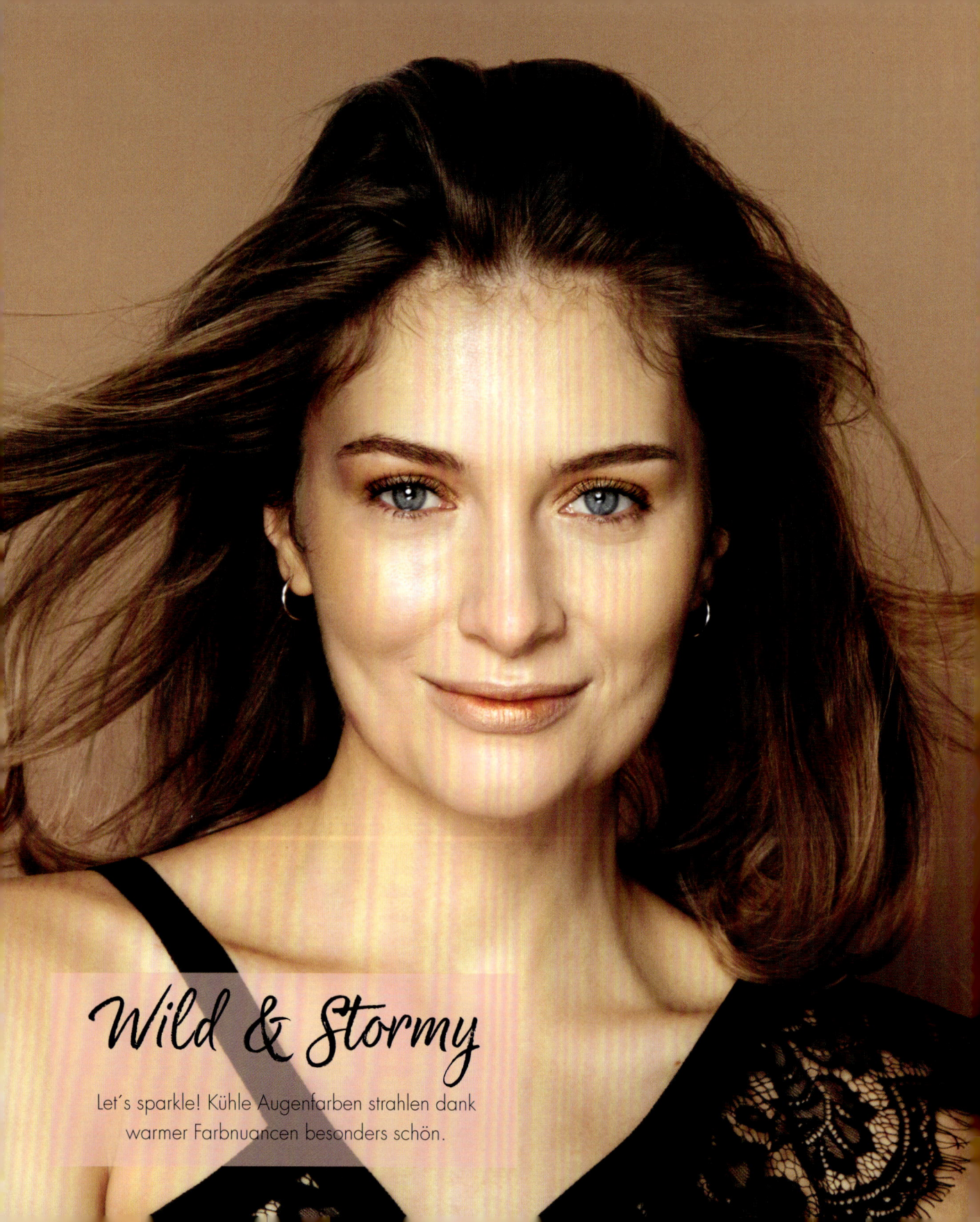

Wild & Stormy

Let´s sparkle! Kühle Augenfarben strahlen dank
warmer Farbnuancen besonders schön.

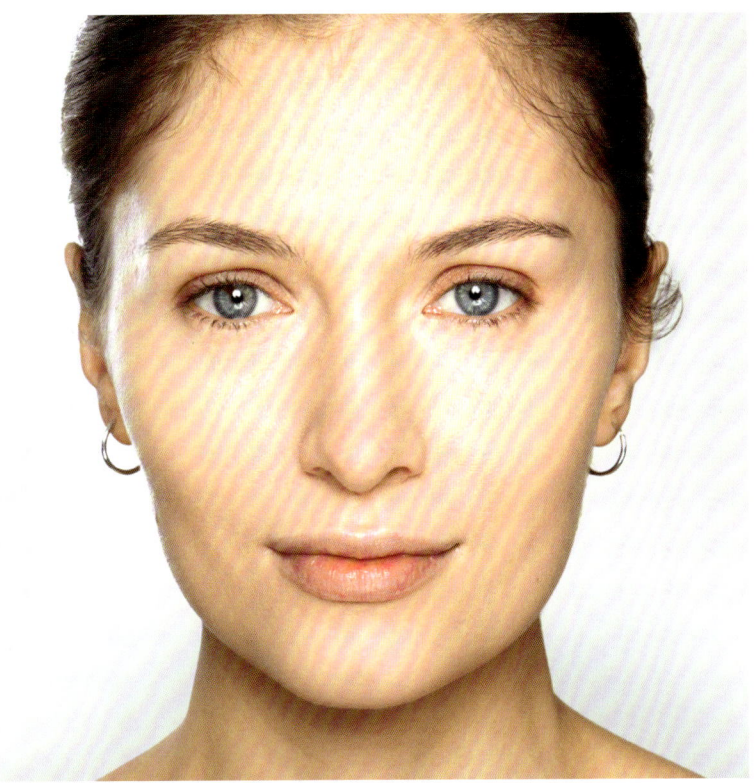

1. Teint

Die Foundation sollte in einem zum Teint passend Farbton gewählt werden (s. S. 32–33). Mit den Fingern in tupfenden Bewegungen in die Haut einarbeiten. Auf Wangenknochen, Stirn, Nasenrücken, Oberlippe und Kinn mehrere Schichten auftragen: Diese Technik konturiert das Gesicht. Auf Nasenwurzel und in den inneren und äußeren Augenwinkeln einen Concealer in einem helleren Farbton auftragen, um gezielt eventuelle Schatten abzudecken. Auf den höchsten Punkt oberhalb der Wangenknochen ein kühles Highlight in Weißgold setzen und so zentriert wie möglich bis auf Höhe der Pupille verblenden. Unter den Augen und am Kinn transparenten, losen Puder zum Mattieren der Haut verwenden. Sparsam sein – das erhöht den Weichzeichner-Effekt!

Mein Tipp

Bei durchscheinender Kopfhaut zum Kaschieren mit farbigen Haarpuder bestäuben!

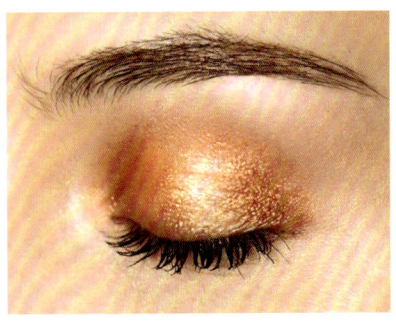

2. Augen

Als Basis verblendet man einen kühlen, hellen Braunton mit einem leicht schimmernden Lidschatten in einer Roségoldnuance. Für das Verblenden dieses Looks am besten einen Lidschattenpinsel verwenden und bis hinauf zur Augenbraue arbeiten. Auf das bewegliche Lid wird als Highlight ein glitzernder Goldton einschattiert. Im inneren und äußeren Augenwinkel gibt ein Kupferton dem Auge eine starke Kontur.

3. Lippen

Ein schimmernder softer Multicolor-Look definiert die Lippenform optimal: Zunächst wird ein kühler Goldton mit einem Lidschattenpinsel aufgetragen, in die Lippenmitte setzt man einen dunkleren Kupferton. Dieses Contouring verleiht den Lippen optisch mehr Fülle.

4. Haare

Sprühfestiger in die Ansätze der handtuchtrockenen Haare geben und antrocknen lassen. Gleich große Passés abteilen und jede Strähne vom Ansatz bis zu den Spitzen über die Rundbürste ziehen. Unter stetem Föhnen die Strähnen von den Spitzen her und mit gleichmäßiger Spannung auf die Bürste drehen. Vor dem Abwickeln auskühlen lassen, so bleibt der Schwung länger erhalten (s. S. 101). Strähnen einzeln mit Haarspray fixieren.

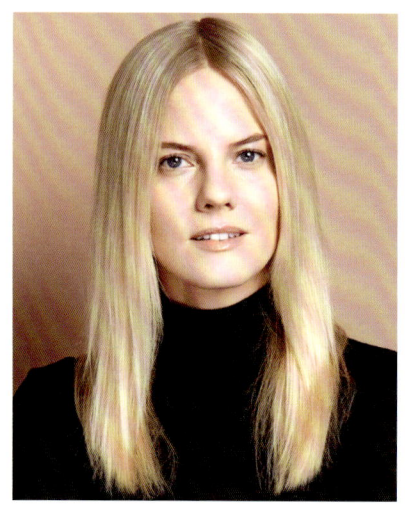 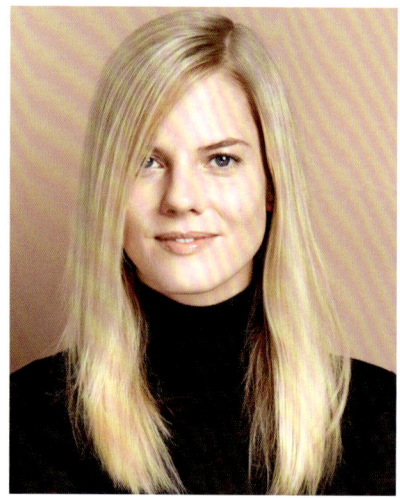 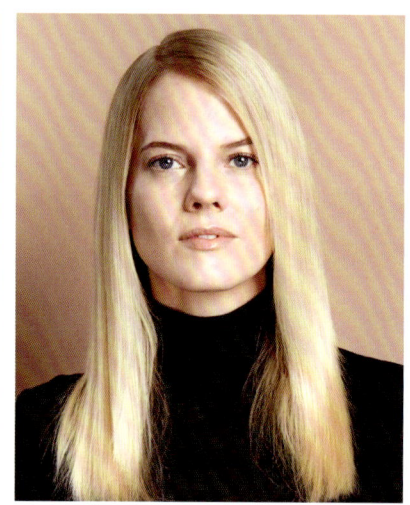

Welcher Scheitel passt zu welcher Gesichtsform?

Die Art und Weise, wie man den Scheitel trägt, kann den Look komplett verändern, einen älter, strenger, aber auch jünger und frischer aussehen lassen. Eine hohe Stirn, ein rundes oder schmales Gesicht kann durch die richtige Platzierung des Scheitels ausgeglichen werden. Und auch bei unterschiedlich großen Augen wirkt ein Scheitel Wunder.

Einen Scheitel richtig ziehen

Egal ob in der Mitte oder an der Seite: Die richtige Position und die richtige Technik, einen Scheitel zu ziehen, sind die Grundlagen für einen guten Look.

Mittelscheitel

So zieht man einen Mittelscheitel: Die Haare werden mit einem Kamm oder einer Haarbürste zunächst gut durchgekämmt. Für Scheitel verwende ich am liebsten einen Stielkamm, denn damit kann man richtig in die Haare rein und bekommt den Scheitel ganz exakt gezogen. Den Stielkamm setzt man senkrecht auf den Punkt in der Mitte zwischen den Augen und zieht von diesem Punkt aus eine imaginäre Linie in Richtung Haaransatz. Dabei ist besonders darauf zu achten, dass der Scheitel auch wirklich mittig auf dem Kopf sitzt. Den Kamm von vorne nach hinten durchziehen und

dabei die Haare jeweils nach rechts und links schieben. Abschließend den Scheitel nachziehen, damit er exakt wird. Einzelne dünne Strähnen, die noch im Weg sind, können mit den Fingern oder auch mithilfe des Kammes vorsichtig angehoben und auf die richtige Seite gelegt werden.

Seitenscheitel

Auch für den Seitenscheitel die Haare erst gut durchbürsten. Man zieht ihn in direkter Verlängerung des höchsten Punkts der Augenbraue. Der Scheitel sollte nicht zu weit nach hinten gehen, sonst wirkt der Hinterkopf flach. Man findet die optimale Länge des Scheitels heraus, indem man von beiden Ohren mit den Mittelfingern auf der Kopfhaut nach oben gleitet. Der Treffpunkt der beiden Finger ist der optimale Endpunkt des Scheitels.

Gesichtsformen: Scheitel & Pony

Rund: Eine runde Kinnpartie, runde Wangen und ein runder Haaransatz.

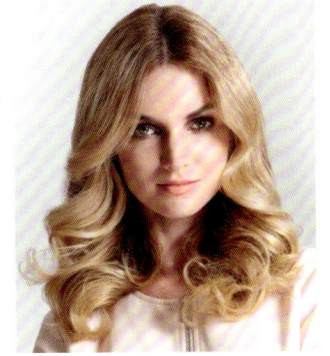

Ein Mittelscheitel zieht das Gesicht optisch in die Länge und hebt die Wangenknochen hervor. Wichtig: Vorsicht bei besonders kurzen Ponys! Kurze, runde Ponys können das Gesicht stauchen. Ein langer seitlich getragener Pony kann dagegen Konturen vortäuschen und sogar die Wangenknochen vorteilhaft hervorheben. Frisuren mit gerade geschnittenem Pony sind auch nicht vorteilhaft für runde Gesichtsformen. Sie betonen die runde Kopfform und machen die Wangen noch breiter. Hier ist etwas Geduld bei der Suche nach der richtigen Pony-Form gefragt.

Eckig: Ausgeprägte Wangen- und Kieferknochen und ein gerader Haaransatz.

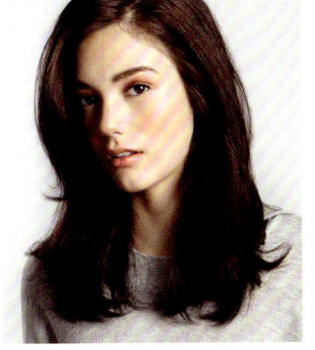

Ein Seitenscheitel eignet sich super, um das Gesicht weicher wirken zu lassen. Durch die Schräge an der Stirnpartie wird etwas Fläche kaschiert und soft umspielt. Wichtig: Bei eckigen Gesichtern sollten gerade oder geometrische Schnitte vermieden werden, da sonst die Konturen des Gesichts noch härter wirken. Ideal für eckige Gesichter sind dagegen seitlich getragene, lockere Ponys. Ein Pony mit Stufen, bei dem einige Strähnen sanft ins Gesicht fallen, lässt eckige Gesichter besonders feminin erscheinen.

Oval: Kinn und Stirn sind sanft abgerundet, die Wangenknochen bilden die breiteste Stelle im Gesicht.

Alle Scheitelvarianten sind möglich. Ein Seitenscheitel eignet sich gut, um dem Haar optisch mehr Volumen zu geben. Er kaschiert zudem eine hohe Stirn und ist genau das Richtige, wenn man einen spitzen Haaransatz hat. Wichtig: Ovale Gesichter können sich in Sachen Pony alles erlauben! Ob voll oder fransig, lang oder kurz, seitlich oder gerade – erlaubt ist, was gefällt. Grundsätzlich gilt aber, dass ein Pony über oder unter den Augenbrauen enden sollte. Augenbrauen bilden den Rahmen für das Gesicht, deshalb sollte der Pony diesen entweder hervorheben oder kaschieren.

Länglich: Höhere Stirn und schmaleres Kinn.

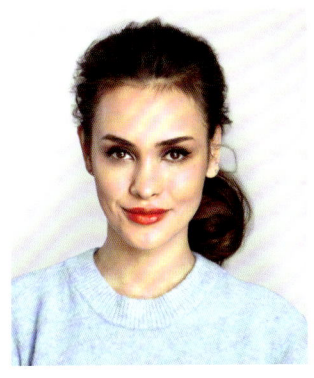

Ein Seitenscheitel oder ein Pony wird das Gesicht runder erscheinen lassen und Stufen machen den Look weicher. Wichtig: Lange Gesichter können auch gut den klassischen zurückgebundenen Pferdeschwanz tragen. Dabei bitte einige Strähnen um die Ohren herum rauslassen. Auch Pony oder Fransen helfen, das Gesicht auszugleichen.

Herzförmig: Die breiteste Stelle ist die Stirn. Sie dominiert das Gesicht und kann rechteckig wirken. Die Wangenknochen liegen relativ weit oben, das Kinn läuft spitz zu. Die untere Gesichtshälfte ist schmaler als die obere. Oft ist der Haaransatz an einem Punkt in der Mitte der Stirn etwas tiefer.

Ein zu tiefer Seitenscheitel betont zu sehr das Kinn. Ein leicht versetzter Mittelscheitel sorgt für die nötige Balance und Symmetrie. Dieser Scheitel wird nicht so tief gezogen wie ein herkömmlicher Seitenscheitel, sondern nur ein kleines Stück entfernt von der Gesichtsmitte. Wichtig: Diesem Gesichtstyp schmeicheln Ponys, die die Stirn schmaler und das Kinn breiter erscheinen lassen. Ein ausgefranster Pony oder auch ein seitlicher oder halber Pony mit leichten weichen Stufen eignet sich besonders gut.

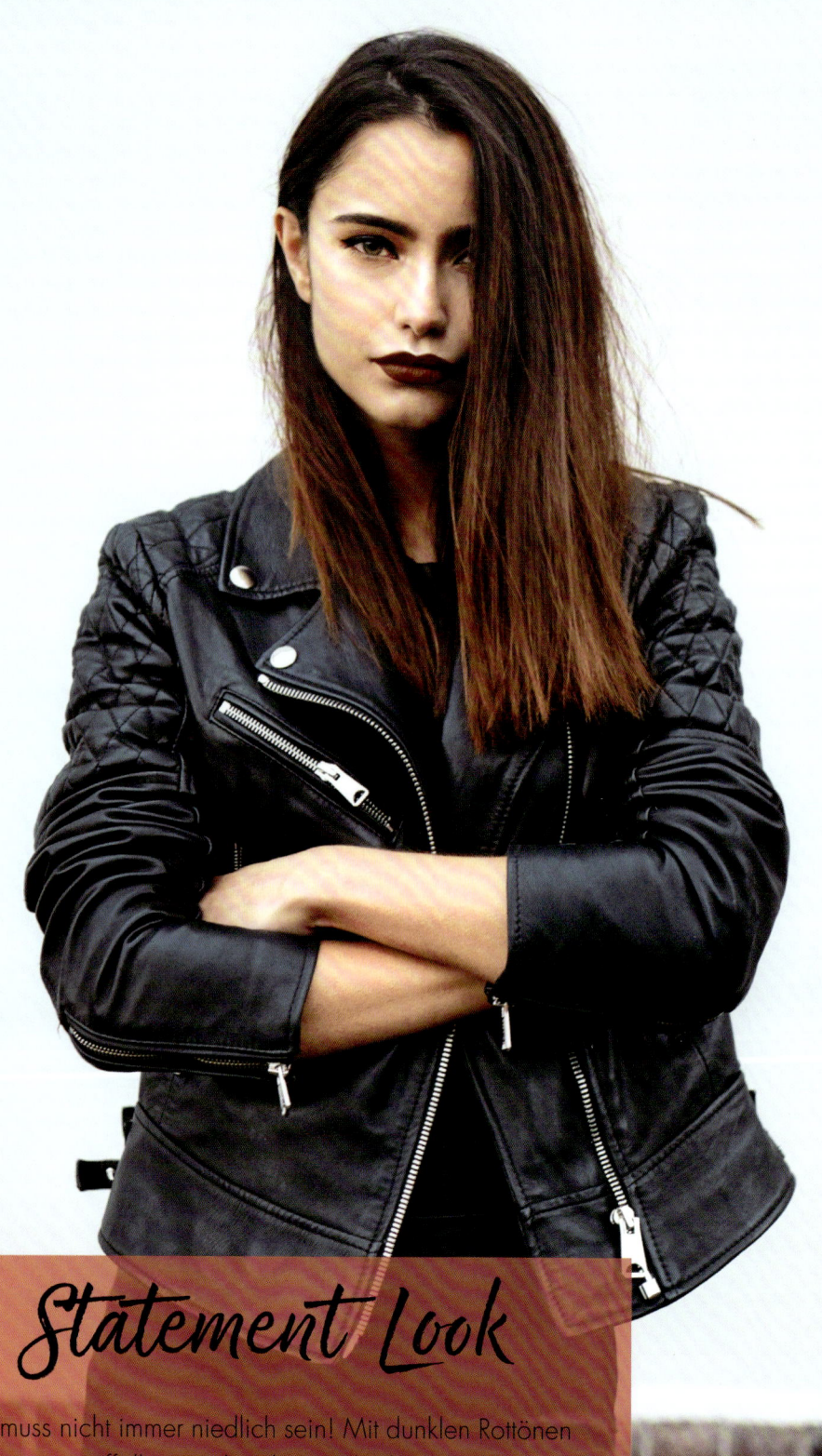

Statement Look

Es muss nicht immer niedlich sein! Mit dunklen Rottönen und einem auffälligen Lidstrich entsteht der »roughe« Look.

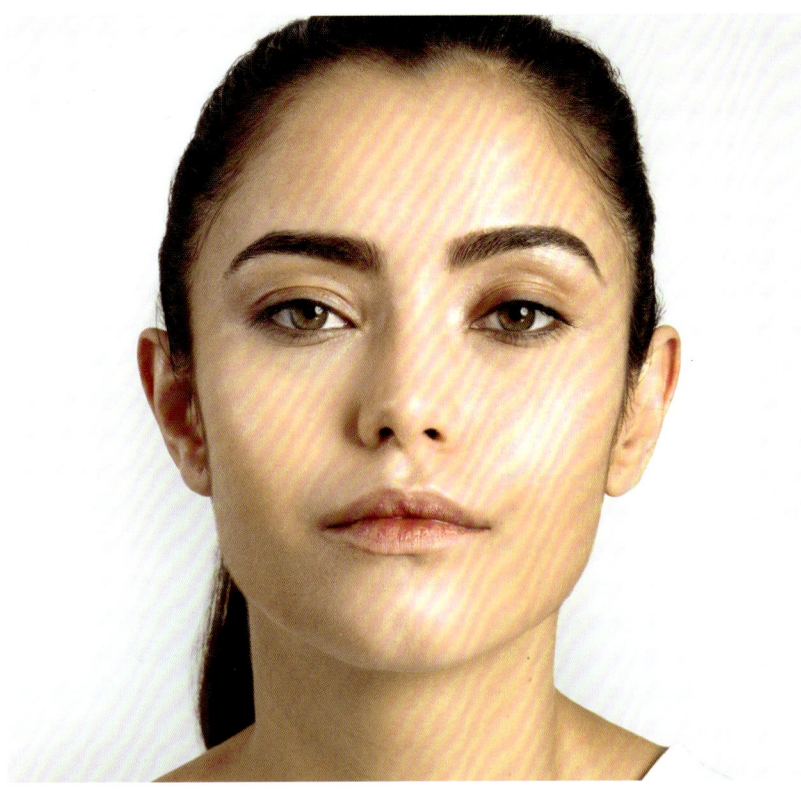

1. Teint & Wangen

Bei diesem Look soll das Make-up den natürlichen Hautton nicht komplett abdecken, die Haut wird nur partiell farblich ausgeglichen. Auf der Partie unter den Augen wird ein Creme-Concealer sorgfältig verblendet (s. S. 42). Kühle Highlights setzt man auf den Nasenrücken, die Nasenspitze wird dabei ausgespart. Akzente werden auf dem Lippenherz, Kinn und den höchsten Punkt des Wangenknochens platziert. Alles gut verblenden. Zusätzliche Highlights über den Augenbrauenbogen setzen. Die T-Zone wird mit einem transparenten, losen Puder gesettet und mattiert. Anstatt einen Blush zu verwenden, wird ein Highlight in einem warmen Farbton auf die Wangenknochen gesetzt.

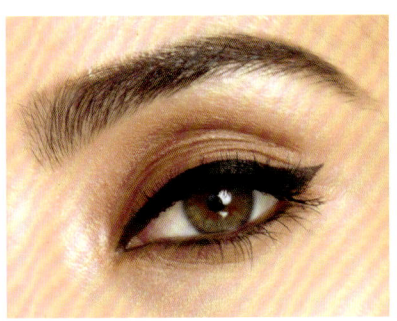

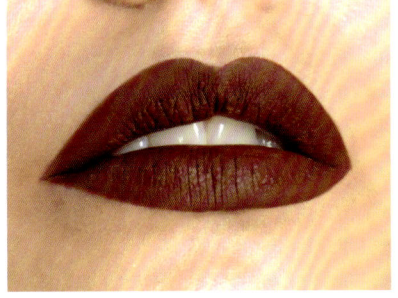

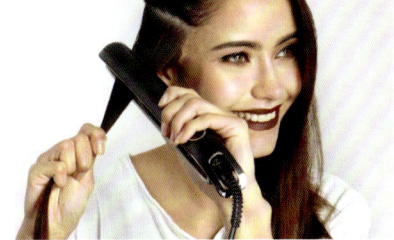

2. Augen

Die obere Linie der Brauen nachziehen, Lücken ausfüllen. In Form bürsten, damit die Übergänge wieder soft wirken. Am bewegliche Lid sorgt ein matter Lidschatten in kühlem Braun dafür, dass der Blick soft und durchdringend wirkt. Schwarzen Eyeliner von innen nach außen auftragen, am Unterlid erzeugt grauer Lidschatten eine leichte Schattierung. Wimpern nur oben tuschen, das öffnet den Blick.

3. Lippen

Die Lippen mit einem Konturenstift in einem dunklen Rotton umranden und ausmalen: Beim Lippenherz beginnen und die Lippenlinie nach außen hin nachzeichnen, dann die Lippen mit dem Stift komplett ausfüllen. Das Lippenherz mit einem Highlighter hervorheben.

4. Haare

Das trockene Haar gründlich durchkämmen, mit einem Hitzeschutzspray vorbereiten und in drei große Partien aufteilen – jeweils seitlich und am Hinterkopf. Jede Partie mit einem Glätteisen sorgfältig stylen, die Hitze dabei nicht zu lange an einem Punkt halten. Mit Haarspray fixieren und für einen glänzenden Look etwas Glanzspray in die Haarspitzen geben.

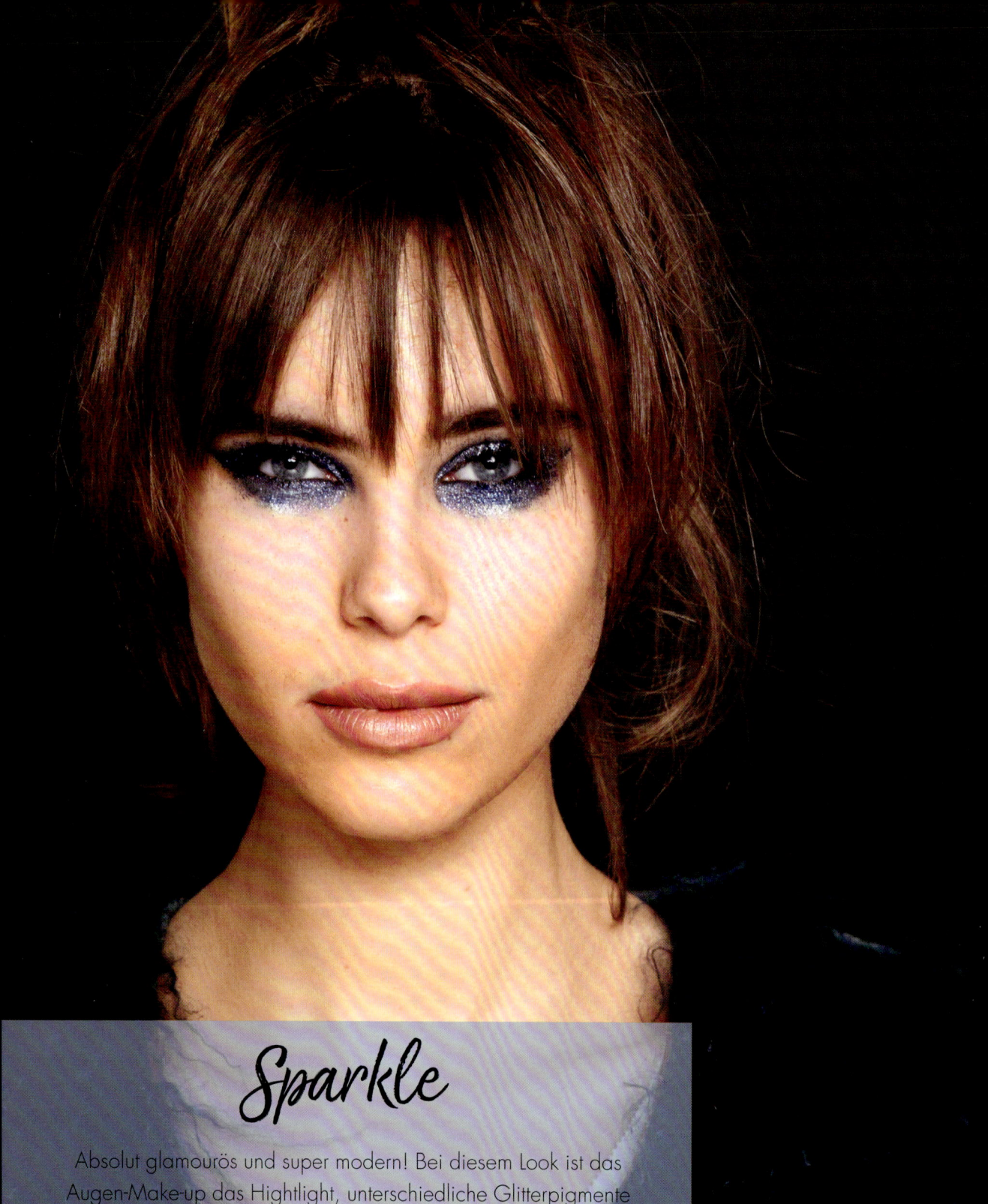

Sparkle

Absolut glamourös und super modern! Bei diesem Look ist das Augen-Make-up das Hightlight, unterschiedliche Glitterpigmente sorgen für noch mehr Tiefe. Ein Look für alle, die sich etwas trauen.

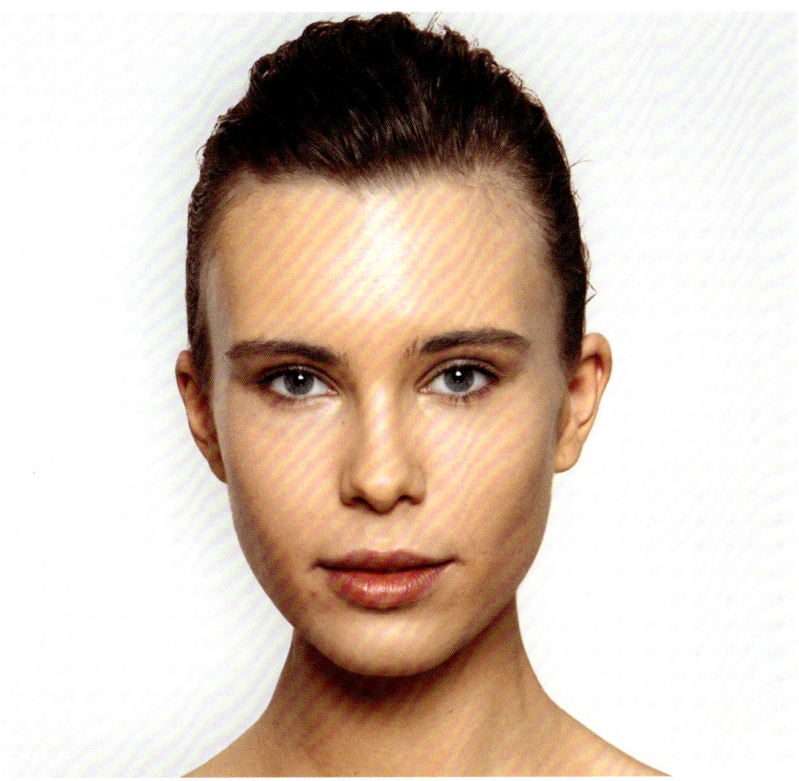

1. Foundation, Concealer & Highlights

Die Grundierung (mittlerer Deckkraft) mit einem Schwamm auftragen, das erhöht die Deckkraft auf Wangen und Nase und sorgt für Ebenmäßigkeit in der Gesichtsmitte. Unter die Augen, auf Nasenrücken und Oberlippe einen helleren Make-up-Ton zum Formen des Gesichts auftragen. Mit einem Concealer ein kleines Highlight auf die Nase sowie unter die Augen setzen. Lass dieses zur Schläfe hin auslaufen.

Wichtig: Creme-Konturenstift wird immer vor dem Abpudern aufgetragen. So wird alles gut verblendet und sieht natürlich aus. Contouring-Stift einfach mit dem Finger einklopfen, an den Rändern soft, im Inneren farbintensiver. Optisch ergibt das ein Lifting der Wangen.

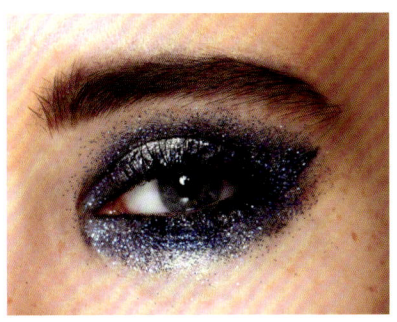

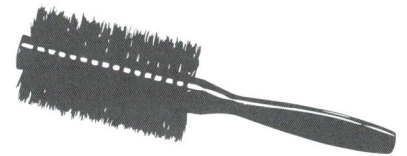

2. Augen

Das bewegliche Lid mit einem wasserfesten, dunklen Kajal oder Cremelidschatten (grau oder blau) ausmalen, bis 2–3 mm unter dem Auge. Sobald die Farbe trocken ist, die Glitzerbase mit einem Applikator auftragen und den Glitter auftupfen. Auf die Wasserlinie schwarzen Kajal geben – dabei den inneren und äußeren Augenwinkel gut betonen. Den oberen und unteren Wimpernkranz kräftig mit Mascara tuschen.

3. Lippen

Einen Cremelippenstift großzügig von außen nach innen aufmalen. Etwas Highlighter auf dem Lippenbogen und auf der unteren Lippenmitte sorgt für einen zusätzlichen Hingucker.

4. Hairstyling

Einen Pferdeschwanz am Oberkopf straff mit einem Gummiband fixieren, eine Strähne als Pony außen vor lassen und mit einer Rundbürste in Form bringen. Je nach Haarlänge eine weitere Strähne um den Pferdeschwanz herumwickeln (s. S. 108). Längere Partien links und rechts herauszupfen und das Gesicht umspielen lassen. Sie können mit einem Glätteisen glatt gezogen oder mit einer Rundbürste in Form gebracht werden.

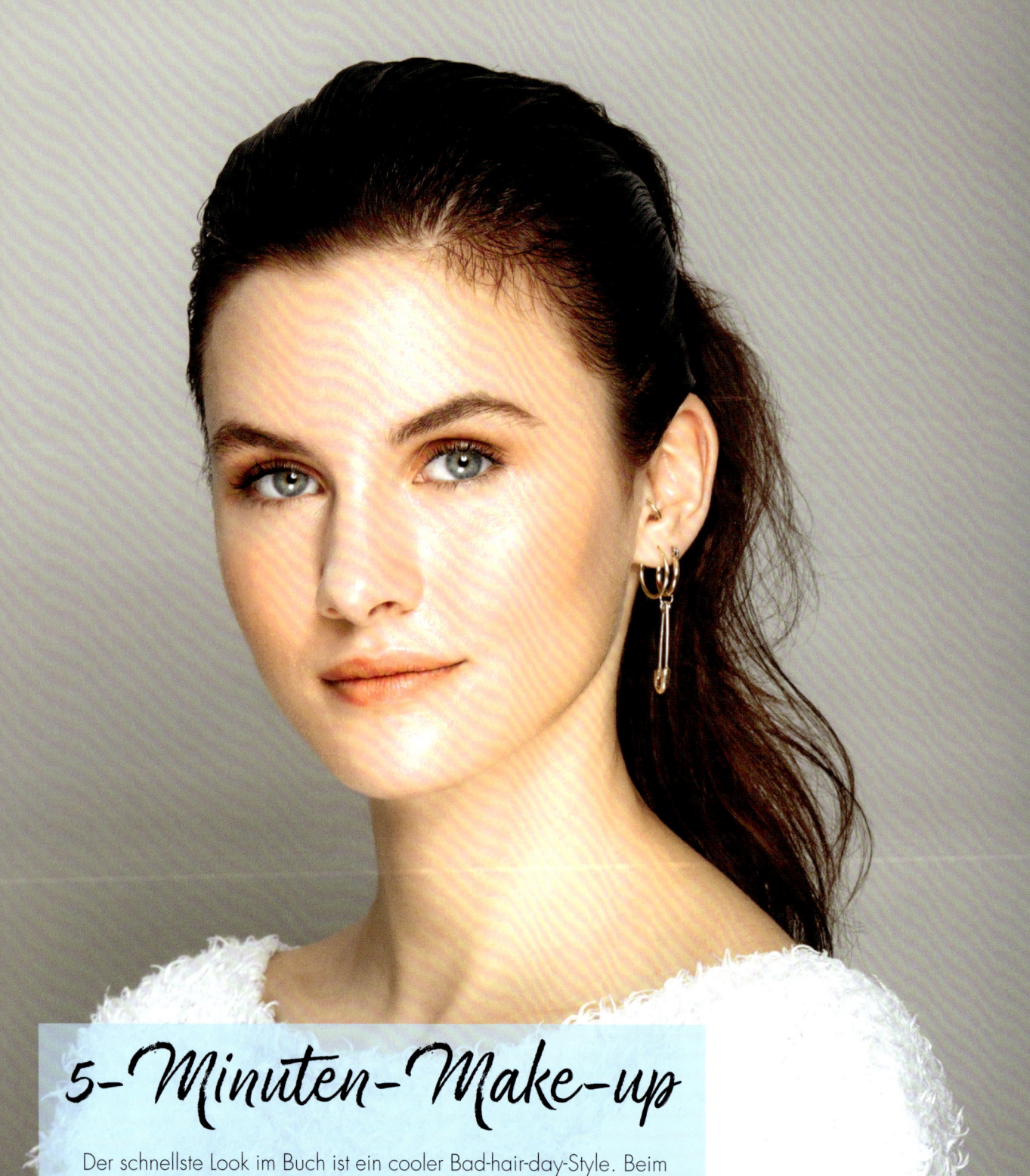

5-Minuten-Make-up

Der schnellste Look im Buch ist ein cooler Bad-hair-day-Style. Beim Make-up wird mit wenigen Produkten ein maximales Ergebnis erzielt.

1. Teint

Foundation im passenden Hautton (s. S. 32–33) mit einem Make-up-Pinsel großzügig in tupfenden Bewegungen auftragen und mit einem Schwämmchen verblenden. Concealer in einem Farbton, der eine Nuance heller ist, unter den Augen bis an den unteren Wimpernrand, auf der Nasenwurzel sowie am inneren und äußeren Augenwinkel einarbeiten.

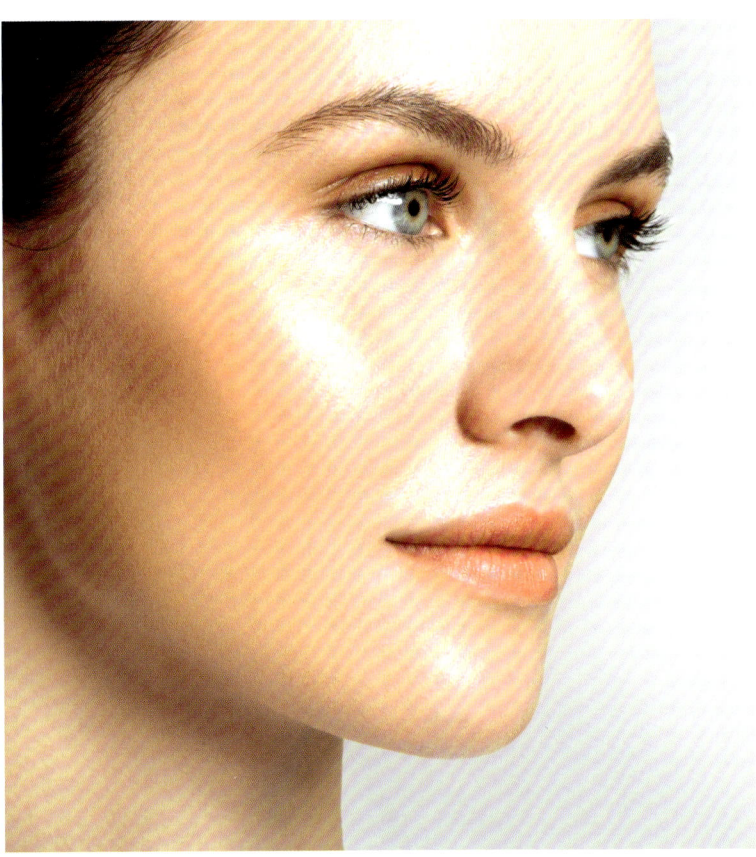

2. Wangen

Vom höchsten Punkt des Wangenknochens aus ein zartes Rouge mit flüssiger Textur nach vorne mit den Fingern in die Haut einklopfen. Ein blumiger, glowy Bronzeton passt perfekt.

3. Augen

Die Augenbrauen in Form bürsten und fixieren. Denselben Bronzeton, der für die Wangen benutzt wurde, einfach in mehreren Schichten mit den Fingern auf das bewegliche Lid geben. Am Wimpernrand die Farbe präzise mit einem kleinen Lidschattenpinsel auftragen. Den oberen Wimpernkranz gut tuschen.

4. Lippen

Auch hier wird der Bronzeton verwendet und zart mit den Fingern auf die gut gepflegten Lippen getupft. Lippenränder von außen mit einem Wattestäbchen verblenden.

5. Haare

Die Ansätze mit Thermalwasserspray besprühen und mit etwas Leave-in-Conditioner vorbereiten, dann die Haare mit einem Kamm glatt nach hinten streichen und zum Sleek Look feststecken. Eine schöne Klammer oder andere Haar-Accessoires, etwa in Gold oder Silber, veredeln den Look. Der Kreativität sind dabei keine Grenzen gesetzt! Die Längen bleiben dabei pudrig leicht.

Mein Tipp

Das gehört in eine Minimal Beauty Bag: Foundation, Concealer, Mascara, Wattestäbchen und ein flüssiges oder cremiges Rouge in einem Bronzeton, das mit den Fingern auf Wangen, Lider und Lippen aufgetragen werden kann.

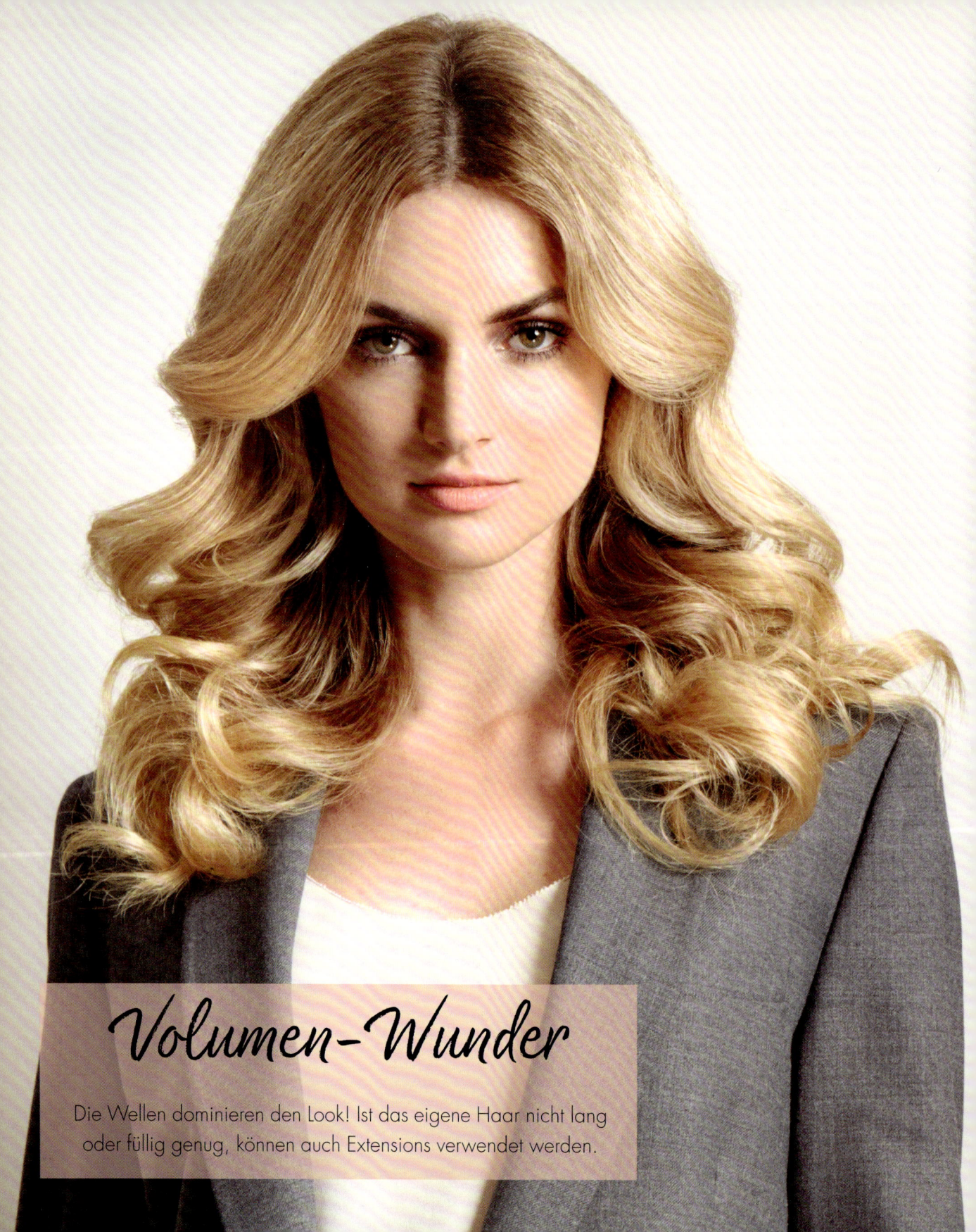

Volumen-Wunder

Die Wellen dominieren den Look! Ist das eigene Haar nicht lang
oder füllig genug, können auch Extensions verwendet werden.

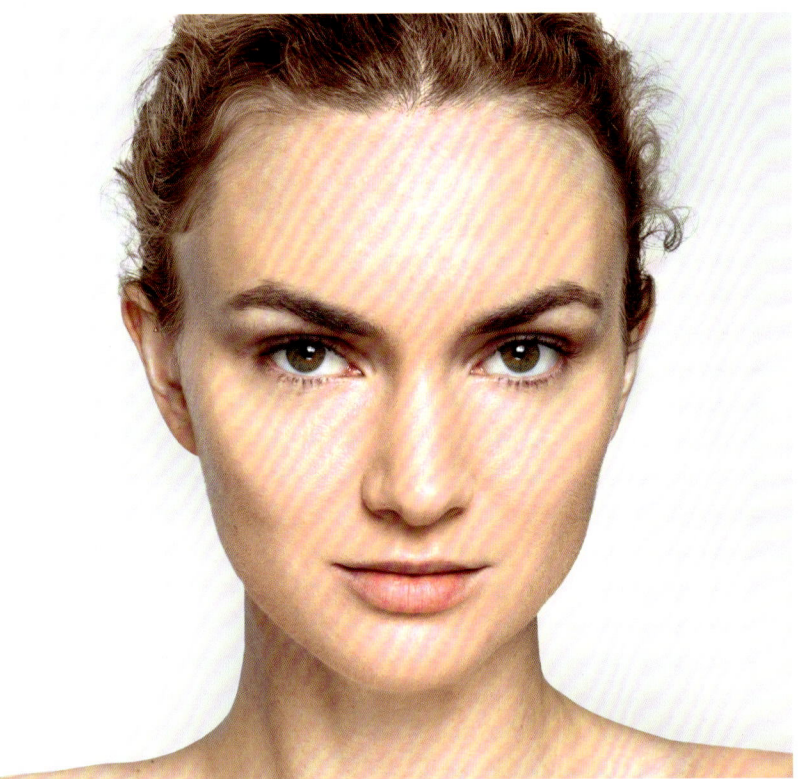

1. Teint

Für das Make-up wurde Foundation für das komplette Gesicht und loser Puder in zwei Farbnuancen benutzt. Zum Verblenden eignen sich eine Bow Brush, ein Make-up-Pinsel oder ein Schwämmchen. Die helleren und dunkleren Gesichtspartien werden mit losem Puder in den entsprechenden Farbnuancen abgepudert. Mit diesem soften Contouring wird das Gesicht modelliert.

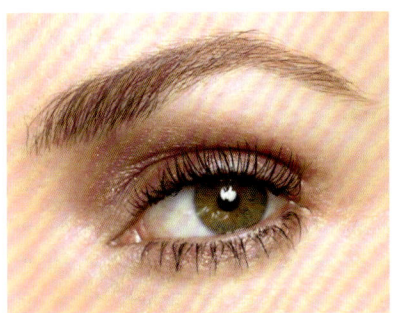

2. Augen

Metallic-Lidschatten in einem grau-braunen Bronzeton auf das bewegliche Lid auftragen – nur bis in die Lidfalte, nicht hinauf bis zur Augenbraue! Unter dem Auge platziert man eine softe Schattierung im selben Bronzeton, im inneren Augenwinkel wird ein Highlight gesetzt und das Auge wird optisch geöffnet. So kommen die großzügig getuschten Wimpern besser zur Geltung.

3. Lippen

Mit den Fingern wird ein rosafarbener Farbton mit Tendenz zu einem kräftigen Pink auf die Lippen getupft. Die Außenlinien der Lippen mit einem Wattestäbchen weichzeichnen. Je softer die Linie, desto natürlicher die Wirkung.

4. Haare

Die Haare Strähne für Strähne vom Ansatz aus auf einen Soft Styler aufdrehen (genaue Step-by-Step-Anleitung s. S. 82). Mit Haarspray fixieren und auskühlen lassen. Die Haare ausbürsten, damit eine gleichmäßige Welle entsteht. Mehr zum Thema Locken und Messy Waves wird auf den Grundtechnikseiten Schritt für Schritt erklärt (s. S. 98–103).

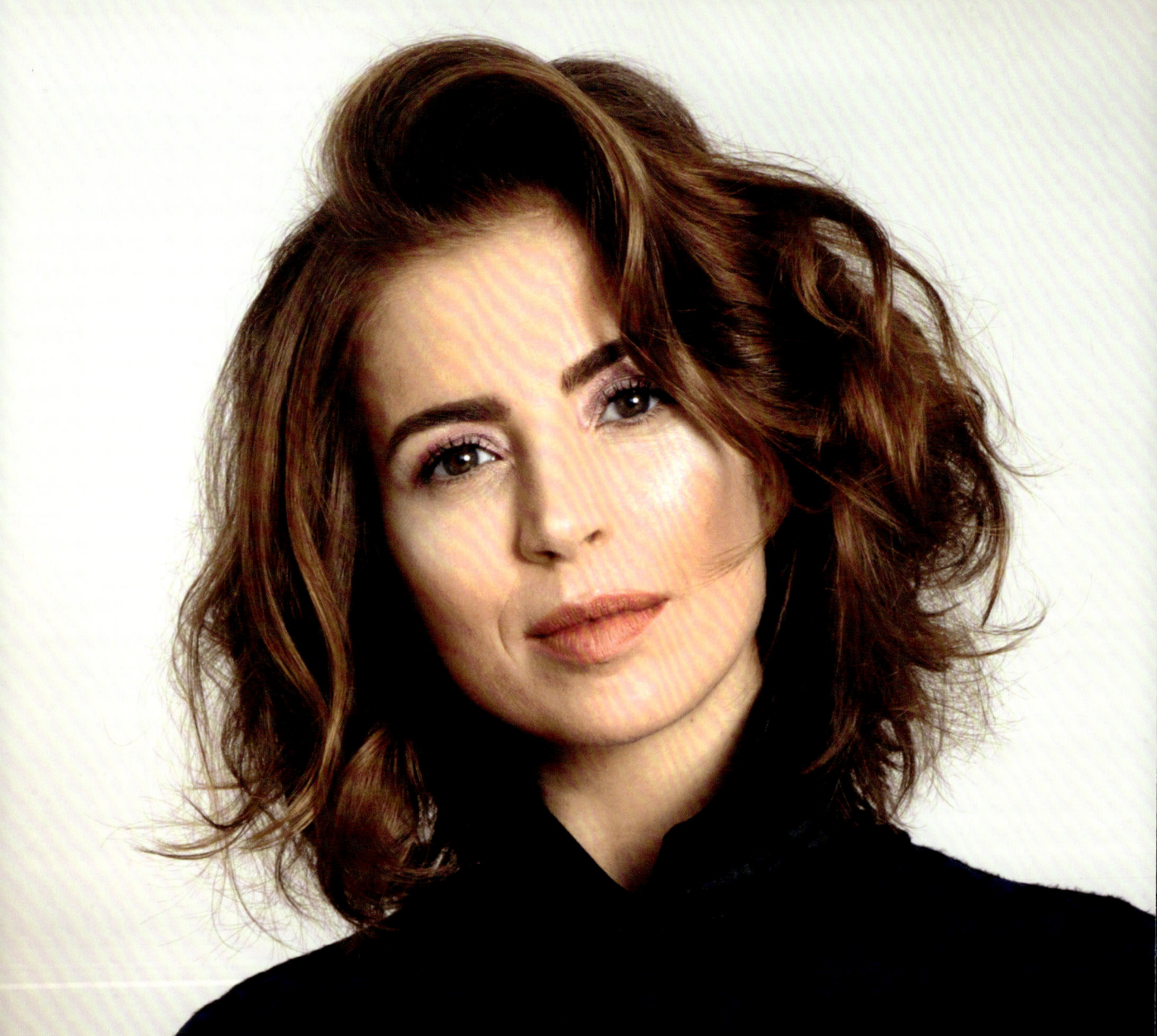

New Bob

Lifting-Effekt: Mit diesem natürlichen Look lassen sich hängende Lider gut kaschieren und der Blick wirkt frisch und wach.

1. Teint

Die Kieferlinie mit einer ausgleichenden Foundation leicht aufhellen, unter den Augen Concealer auftragen, damit der Blick wacher wirkt (s. S. 42). Highlights auf Wangenknochen, unter die Augenbrauen und auf die beweglichen Lider setzen. Die T-Zone abpudern und Thermalwasserspray als Finish aufsprühen, sodass sich alle Texturen miteinander verbinden – das lässt die Haut wie weichgezeichnet wirken.

2. Augenbrauen

Die Härchen mit einem Augenbrauenstift nachziehen, dabei die oberen Linien definieren. Mit einem Augenbrauengel fixieren und die Brauen nach oben bürsten, das sorgt für einen optischen Lifting-Effekt.

3. Augen & Wimpern

Direkt in die Lidfalte wird ein Lidschatten in einem schimmernden warmen Ton gesetzt, das hebt die Lidfalte optisch. Zum Verblenden einen Pinsel benutzen (s. S. 14) – so wird eine softe Wirkung geschaffen. Vom Wimpernansatz aus großzügig Mascara auftragen.

4. Lippen

Für diesen Look wird nur ein Lipliner in einem der eigenen Lippenfarbe ähnlichen Farbton benutzt. Die Kontur nachziehen und nach innen verblenden.

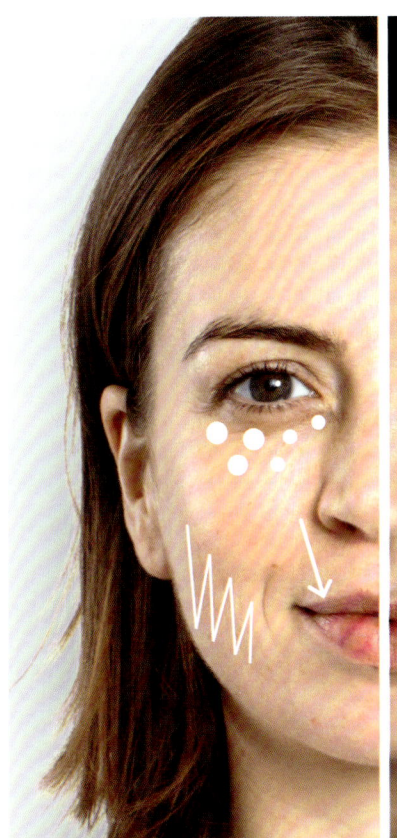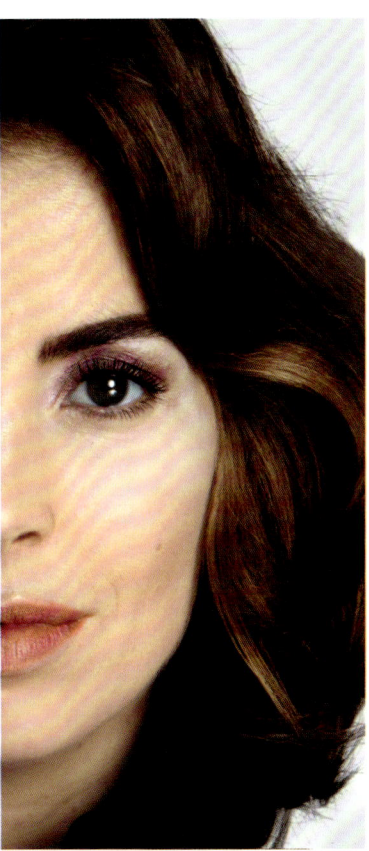

5. Haare

Die Haare mit einem Schaumfestiger vorbereiten und trocken föhnen. Dann mit einem größeren Lockenstab durchgängig wellen (s. S. 99). Zum Abschluss mit Haar- und Glanzspray in Form bringen.

LOCKEN & WELLEN

Das perfekte Haarstyling ist nicht einfach, aber hier sind die wichtigsten Dinge für dich zusammengefasst. Mit der richtigen Grundtechnik und etwas Übung gelingt ein Look wie vom Profi auch zu Hause. Ob weiche Wellen oder wilde Locken – je nachdem, welches Ergebnis man möchte, greift man zu Lockenstab, Glätteisen oder Lockenwickler!

Auf dem Markt gibt es eine Vielzahl kleiner Helferlein – wie Hot Brushes oder Curler, Lockenstäbe oder Glätteisen –, die das Styling vereinfachen. Wichtig sind auch die richtigen Stylingprodukte, denn nur so lässt sich das Haar strukturell verändern und auch längerfristig ein tolles Ergebnis erzielen. Bei gefärbten Haaren sollte immer ein Produkt zur Pflege zum Einsatz kommen. Mit den Grundtechniken, die ich hier zeige, lassen sich unterschiedliche Looks einfach zu Hause nachstylen. Mit ein bisschen Übung gelingt das wirklich jedem.

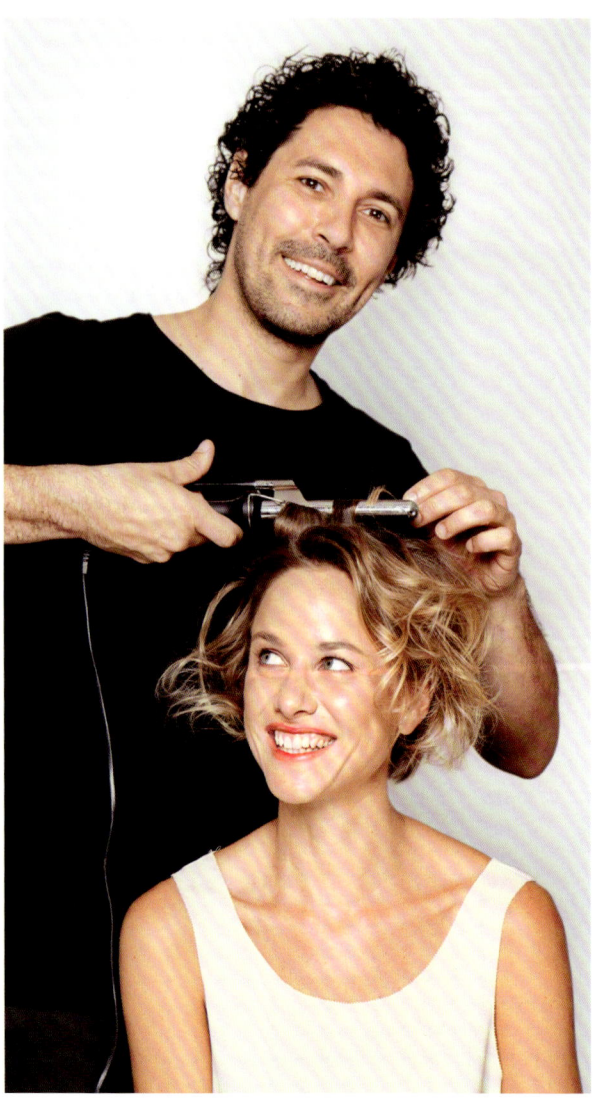

Hitzespray

Vor dem Einsatz von Glätteisen und Lockenstab sollte man die Haare IMMER mit einem Hitzeschutzspray vorbereiten. Es verhindert eine hitzebedingte Schädigung der Haare und kann schon im handtuchtrockenen Haar oder direkt vor dem Styling angewendet werden.

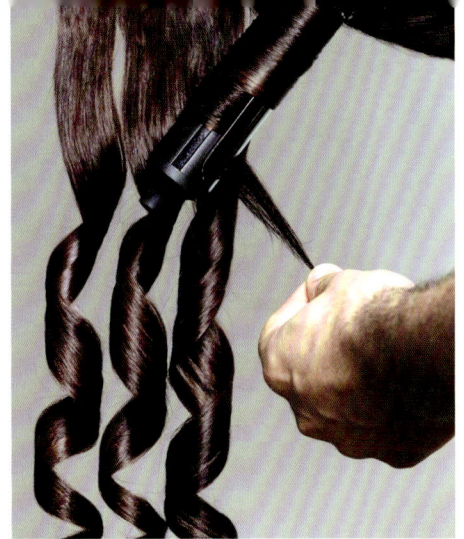

Wellen mit dem großen Lockenstab

Generell gilt: Je nach Größe der abgeteilten Haarpartie (Abteilung) werden die Wellen weicher und großzügiger. Je kleiner die Abteilung, desto lockiger. Ein gleichmäßiges Ergebnis erzielt man am besten mit gleichmäßig abgeteilten Partien. Zum Schluss jede Welle zum Auskühlen mit einem Haarclip fixieren, so werden die Wellen haltbar.

Besonders wichtig bei einer Welle ist, dass sie am Haaransatz beginnt. Hierfür eine 1x1cm große Partie abteilen und den Lockenstab vom Ansatz an aufwickeln. Den Fokus immer auf den Ansatz und nicht auf die Längen und Spitzen legen. Die Spitzen ebenfalls gut eindrehen.

Wellen auskämmen

Ist eine Welle auch im ausgekämmten Haar noch gut sichtbar, kann man sicher sein, dass das Ergebnis mehrere Tage hält. Außerdem bekommt das Haar dadurch mehr Volumen. Wichtig dabei ist, dass die Wellen nur ganz sanft gebürstet oder nur mit der Hand zurecht gezupft werden, sonst ist die Welle nach dem Bürsten bereits verschwunden.

Gut zu wissen: Werden vorab zu viele Pflegeprodukte verwendet, halten Locken und Wellen meist schlechter. Vor einem aufwendigen Locken-Styling daher lieber auf Conditioner verzichten. Empfehlenswert ist ein Glanzserum, dass das Haar zusätzlich strahlen lässt. Stark geschädigtes Haar vorab mit einer Prep-Lotion vorbereiten, dann das Stylingprodukt auftragen!

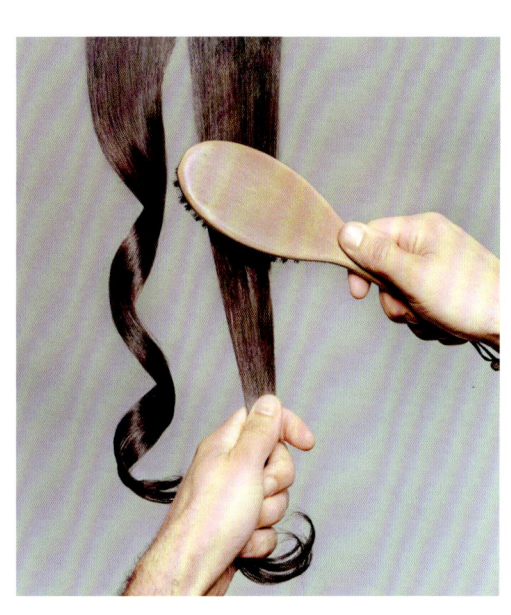

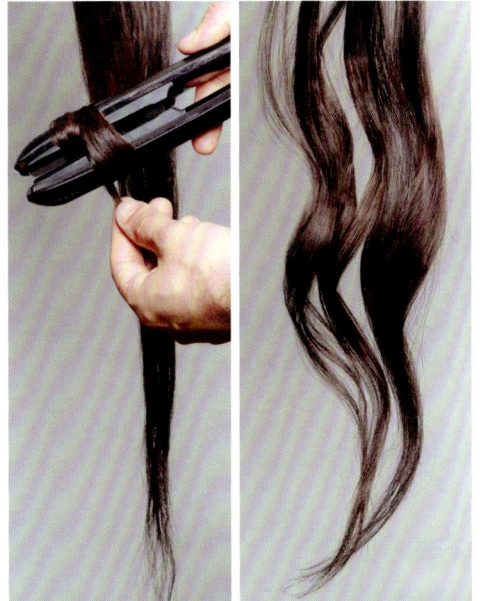

Locken mit dem Glätteisen

Für eine wilde Mähne und viel Struktur im Haar eignet sich diese Technik perfekt. Hierzu teilt man die Haare in je 2x2cm große Abteilungen. Das Glätteisen am Ansatz anlegen, die Abteilung einmal darüberlegen, sodass eine Schlaufe entsteht. Dann das Glätteisen zügig vom Ansatz bis in die Spitzen durchs Haar ziehen und so die Locke formen.

Der Effekt wird verstärkt, wenn man vorher trockenes Haarspray auf die Strähnen sprüht und dann Abteilung für Abteilung durch das Glätteisen zieht. Je langsamer die Schlaufe durchgezogen wird, desto extremer wird die Welle. Je schneller, desto lockerer wird sie. Deshalb am besten oben langsamer ziehen, zu den Spitzen hin schneller.

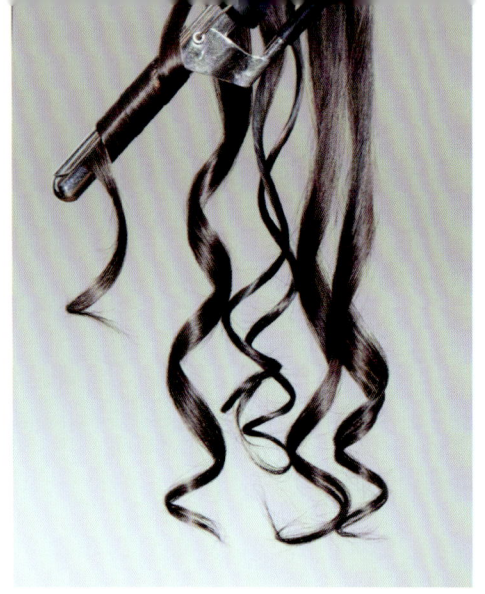

Mittelgroße Locken mit mittelgroßem Lockenstab

Hier zeige ich euch drei ganz unterschiedliche Locken, die aus einer 1x1cm großen Strähne entstehen können. Ein großer Unterschied besteht darin, ob man die Haarpartie in sich dreht oder nur um den Lockenstab legt.

1. Die Haare werden vom Ansatz an flach liegend auf den Lockenstab gedreht.

2. Die einzelnen Strähnen werden von den Spitzen spiralförmig um den Lockenstab gelegt, somit entsteht eine geschlossene Welle.

3. Die Strähnen werden von den Spitzen zu den Ansätzen hinauf aufgedreht. Die Hauptwellung ist so in den Spitzen und wird nach oben hin weicher.

Korkenzieherlocken mit dünnem Lockenstab

Für diesen angesagten Style müssen die Strähnen (Abteilungen) so klein wie möglich sein, etwa 5x5 mm. Je kleiner die Locken werden sollen, desto kleiner müssen auch die Abteilungen sein.

Die Haare vom Ansatz bis in die Spitzen auf den Lockenstab aufdrehen. Ein Festklippen der Locken zum Auskühlen verstärkt das Ergebnis und die Locke hängt sich weniger schnell aus!

Tipp: Schaum ist bei Locken schwierig, zur Vorbereitung lieber ein Spray verwenden!

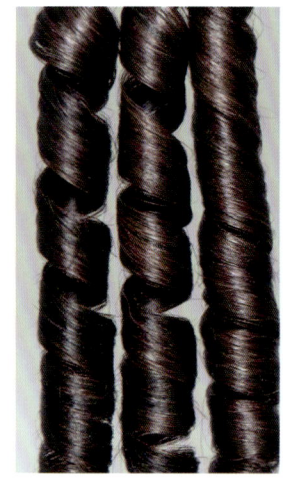
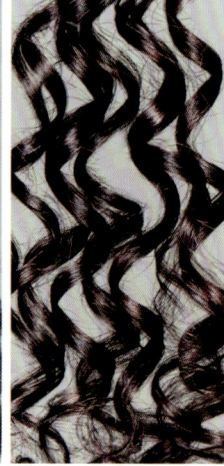

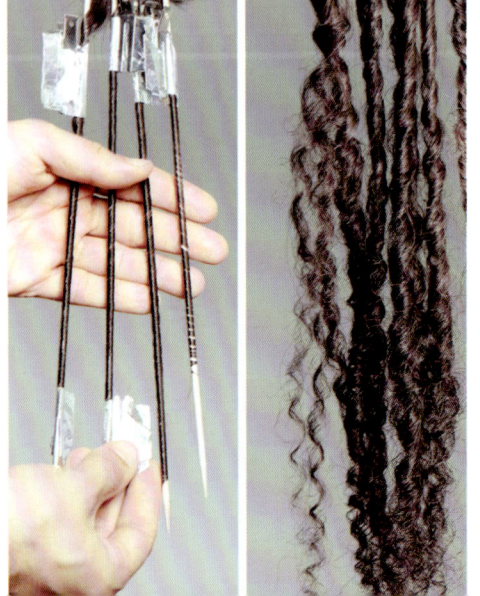

Tiny Curls: Locken-Technik für ein krauses Ergebnis

Für diese spezielle Technik braucht es keinen Lockenstab, sondern ein Glätteisen, Holzstäbe, Alufolie, Haarklammern – und etwas Geduld.

Die mit Haarspray angefeuchteten Haare werden um den Holzstab gelegt und am Ansatz und in den Spitzen mit Alufolie und einer Haarklammer umwickelt und fixiert. Im Anschluss daran mit einem Glätteisen über den Stab gehen und die Haare gleichmäßig erhitzen. Wichtig: danach gut auskühlen lassen! Werden die Holzstäbe jetzt aus den Haaren gedreht, bleiben schöne *tiny curls* erhalten. Diese nur mit den Händen auflockern, nicht durchkämmen.

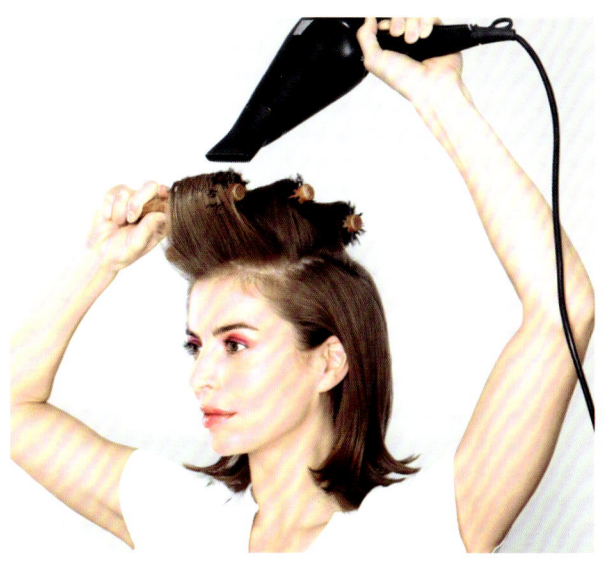
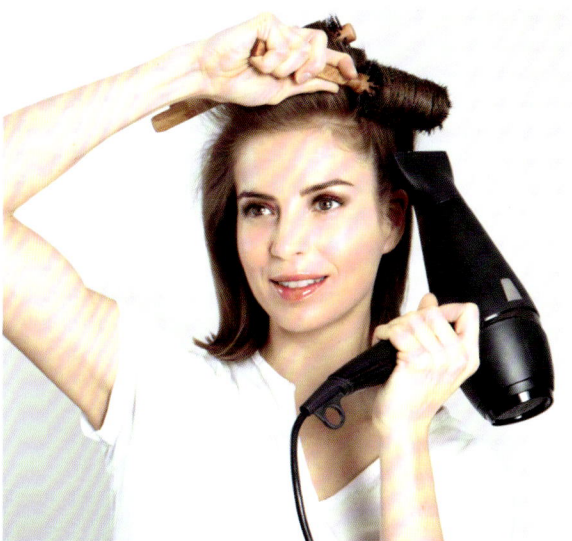

Föhnen mit Rundbürsten für mehr Volumen

Diese Technik eignet sich wunderbar für kurze bis halblange Haare – je länger die Haare, desto aufwendiger das Styling. Bei langem Haar ist diese Technik ein Fall für den Profi – oder eine Freundin hilft mit.

Alles was dazu benötigt wird, ist ein Föhn und eine oder mehrere Rundbürsten.

Vorbereitung: Nachdem die Haare gewaschen sind, ein Stylingprodukt verwenden, das dem Haar Fülle und Struktur gibt, es aber nicht zu sehr beschwert und gut umformbar lässt. Ein zusätzlicher Hitzeschutz schadet nie!

Föhnen: Die Haare erst gleichmäßig zu 90 % trocken föhnen, dann mit mehreren Rundbürsten eindrehen. Am einfachsten funktioniert das, wenn erst der komplette Oberkopf aufgedreht wird und danach die Seitenpartien (siehe Bild rechts).

Abteilen: Hierzu teilt man immer erst eine Partie ab, die man föhnen möchte, um sich nicht mit der Rundbürste in den restlichen Haaren zu verheddern. Dann die Haare einmal durchbürsten und von den Spitzen bis zu den Ansätzen eindrehen. Mit dem Föhn Hitze ins Haar geben, Bürste drin lassen und das Ganze Abteilung für Abteilung wiederholen.

Auskühlen: Während Partie für Partie weitergearbeitet wird, kühlen die bereits aufgedrehten Haare auf der Rundbürste aus. Dieser Schritt ist für das Ergebnis wichtig. Und: Es herrscht Ordnung auf dem Kopf!

Finish: Rundbürsten rausnehmen, die Haare locker mit den Händen aufschütteln und dann nach Lust und Laune seine Volumenmähne stylen. Etwas Haarspray fixiert das Ergebnis.

Mein Tipp

Bei trockenen Haaren vorab die Partien mit Haarspray einsprühen – aber nicht nur oberflächlich, sondern von allen Seiten. Danach nochmals durchkämmen und mit den Fingern lockern. So hält das Styling-Ergebnis der Wellen oder Locken besser und länger.

LOCKENWICKLER

Die klassische Variante für sanfte Wellen oder kleine Curls: Lockenwickler. Diese einfache Styling-Anleitung in sechs Schritten macht das Rollen für jeden möglich!

Lockenwickler gibt es in verschiedenen Größen und Ausführungen. Nicht jede Haarlänge ist für jede Lockenwicklergröße geeignet. Zu kurze Haare oder Strähnen lassen sich oft nur schwer aufwickeln.

Es hilft, die Haare mit Festiger vorzubereiten. So rutschen die Haare nicht vom Wickler und die Wellen halten länger. Je größer der Durchmesser der Lockenwickler, desto größer auch die Wellen und das Volumen. Kleine Wickler sorgen dementsprechend für kleine Wellen.

Schritt-für-Schritt zur Wellenpracht

Zur Vorbereitung Festiger in den Händen verteilen, ins handtuchtrockne Haar geben und das Haar in drei Partien teilen: Oberkopf, linke Seite, rechte Seite.

Am Oberkopf anfangen und sich dann vom Gesicht zum Hinterkopf durcharbeiten.

Danach kommen jeweils die Seiten dran. Auch hier wird von oben nach unten und von vorne nach hinten gewickelt.

So geht's:

Mit einem Stielkamm eine Strähne abteilen, die die gleiche Breite wie der Lockenwickler hat.

1. Strähne glatt kämmen, straff ziehen und mit der Spitze beginnend aufdrehen.

2. Die Spitze auf den Lockenwickler legen und in einer Bewegung nach innen die komplette Strähne einrollen.

3. Wenn alle Strähnen aufgerollt sind, das Haar trocknen lassen und dann mit dem Föhn wärmen, um die Form zu fixieren. Noch besser wird das Ergebnis mit einer Volumenhaube.

4. Abkühlen lassen.

5. Lockenwickler vorsichtig lösen und auswickeln.

6. Nur noch sanft bürsten und mit Haarspray fixieren.

So werden Wellen besonders schön und natürlich

Wellen können ganz unterschiedlich wirken. Ab einer gewissen Haarlänge kann man individuell entscheiden, ob sie bereits am Ansatz beginnen sollen oder erst auf Ohrhöhe. Soll der Haaransatz glatt bleiben, wird der Wickler erst auf Ohrhöhe angesetzt; für einen voluminösen Ansatz werden die Wickler am Ansatz beginnend eingerollt.

Besonders natürlich wirkt es, wenn man unterschiedlich breite Lockenwickler benutzt.

Mein Tipp

Wenn du dir bei der Auswahl der richtigen Lockenwickler unsicher sein solltest, dann lass dich vom Friseur deines Vertrauens beraten. Der Profi kann dir sicher sagen welches Material und welche Lockenwicklergröße für deine Haarlänge und -struktur geeignet sind.

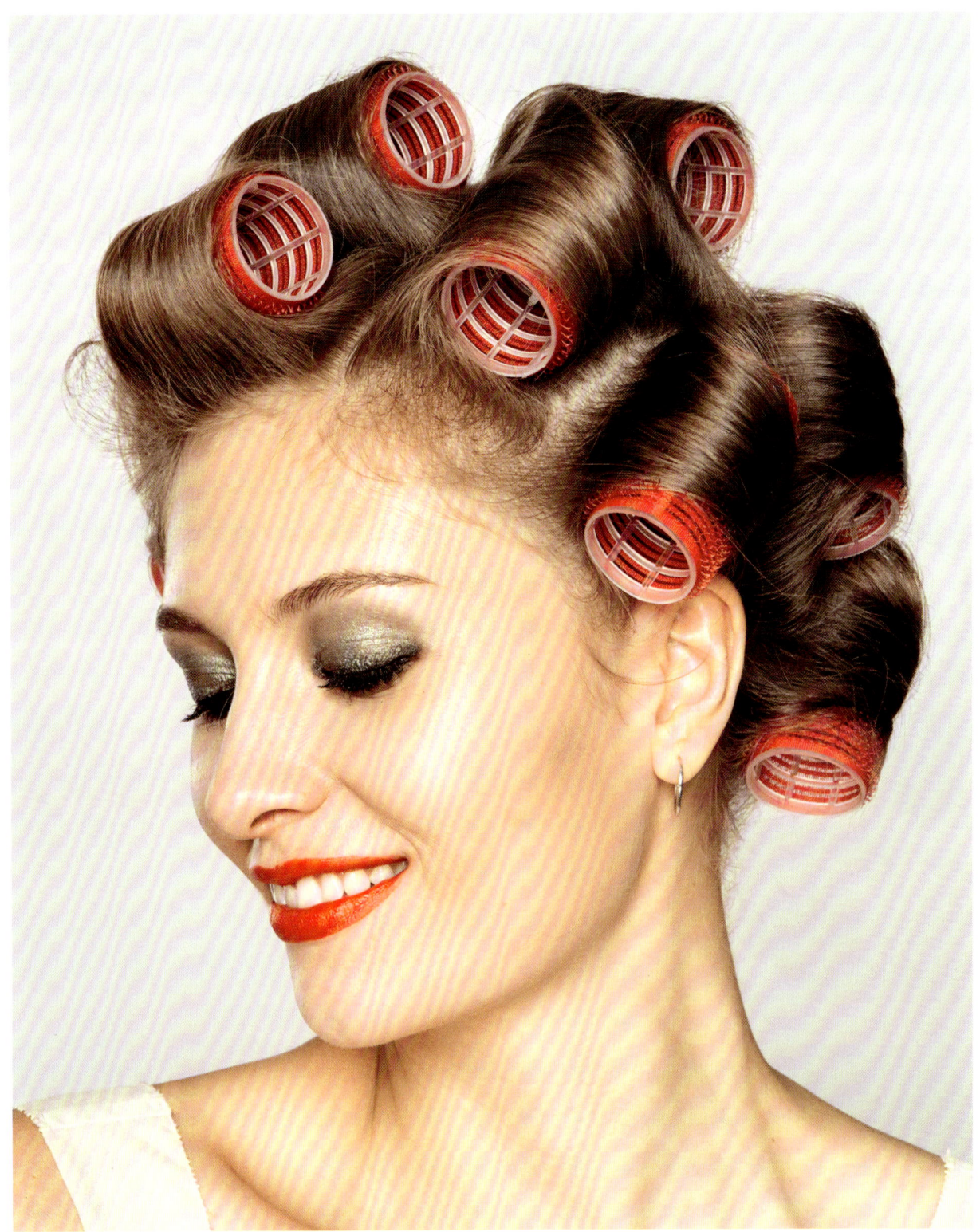

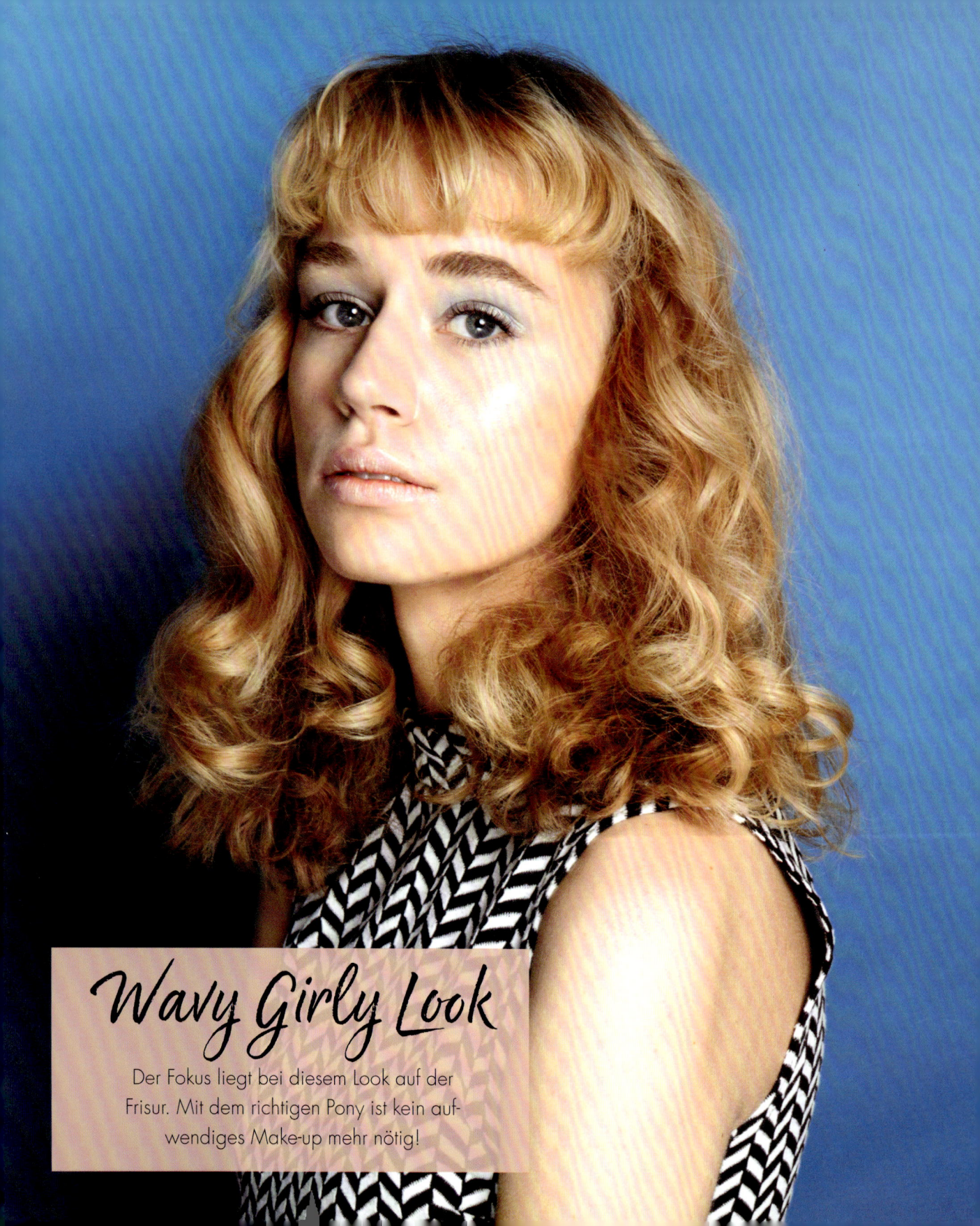

Wavy Girly Look

Der Fokus liegt bei diesem Look auf der Frisur. Mit dem richtigen Pony ist kein aufwendiges Make-up mehr nötig!

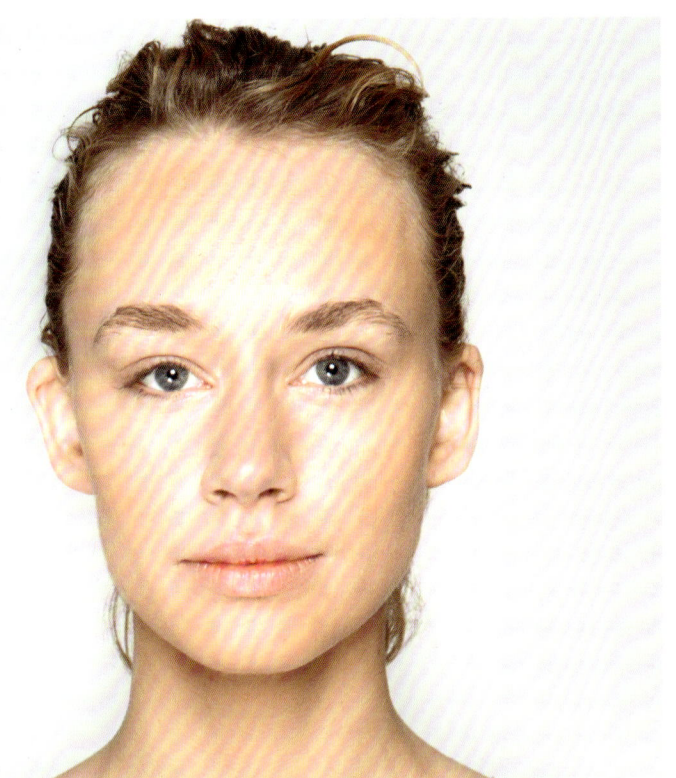

1. Teint

Das Gesicht wird dadurch proportioniert, indem man die hellere Farbnuance der Foundation für die Gesichtsmitte, die dunklere für die Konturen benutzt (s. S. 52).

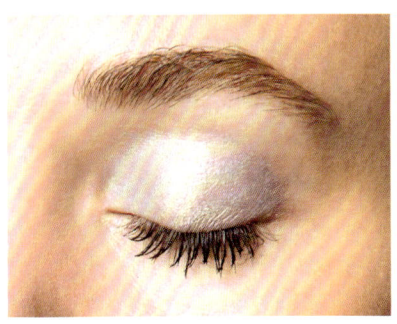

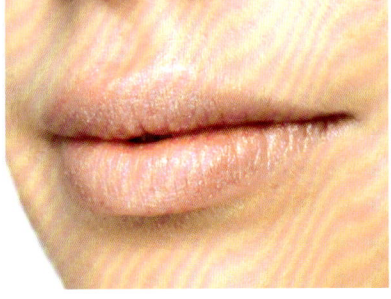

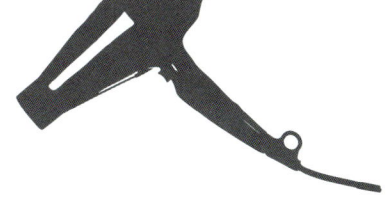

2. Augen

Auf das bewegliche Lid einen Lidschatten-Primer auftragen. Trocknen lassen. Dann einen Metallic-Cremelidschatten in einem kühlen, zarten Perlmuttton auftragen. Mit einem Pinsel von außen nach innen verblenden. Mit einem Augenbrauenstift lassen sich kleine Lücken in den Brauen auffüllen, bevor diese mit einem Bürstchen in Form gebracht werden. Den oberen Wimpernkranz tuschen.

3. Lippen

Der Mund wird mit einem leicht schimmernden, kühlen Goldton geschminkt, der aber nur ganz leicht mit den Fingern auf die Lippen getupft wird. Wichtig: Vorher Pflegebalm einziehen lassen, das sorgt für eine schöne, glatte Optik.

4. Haare

Schaumfestiger gleichmäßig im handtuchtrockenen Haar verteilen, während des Trockenföhnens die Haare mit den Fingern von Ansatz zu den Haarspitzen durchkämmen und in Partien unterteilen. Passé für Passé mit einem mittleren Lockenstab eindrehen (s. S. 100), auskühlen lassen und mit einem trockenen Haarspray fixieren. Am Schluss nochmal mit den Fingern stylen.

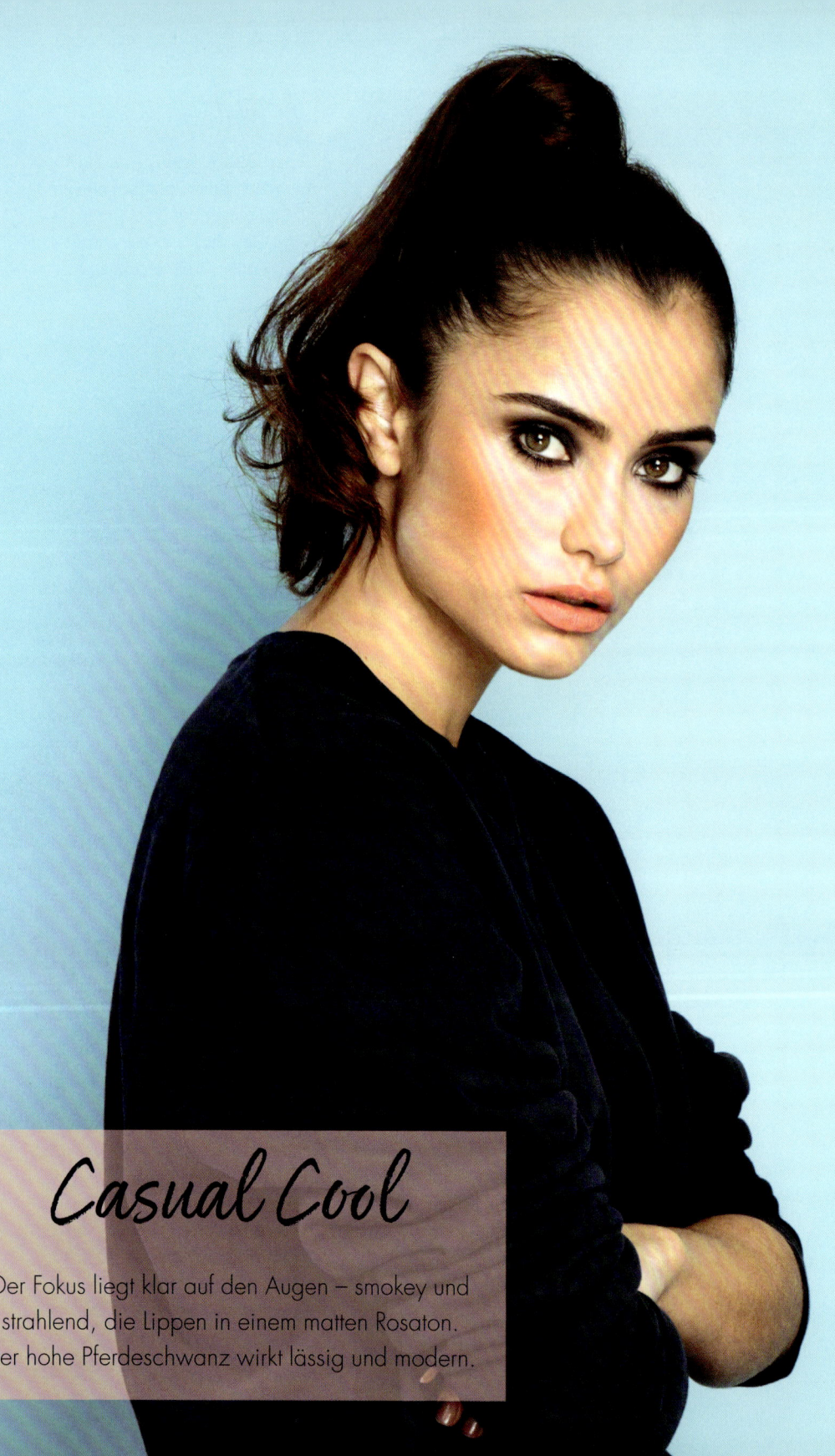

Casual Cool

Der Fokus liegt klar auf den Augen – smokey und strahlend, die Lippen in einem matten Rosaton. Der hohe Pferdeschwanz wirkt lässig und modern.

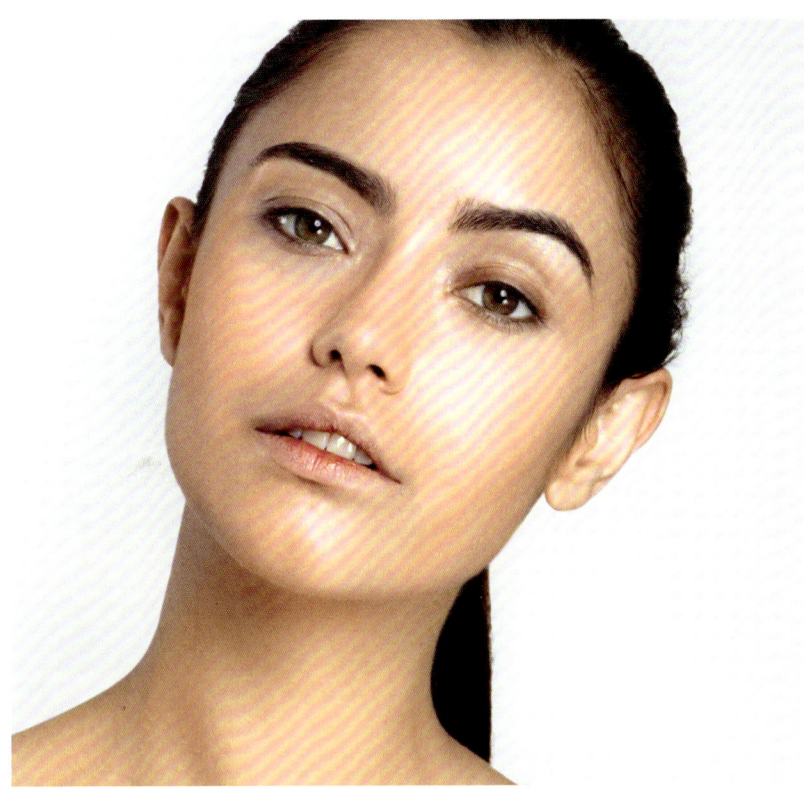

1. Teint

Foundation gleichmäßig auftragen und so die Haut ausgleichen. Auf die Haaransätze achten, sodass das Make-up natürlich und ohne Ränder ausläuft. Niemals Make-Up oder Concealer auf das bewegliche Lid geben. Den Concealer in einer V-Form unter dem Auge mit einem Pinsel auftragen und gut verblenden – den inneren und äußeren Augenwinkel nicht vergessen. Helles Puder in der Gesichtsmitte und unter den Augen auftragen. Mit Puder, das dunkler als die Hautfarbe ist, das komplette Gesicht außer der Gesichtsmitte schraffieren. Mit einem Wattestäbchen unter den unteren Wimpern entlangfahren, um die Schattierung herauszuholen.

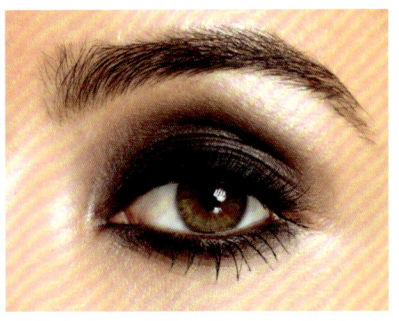

Mein Tipp

Bei dunklem Lidschatten kann es passieren, dass etwas von der Farbe unter das Auge bröselt. Dagegen hilft Concealer, nach dem Schminken einfach noch einmal unter dem Auge auftragen und mit Puder setzen.

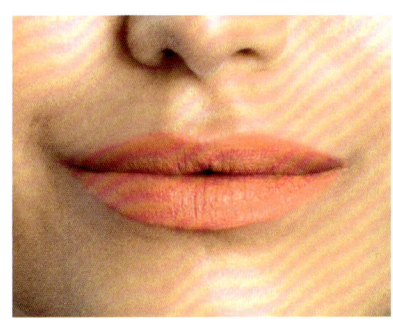

2. Augen & Wimpern

Highlighter unter den Brauen und Augenwinkeln auftragen, um einen Lifting-Effekt zu erzielen. Mit dunkelbraunem Lidschatten das bewegliche Lid ausschattieren – ebenso eine Linie unter das Auge ziehen. Dann mit einem kleinen Pinsel das Auge mit Schwarz umranden. Die äußere Linie verblenden, aber den schwarzen Lidschatten nicht zu tief unter dem Auge verteilen! Die höchste Farbsättigung liegt am oberen Wimpernkranz.

3. Lippen & Bronzer

Für mehr Feuchtigkeit zuerst eine Creme auf die Lippen auftragen und einziehen lassen. Matten Lippenstift in einem Rosaton auftragen (s. S. 115). Bronzer und Puder-Blush auf den höchsten Punkt der Wangenknochen auftragen und gut verblenden.

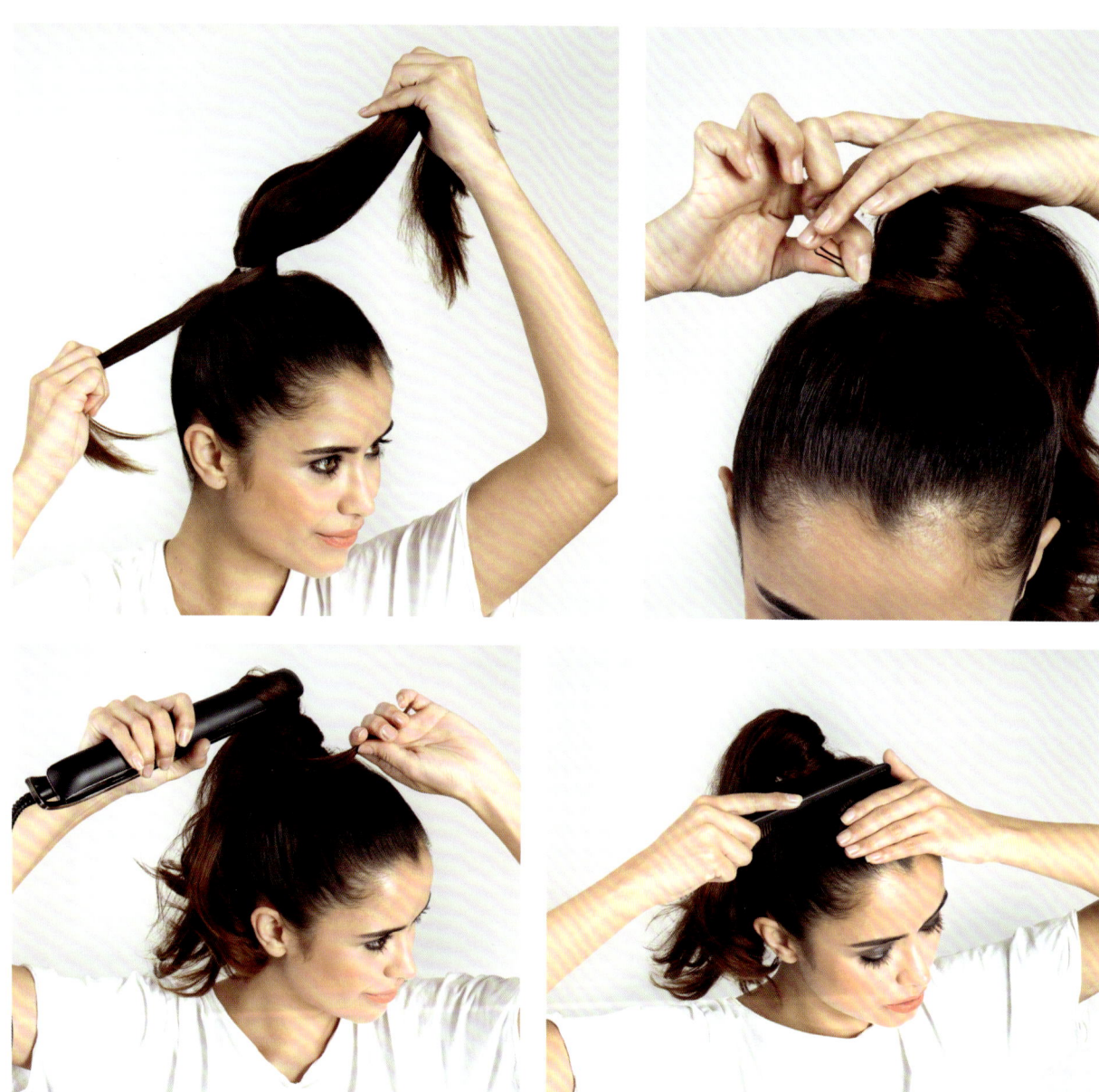

4. Haare

Die Haare zu einem hohen Pferdeschwanz zusammenbinden, dabei das Haargummi (bestenfalls metallfrei) mit einer aus dem Pferdeschwanz entnommenen Strähne verdecken. Das klappt, indem man die Haarsträhne um das Haarband wickelt und die Haare mit Klammern fixiert. Den Pferdeschwanz Strähne für Strähne mit einem Glätteisen in Wellen formen, um dem Ganzen mehr Volumen und Bewegung zu verleihen. Als Finish die Haare am Oberkopf mit Haarspray einsprühen und Richtung Pferdeschwanz kämmen. So sind auch kleinste Härchen fixiert.

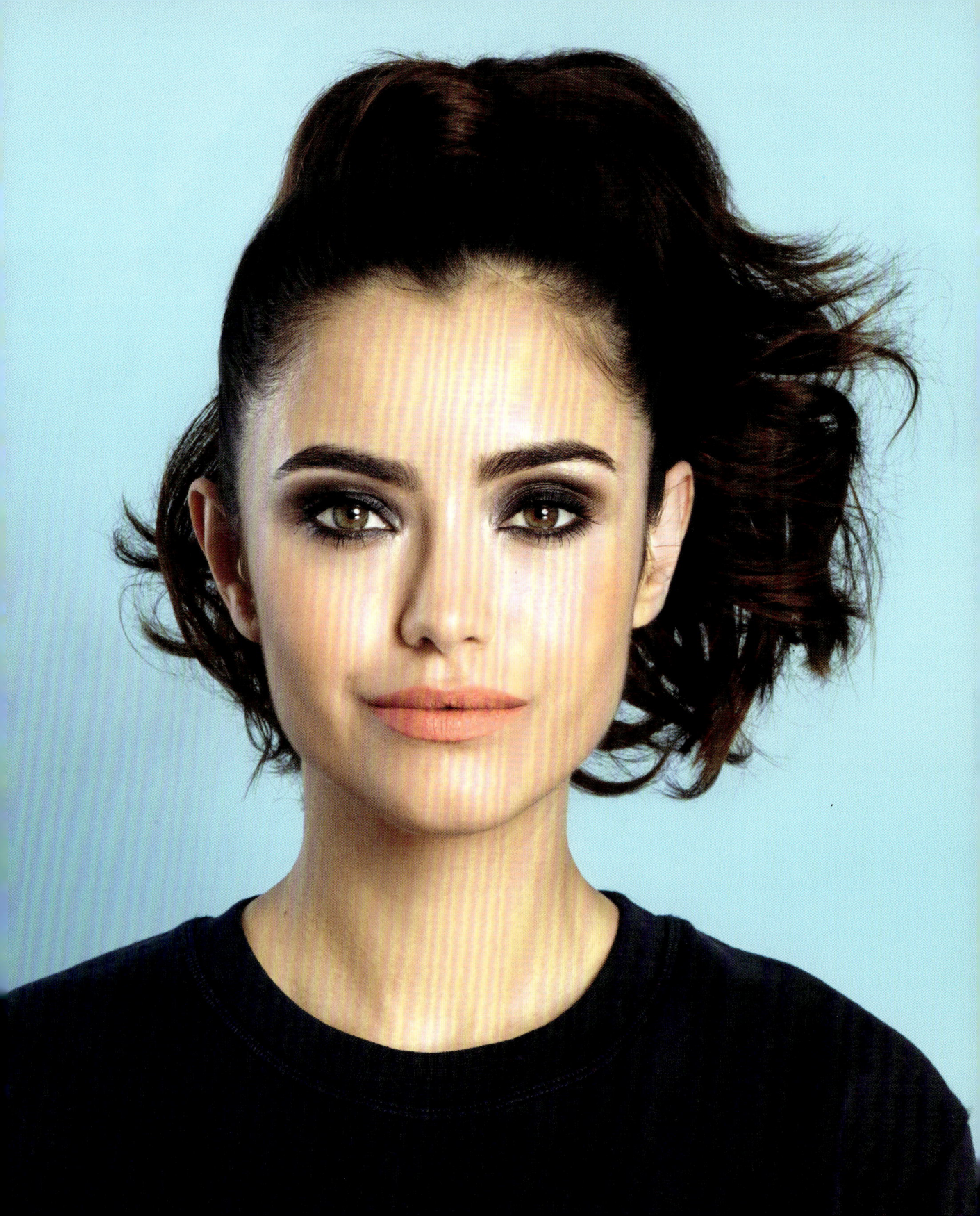

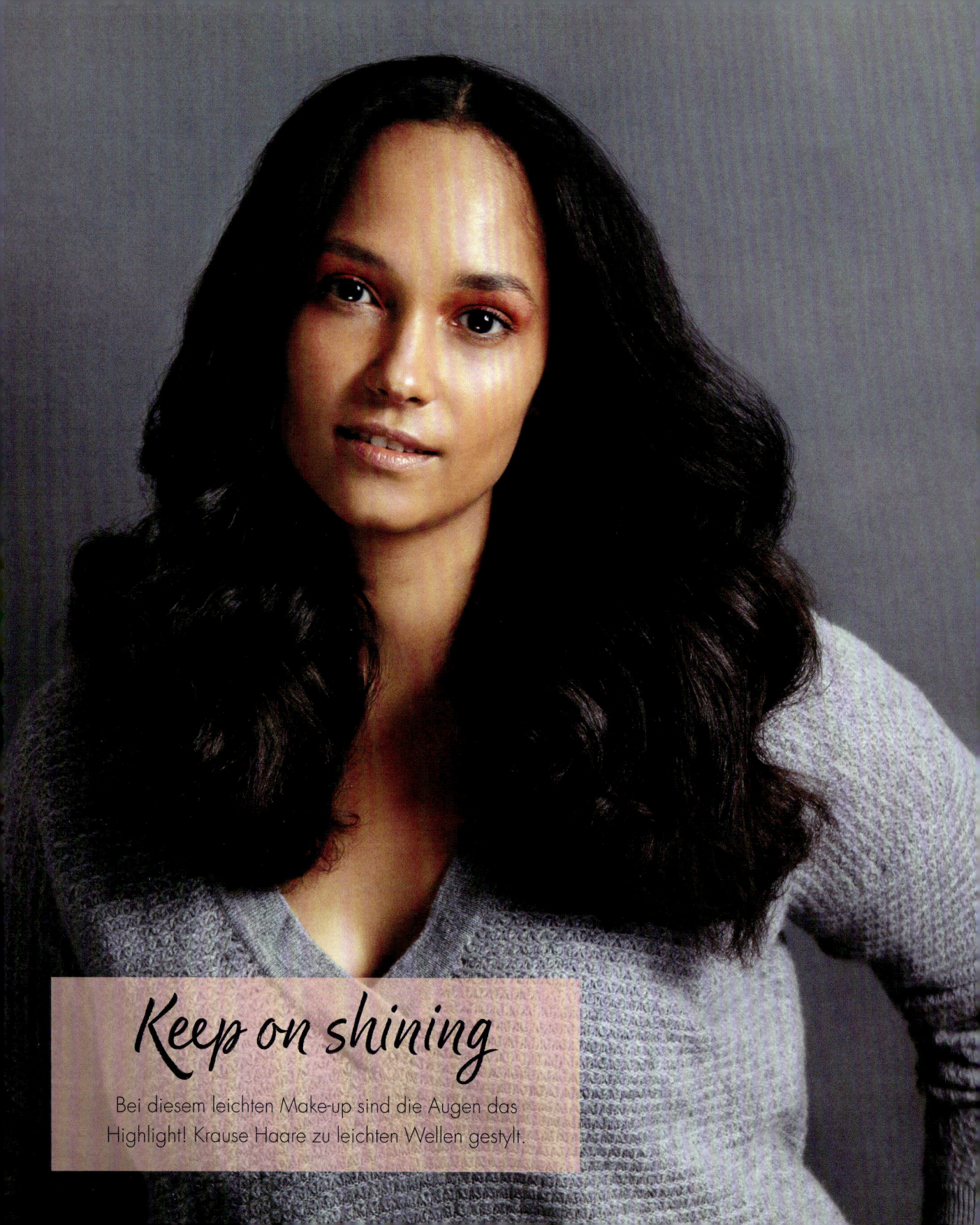

Keep on shining

Bei diesem leichten Make-up sind die Augen das Highlight! Krause Haare zu leichten Wellen gestylt.

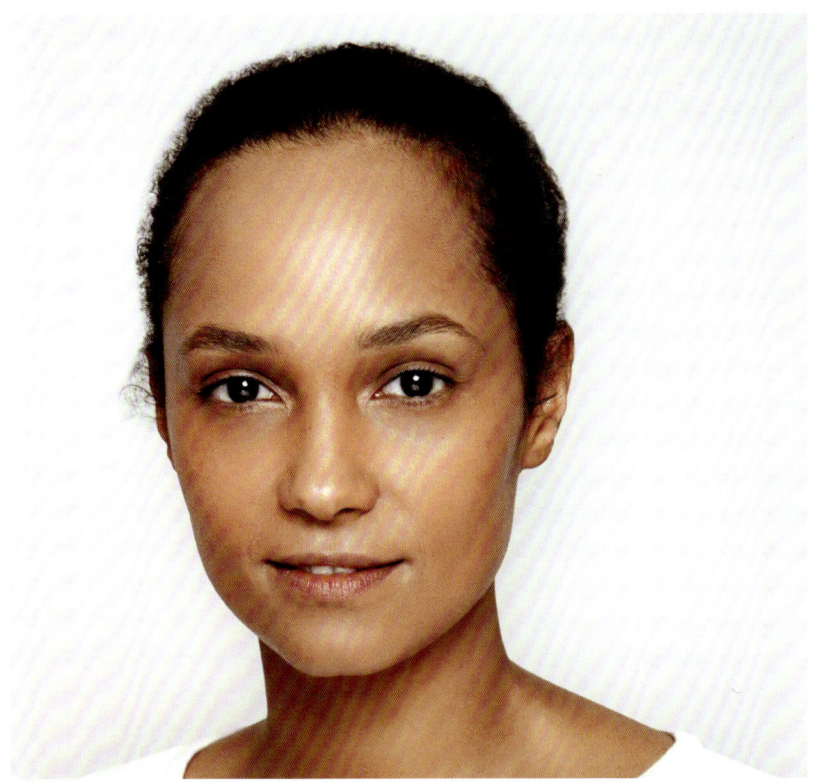

1. Teint

Für den ultimativen Frischekick sorgt eine Bronze-BB-Cream – die Haut wirkt sofort frischer und strahlt. Auf die Partie unter den Augen einen Concealer-Stick auftragen, dessen Farbton dem des Teints entspricht. Hierbei ist der Unterton des Concealers wichtig – rot ist ideal für dunklere Haut (s. S. 43). Mit tupfenden Bewegungen mit dem Finger verblenden. Losen Puder mit einem Pinsel aufnehmen und so das Make-up unter den Augen, auf der Stirn und am Kinn setten. Danach platziert man Highlights unterhalb des höchsten Punkts der Wangenknochen, auf Nasenrücken, Schläfen und am Kinn – dafür wurde ein Highlighter-Stick in Roségold verwendet. Vorsichtig mit dem Finger in die Haut einklopfen, um einen besonders soften Übergang zu schaffen.

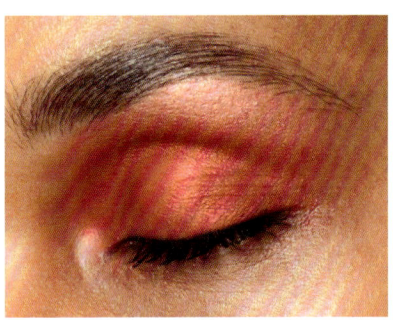

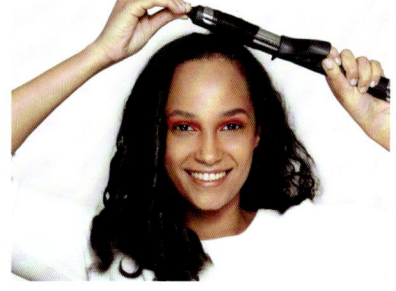

2. Augen

Das bewegliche Lid mit einem Primer vorbereiten und Lidschatten in einem matten Koralleton auftragen. Verblenden. Für einen Lifting-Effekt mit dem Highlighter-Stick in Roségold die Linie unter den Augenbrauen betonen. Die oberen Wimpern kräftig tuschen. Die Brauen mit Augenbrauen-Mascara auffüllen, vorher das Bürstchen am Handrücken abstreifen, damit nicht zu viel auf die Braue gelangt.

3. Lippen

Auf die Lippen wird ein schimmernder Lippenstift in Roségold aufgetragen. Das lässt die Lippen größer wirken und rundet den strahlenden Look schön ab. Wichtig: Vorher die Lippen mit einer weichen Zahnbürste leicht abrubbeln – das wirkt wie ein Peeling und sorgt für glatte, pralle Lippen!

4. Haare

Die handtuchtrockenen Haare mit einem Flüssigfestiger vorbereiten. Danach mit dem Haartrockner immer vom Oberkopf weg in Richtung der Haarspitzen trocknen. Krauses Haar mit einem Glätteisen glatt ziehen. Danach mit einem mittelgroßem Lockenstab partienweise die Haare eindrehen (s. S. 100). Die gelockten Strähnen auskühlen lassen und mit Haarspray fixieren. Danach mit einer Paddle-Brush durchkämmen.

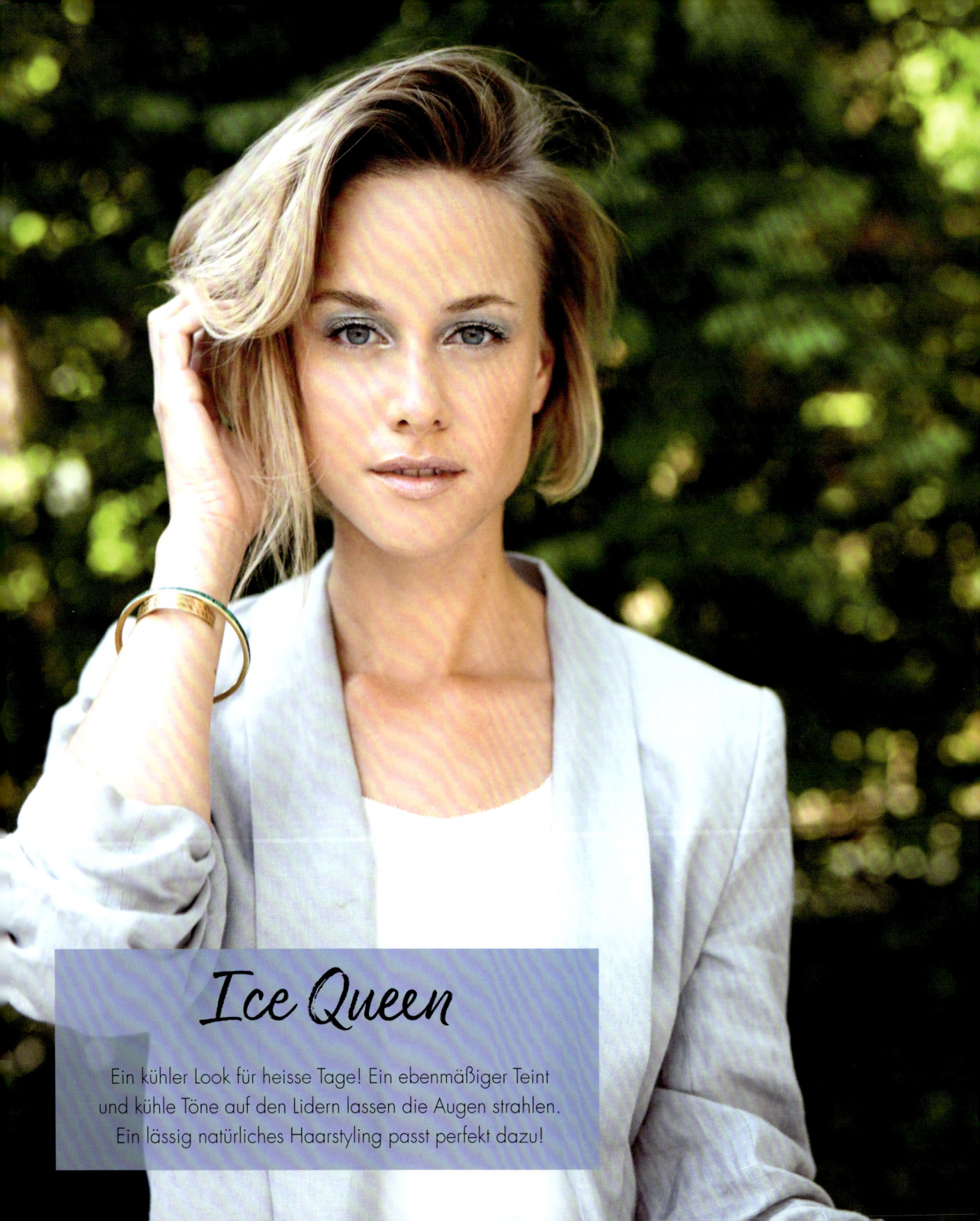

Ice Queen

Ein kühler Look für heisse Tage! Ein ebenmäßiger Teint
und kühle Töne auf den Lidern lassen die Augen strahlen.
Ein lässig natürliches Haarstyling passt perfekt dazu!

1. Foundation, Concealer & Soft Contouring

Das Gesicht mit einer leichten Tagespflege eincremen und ihm mit Pinsel und Mineralpulver in kreisrunden Bewegungen einen ebenmäßigen Look verleihen. Die Partie unter den Augen und neben der Nase mit Concealer highlighten (s. S. 42). Dies öffnet das Gesicht optisch und setzt den Fokus auf die Augenfarbe. Softes Rouge auf den vorderen Wangenknochen verblenden, dabei die Wangen nicht nach oben ziehen, damit das Rouge nicht zu weit nach unten rutscht.

2. Augen & Augenbrauen

Die Brauen mit einem getönten Gel formen (s. S. 75). Dabei in der Mitte der Brauen beginnen, so lässt sich das Brauengel optimal nach rechts und links verteilen.

Lidschatten-Primer auftragen und mit einem Verblenderpinsel soft die Farbe verteilen, sodass nur weiche Übergänge zu sehen sind. Highlighter-Kajal direkt am Wimpernkranz und im Augeninnenwinkel auftragen. Ein kühler Ton macht das eigene Augenweiß weißer. Mascara nur auf den oberen Wimpern auftragen, das öffnet das Auge zusätzlich.

3. Lippen

Mit einem reflektierenden Lippenstift werden die Lippen wunderbar zur Geltung gebracht. Alternative: Erst einen normalen, nudefarbenen Lippenstift auftragen, dann etwas Highlighter-Puder auf die Fingerspitze geben und auf die Lippen tupfen.

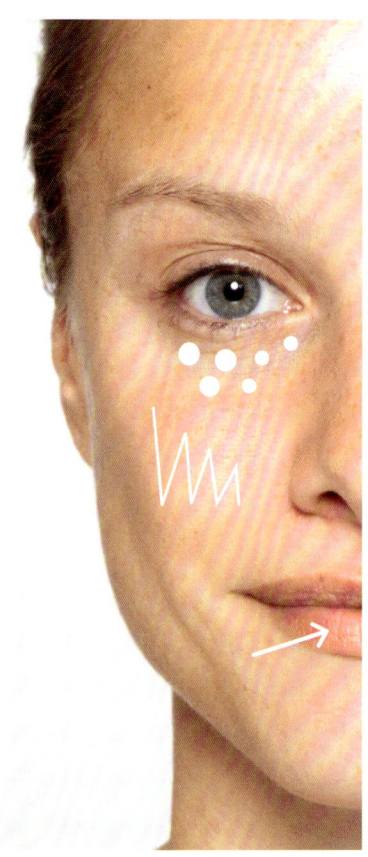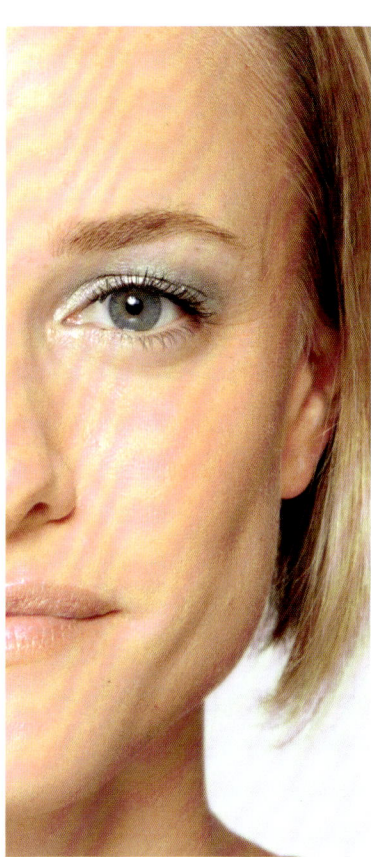

4. Hairstyling

Nach dem Waschen gleichmäßig Schaumfestiger im Haar verteilen. Über Kopf föhnen und in 3–3,5 cm breiten Partien einmal per Rundbürste glatt ziehen. Bleibt die Bürste im Haar, verleiht dies der Frisur mehr Bewegung. Zum Finish etwas Stylingcreme mit Glanz großzügig von hinten nach vorne mit den Fingern in die Haarspitzen und -längen geben.

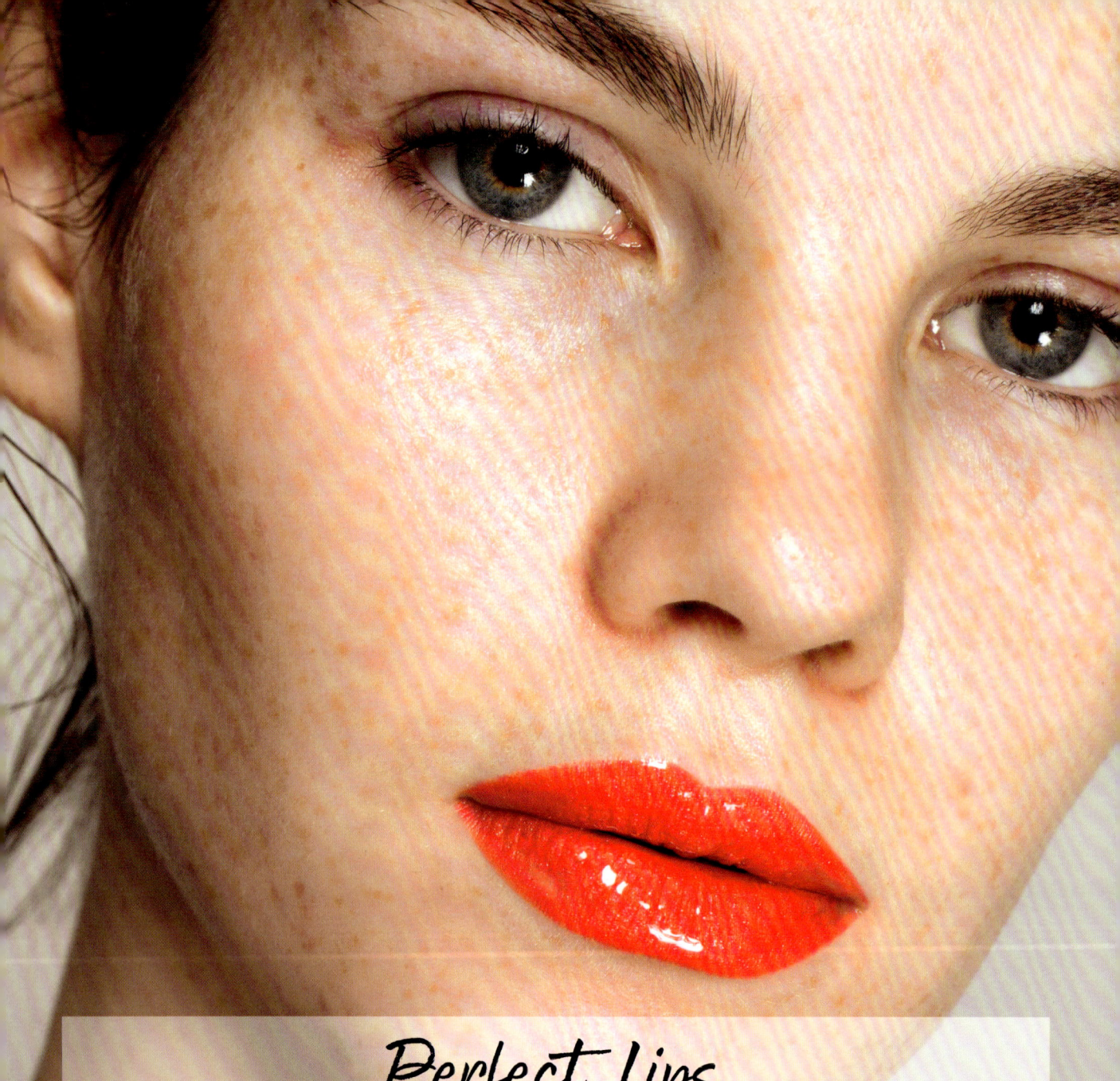

Perfect Lips

Lippen sind oft nicht ganz symmetrisch. Bei meinen Lippen-Workshops sage ich immer, dass alle Lippen nur einen einzigen Punkt gemeinsam haben, nämlich dass sie rechts und links zusammen-gewachsen sind. Ich teile Lippen immer in Bereiche ein: linke Oberlippe, rechte Oberlippe, linke Unterlippe, rechte Unterlippe und Lippenherz. Dann mache ich mir Gedanken darüber, welche Form mir gefällt – ob geschwungene Linie oder eher geradere Linien. Ob spitzes oder rundes Lippenherz.

Perfekte Vorbereitung

Lippen wirken schon von Natur aus voller, wenn sie schön glatt sind und nicht rau. Deshalb hin und wieder peelen, am besten gleich morgens mit einer extraweichen Zahnbürste und ohne Druck die zarte Haut leicht massieren. Das durchblutet und glättet sogar kleine Linien. Danach Pflegebalsam auftragen.

Exakter Farbauftrag

Das Auslaufen der Lippenstiftfarbe in die Fältchen wird verhindert, indem man einen Lipliner verwendet. Der Stift sollte immer Ton in Ton zum Lippenstift gewählt werden. Nach dem Auftragen des Lipliner wird die Lippenstiftfarbe exakt aufgemalt. Dann die Lippen leicht auf ein Kosmetiktuch pressen, um überschüssige Farbe abzugeben. Jetzt eine zweite Schicht Lippenstift auftragen, um die Linie noch perfekter und schärfer wirken zu lassen.

Verwendet man hochdeckende Long-Lasting-Lippenstifte, kann man auf den Lipliner verzichten, denn sie halten sehr lange und haben eine optimale Deckkraft. Mit diesen Lippenstiften kann man sogar eine komplett neue Lippenform kreieren, indem man die Lippenlinie komplett ausmalt oder mit dem Lippenstift nur innerhalb der Lippenlinie bleibt. So kann das Lippenherz voller, die Lippenlinie gerade oder geschwungener gemacht werden.

Die Form korrigieren

Schmale Lippen

Wenn man schmale Lippen hat, sollte die dunkelste Farbe die eigene Lippenfarbe sein. Lippenstifte oder Lipglosse wähle ich dann lieber in einem helleren Ton. Das lenkt den Fokus weg von den Lippen auf die Augen. Aber auch eine schmale Lippe kann optimiert werden, indem man einen Lipliner in der eigenen Lippenfarbe wählt und die Form ausbessert.

Volle Lippen

Auch bei vollen Lippen, die eine unsymmetrische Form haben, kann mit einem Lipliner in der eigenen Lippenfarbe ausgeglichen werden – und es sieht so aus, als ob man gar keinen Lippenstift trägt. Zu volle Lippen können perfektioniert werden, indem man von außen die Lippenlinie mit Make-up gleichmäßig abdeckt und dann mit dem Lipliner in der eigenen Lippenfarbe die Kontur sauber nachzieht.

Volle Lippen wirken oft schon durch einen Hauch Farbe. Wenn man seinen Schmollmund betonen möchte, ohne übertrieben geschminkt zu wirken, verzichtet man deshalb auf glänzende Glosse oder Lippenstifte mit Schimmerpartikeln. Matte Farben lassen das Volumen der Lippen dezenter wirken. Zurückhaltender wirken volle Lippen auch durch die Umrandung mit einem hellen oder fast Nude farbigen Konturenstift. Sehr volle Lippen schmaler schminken: Dunkle Farben mit matter Textur verwenden, das wirkt verkleinernd.

Mein Tipp

Lippenfarbe braucht einen fettfreien Untergrund, um perfekt halten zu können. Trotzdem hält die Farbe auf gepflegten Lippen besser. Der Lipbalm sollte aber vollständig einziehen, bevor man den Lippenstift aufträgt.

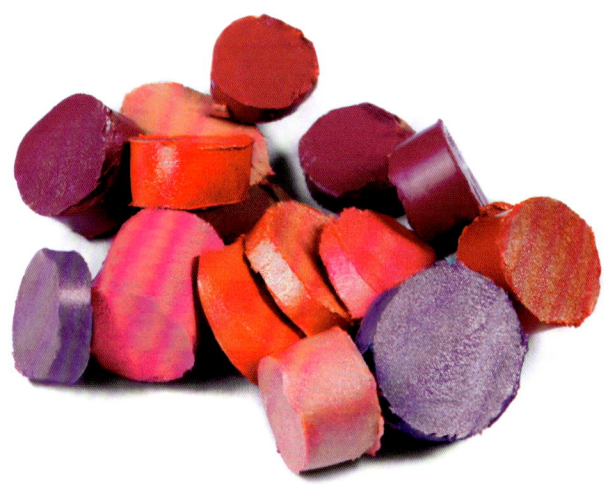

1 Mund – 5 Styles

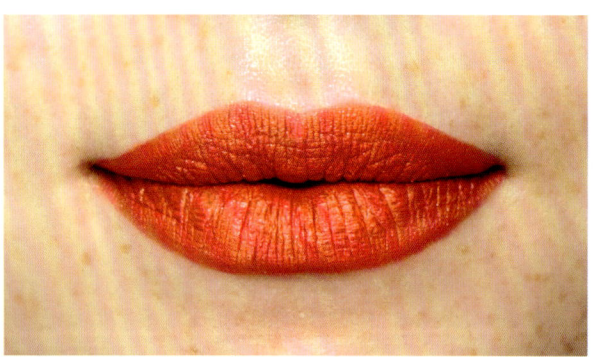

Koralle

Koralle ist eine wunderbare Farbe für den Alltag. Für all diejenigen, die ein Statement setzen, aber nicht zu dick auftragen möchten. Die Konturen mit einem Lipliner in einem leuchtenden Koralleton nachzeichnen und immer von außen nach innen arbeiten. Dann die Lippen mit dem Lipliner ausfüllen.

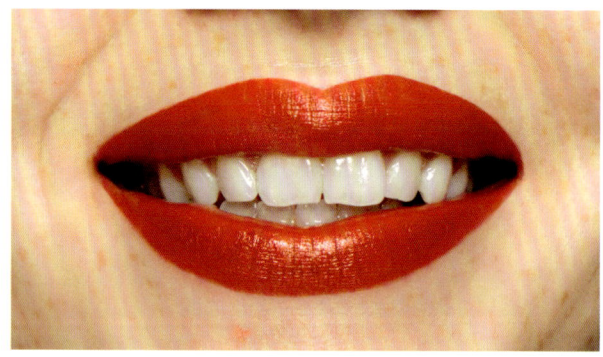

Red Orange

Eine knallige Lippenstiftfarbe, die super sexy wirkt und für einen selbstbewussten Auftritt sorgt. Die Lippenkontur mit einem Lipliner in einem Rot-Orange-Ton nachzeichnen. Ausgefüllt wird mit einem Lippenstift in einem ähnlichen Farbton, der großzügig mit dem Lippenpinsel aufgetragen wird.

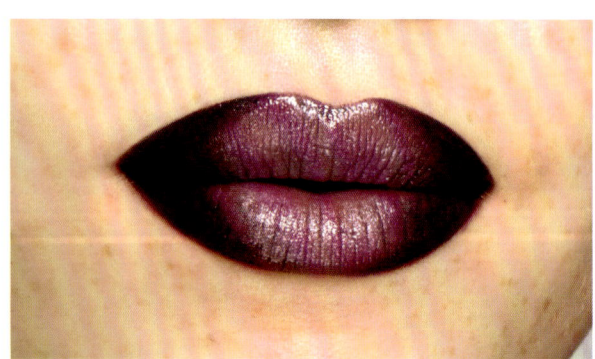

Fancy Plum

Ombré Lippen lassen den Mund voll und sinnlich wirken. Möglich sind sie in verschiedenen Farbkombinationen. Die Lippen mit einem dunkleren Konturstift umranden, die Mundwinkel ausfüllen. Darüber mit dem Lippenpinsel einen glossy Lippenstift in derselben Farbe auftragen. Die Lippenmitte mit einem Lippenstift in einem helleren Farbton ausfüllen.

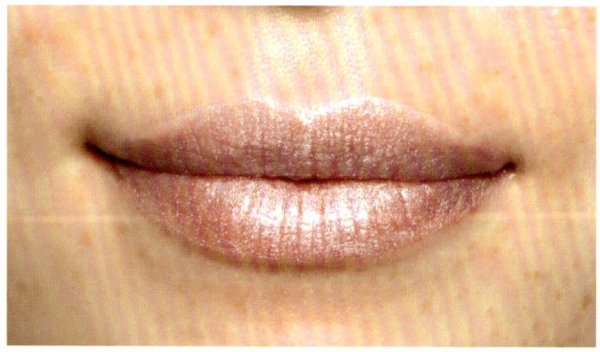

Cool Silver

Eine kühle Farbe für den Winter, die dezent wirkt und trotzdem auffällt. Der metallische Effekt lässt die Lippen strahlen und optisch größer wirken. Lippen mit einer reichhaltigen Pflege vorbereiten und dann einen metallischen Lippenstift in einem schimmernden, silbergrauen Farbton auf die Lippen auftupfen.

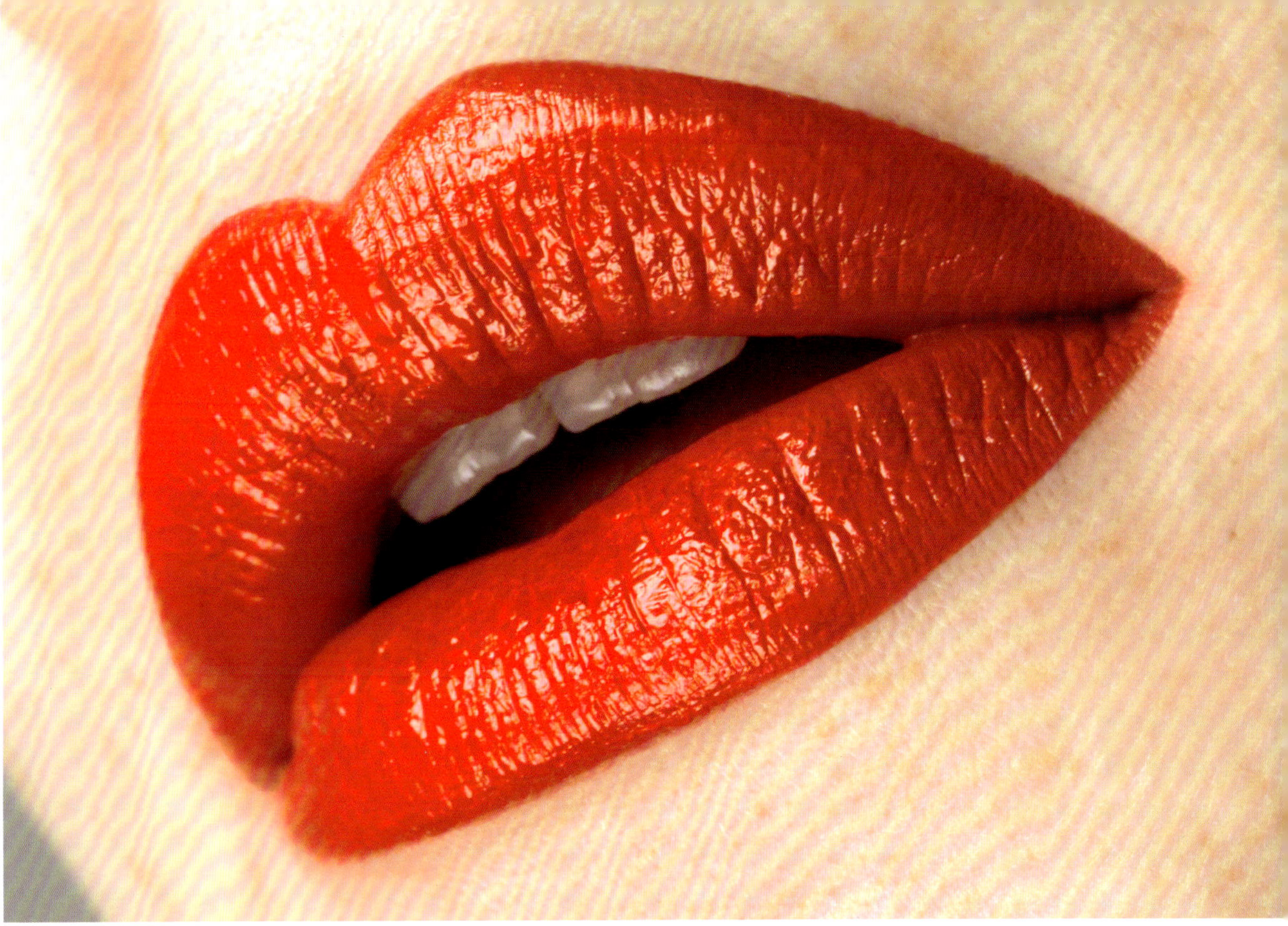

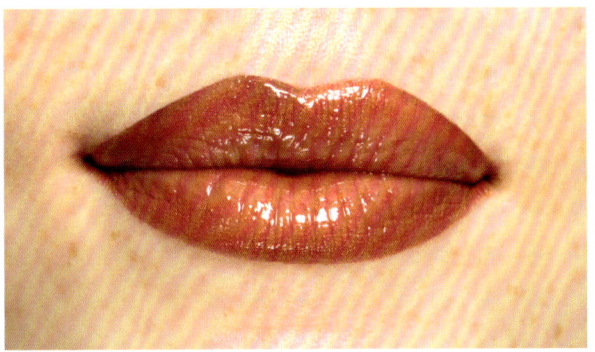

Rosenholz

Rosenholz ist meist kaum farbintensiver als der natürliche Lippenton und sorgt so für einen ganz gesunden Look. Die Lippenkontur mit einem Lipliner in der passenden Farbnuance nachzeichnen. Ausgefüllt wird mit einem Lippenstift in Rosenholz, der mit dem Lippenpinsel aufgetragen wird.

Mein Tipp

Wenn der Lipliner nicht sofort Farbe abgibt, empfiehlt es sich, diesen mit einem Föhn bei geringer Stufe leicht anzuwärmen. Dadurch wird die Konsistenz der Mine schön weich und geschmeidig und der Konturstift lässt sich gut benutzen.
Wichtig beim Ausfüllen der Lippen: Nicht über die Lippenkontur hinaus malen, sondern immer innerhalb der vorgegebenen Konturlinien bleiben!

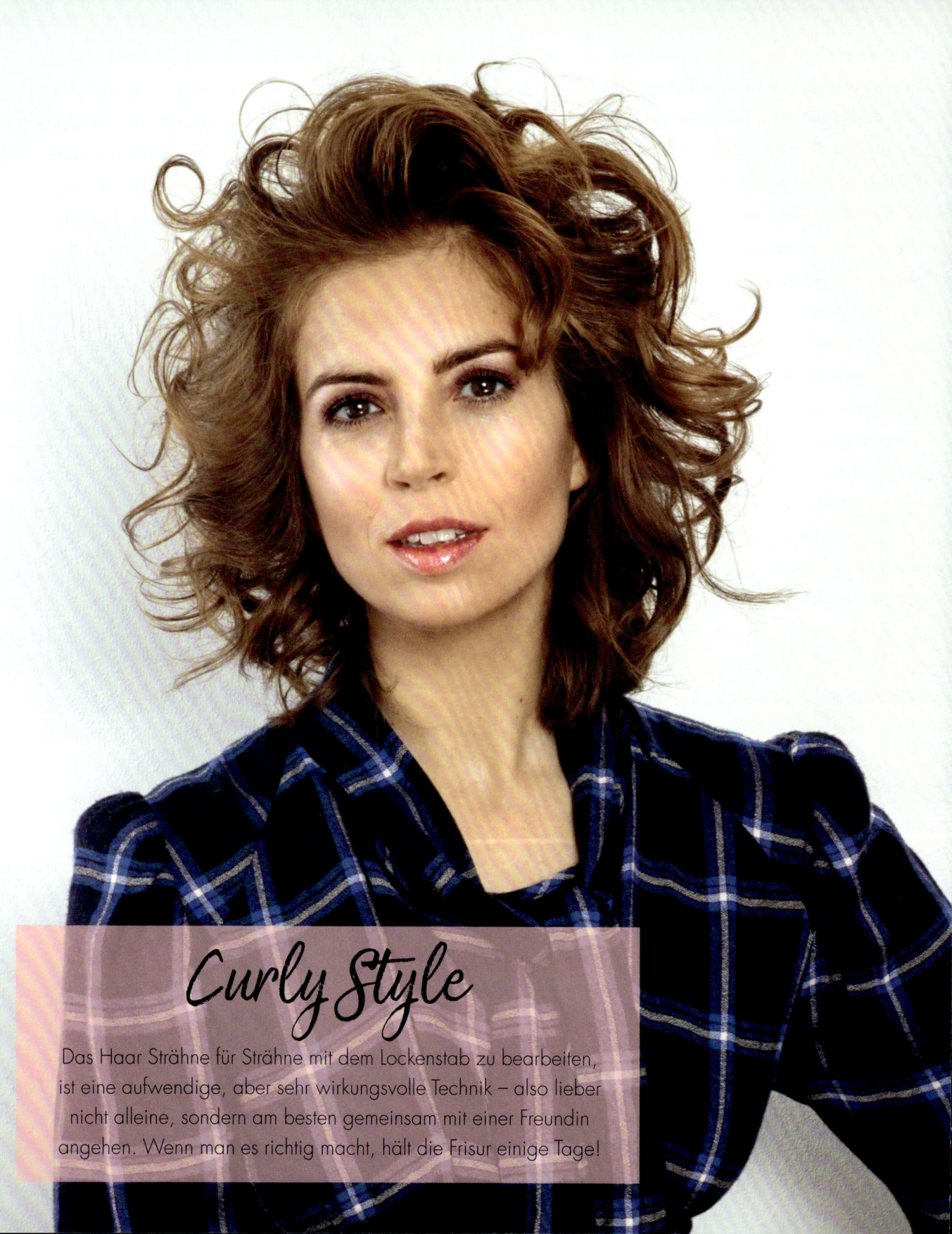

Curly Style

Das Haar Strähne für Strähne mit dem Lockenstab zu bearbeiten, ist eine aufwendige, aber sehr wirkungsvolle Technik – also lieber nicht alleine, sondern am besten gemeinsam mit einer Freundin angehen. Wenn man es richtig macht, hält die Frisur einige Tage!

1. Primer

Ein schimmernder Primer (s. S. 10) gleicht das Hautbild aus: Auf die Partie unter den Augen, auf die Wangenknochen bis auf Höhe der Pupillen, auf Kinn, Oberlippe, Lippenherz und Nasenrücken sowie zwischen die Augenbrauen und mittig darüber einarbeiten.

2. Concealer

Mit einem Concealer in einem dunkleren Farbton Konturen am Kiefer, am Kinn, an den Nasenflügeln, auf Nasenspitze und Stirn setzen. Beim Verblenden mit einem Make-up-Schwämmchen darauf achten, den dunkleren Farbton nicht zu großflächig zu verteilen. Dann die Partie unter den Augen mit einem hellen Concealer highlighten (s. S. 42), um die Augen optisch zu öffnen und sie frischer und leuchtender wirken zu lassen.

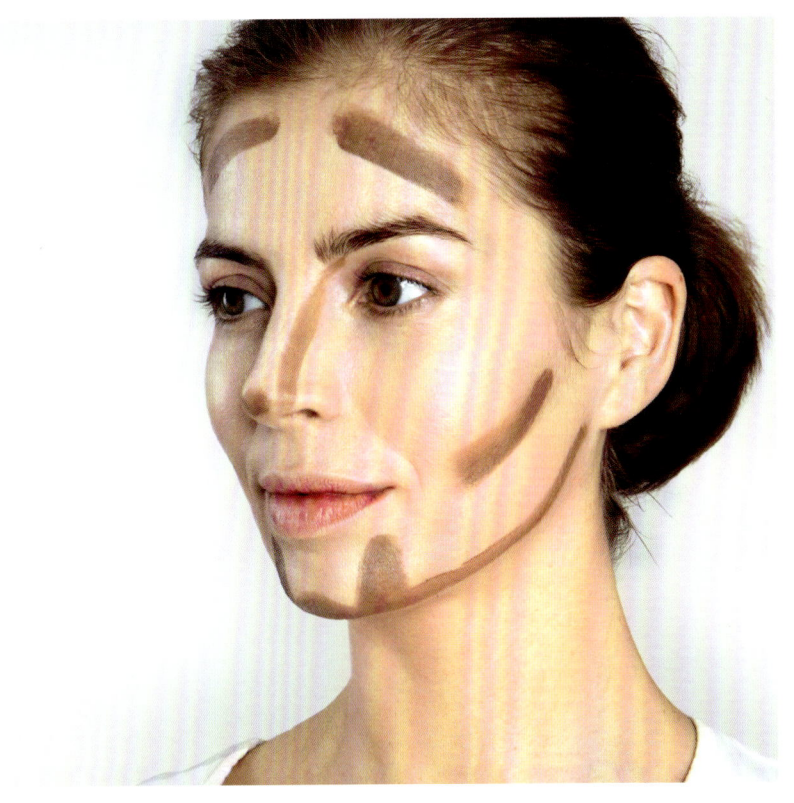

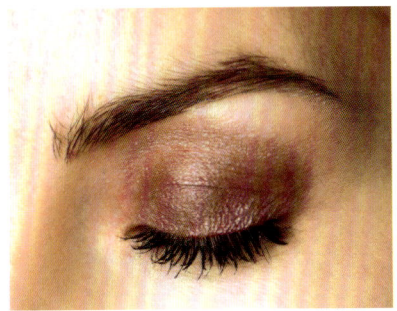

3. Augen & Wimpern

Auf das mit Lidschatten-Primer vorbereitete bewegliche Lid wird ein Lidschatten in einem grauen Taupeton aufgetragen und die Farbe etwas hochgezogen, damit der Blick strahlend und eindringlicher aussieht. Unter den Augenbrauen Highlights mit hellem Lidschatten setzen. Den oberen und unteren Wimpernkranz tuschen, fertig!

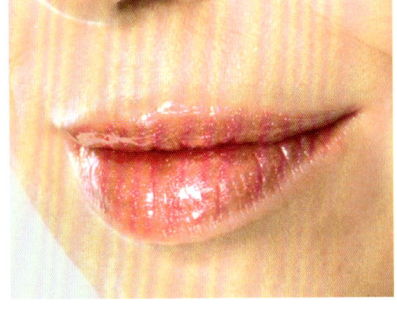

4. Lippen

Ein neutraler, schimmernder Lipgloss lässt die Lippen optisch größer erscheinen. Ganz einfach per Applikator oder mit einem Lippenpinsel auftragen.

Mein Tipp

Ein einfacher Beauty-Hack, wenn man seinen Lieblings-Puderlidschatten auch als Lippenfarbe auftragen möchte: einfach zerbröseln und mit einer transparenten Lippenpflege gut vermischen. Kann man auch in einem kleinen Tiegel als Vorrat anrühren!

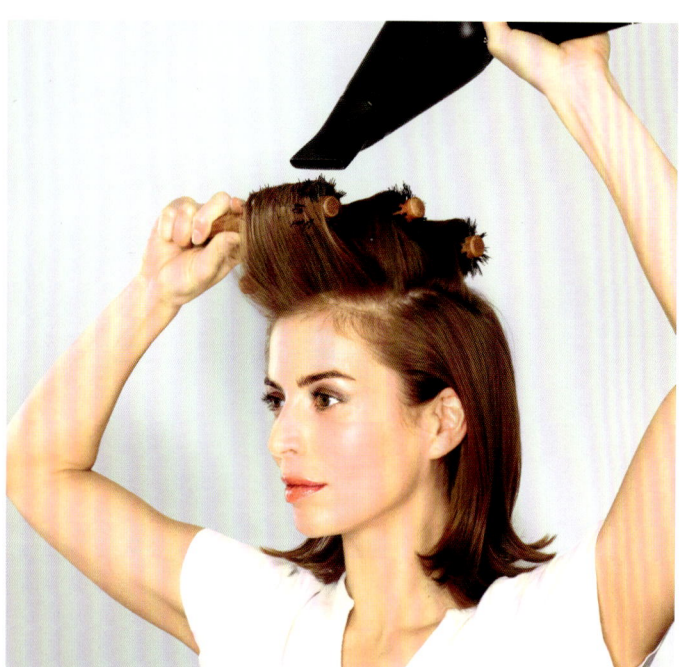
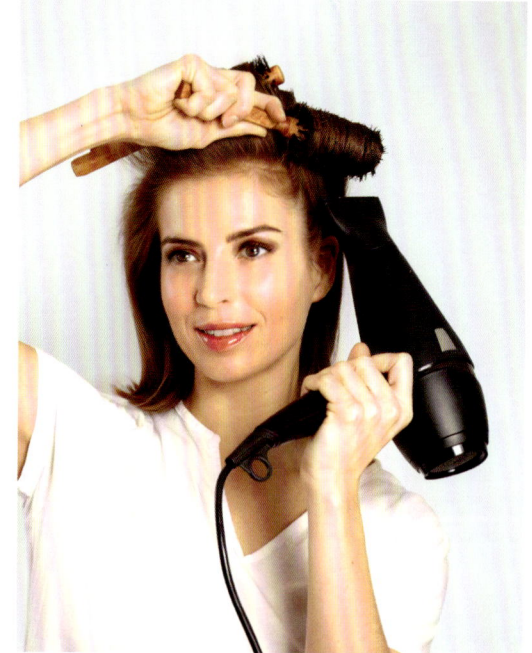
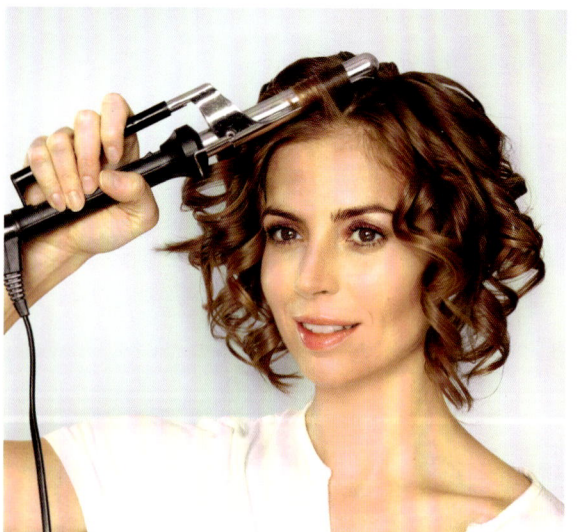
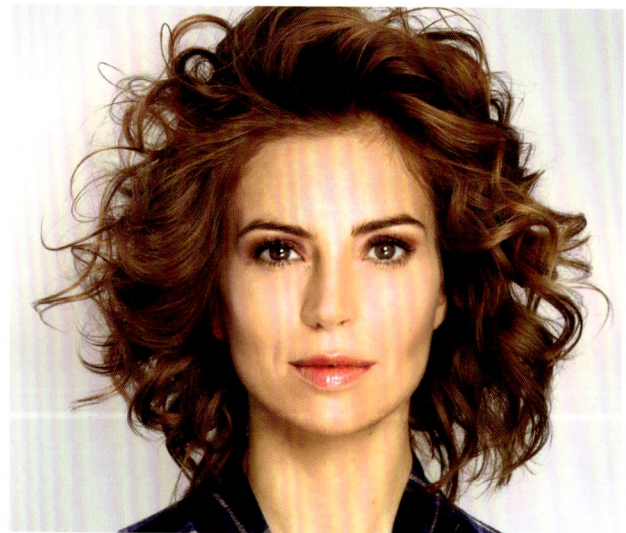

5. Haare

Für diese Frisur wird das Haar erst für mehr Volumen partienweise auf Rundbürsten gedreht. Auskühlen lassen und danach in gleich große Passés abteilen – je kleiner die Strähnen, desto kleiner die Locken! Die einzelnen Strähnen mit Haarspray besprühen, bevor diese auf einen Lockenstab gewickelt werden. Die Locken auskühlen lassen, dann nur noch mit den Händen locker in Form zupfen.

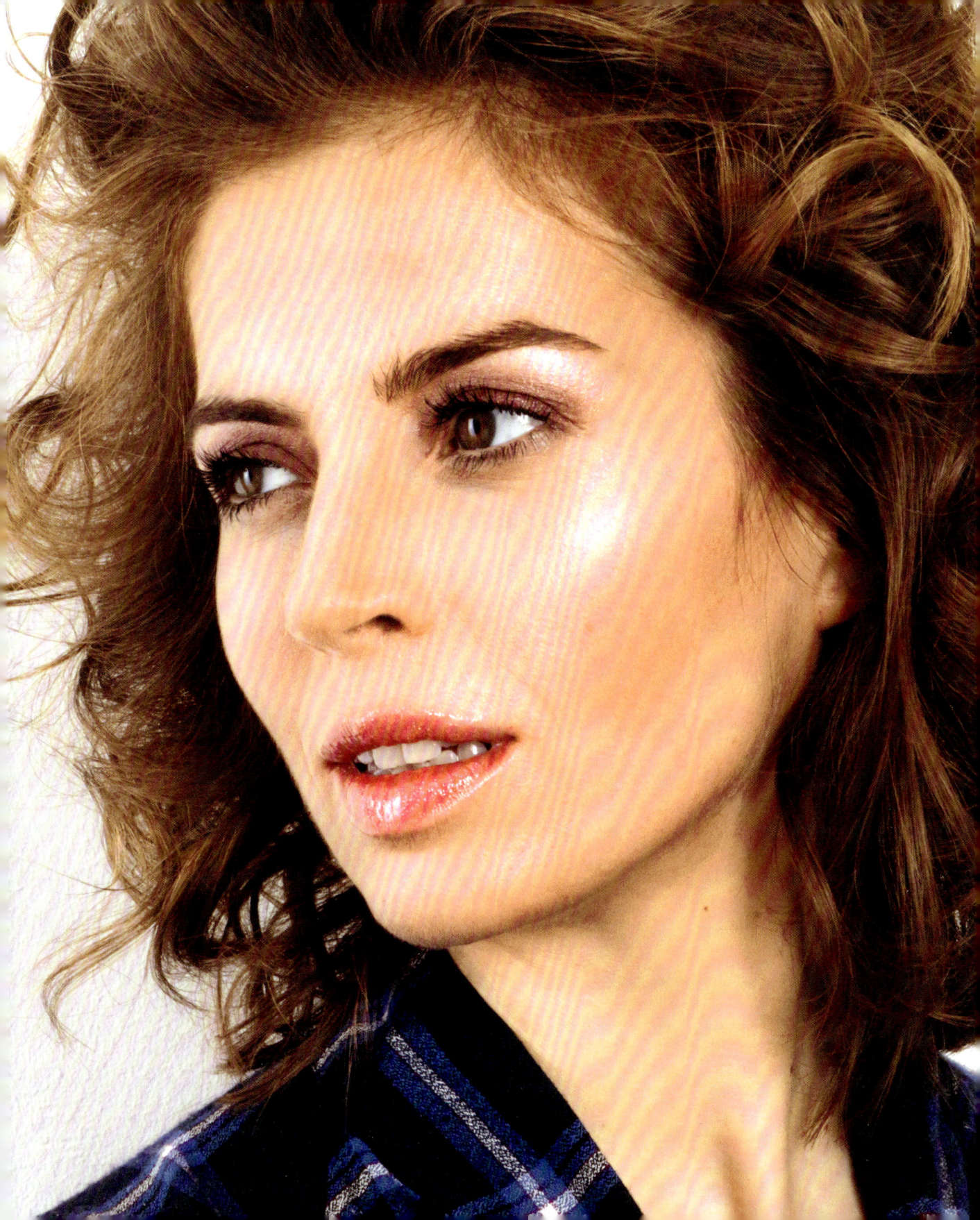

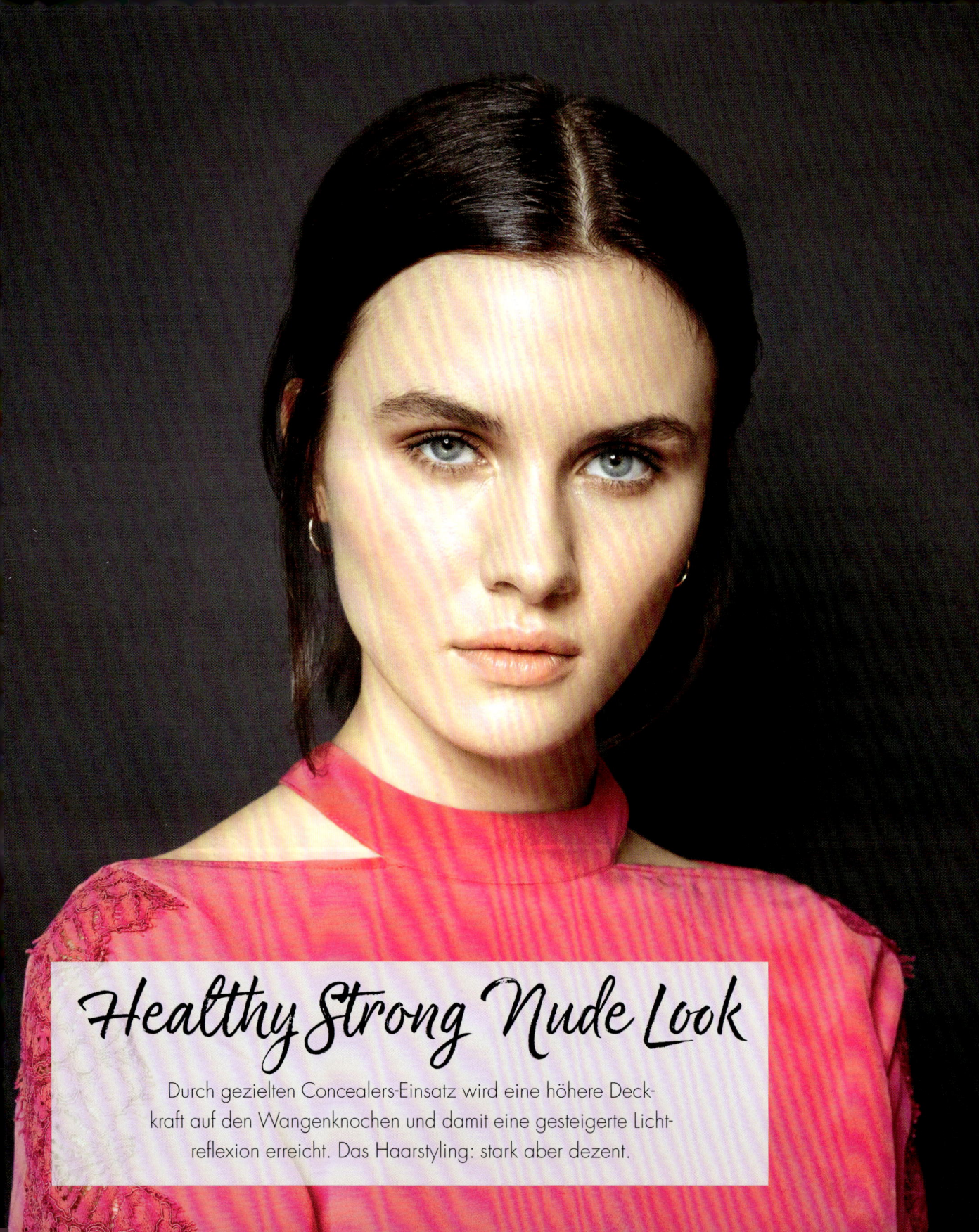

Healthy Strong Nude Look

Durch gezielten Concealers-Einsatz wird eine höhere Deckkraft auf den Wangenknochen und damit eine gesteigerte Lichtreflexion erreicht. Das Haarstyling: stark aber dezent.

1. Teint

Mögliche Glanzstellen mit einem Primer vorbereiten, dann eine schimmernde BB-Cream mit den Fingern im Gesicht verblenden. Concealer im Farbton des eigenen Teints auf Nasenrücken, Stirn und Kinn sowie unter den Augen auftragen – dabei etwa 2–3 mm Abstand zum unteren Wimpernkranz halten, damit die natürliche Schattierung dem Auge Kontur verleihen kann.

2. Augen & Augenbrauen

Die Brauen in Form bürsten und das bewegliche Lid mit einem mattierenden Lidschatten-Primer vorbereiten: Zuerst einen zarten, erdfarbenen Beige-Braunton auftragen und mit dem Blender-Pinsel verblenden. Unter dem Auge eine dezente Schattierung mit einem kleinen Lidschattenpinsel platzieren, wobei der innere und äußere Augenwinkel ausgespart wird.

3. Wimpern

Den oberen Wimpernkranz kräftig mit Mascara betonen, den unteren Wimpernkranz nur minimal tuschen.

4. Lippen

Die eigene Lippenfarbe durch eine Massage – etwa mit einer weichen Zahnbürste oder einem Lippenpeeling – intensivieren und die gut durchbluteten Lippen mit einem farblich passenden Lipgloss betonen.

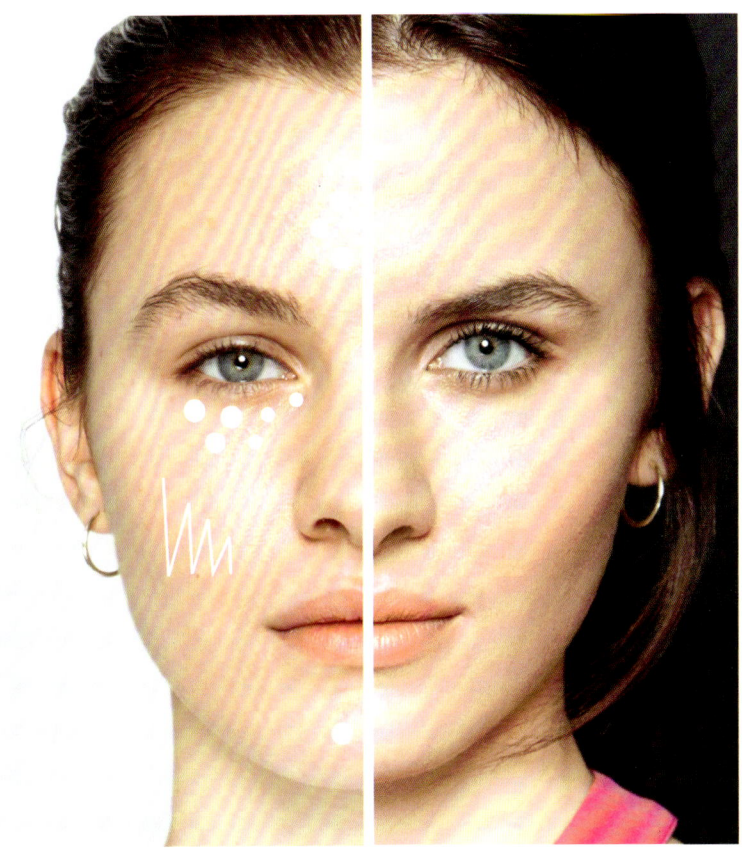

5. Haare

Die Haare mit einem Sprühfestiger vorbereiten und mit dem Föhn sehr gut antrocknen, dann Passé für Passé direkt am Ansatz über eine große Rundbürste vollständig trocken föhnen. Das glättet das Haar, verleiht Sprungkraft und Glanz und vereinfacht das Styling. Wer mehrere Rundbürsten hat, kann diese wie Lockenwickler verwenden (s. S. 101). Die Haare nach hinten zu einem tiefsitzenden Pferdeschwanz nehmen und im Nacken fixieren. Vorsichtig einzelne Haarsträhnen lösen und mit Haarspray fixieren.

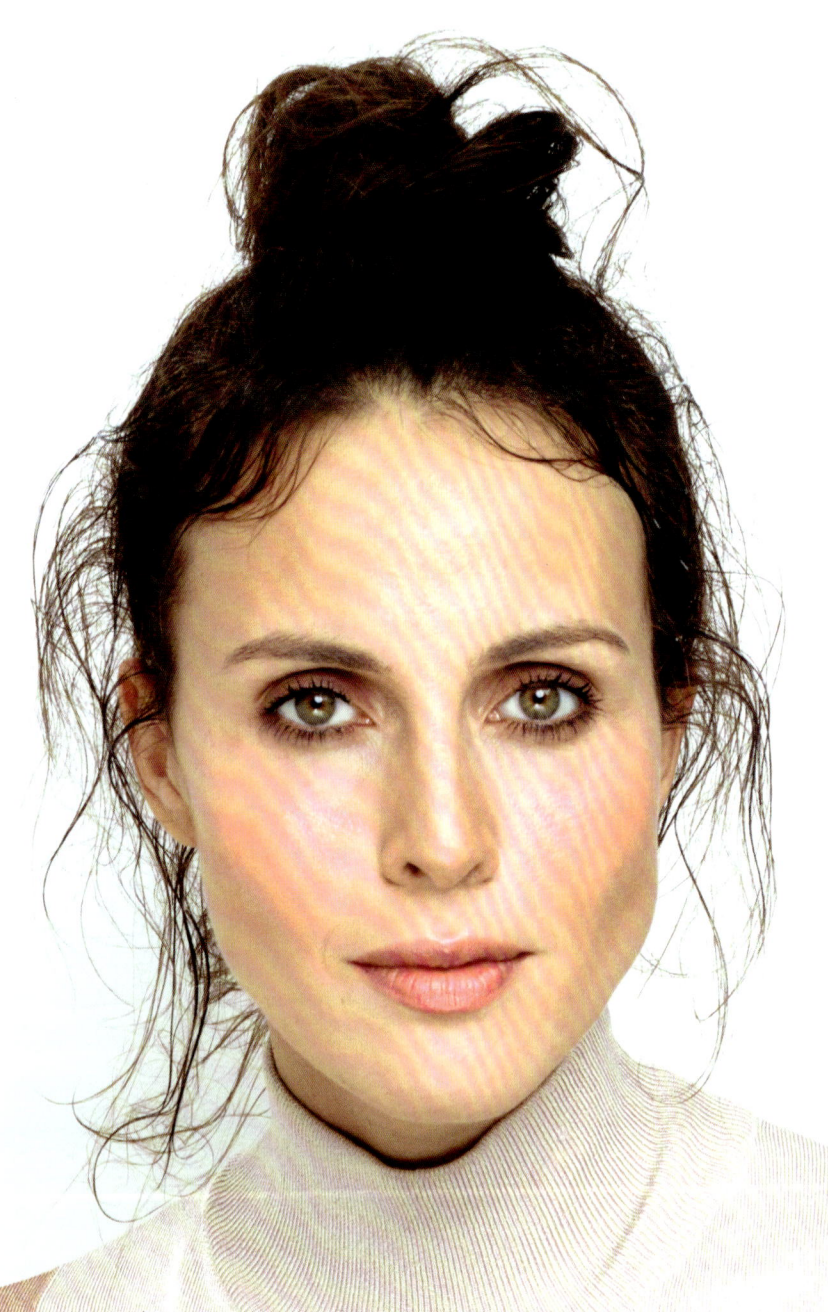

Natural Rosé

Frisches Rosa sorgt für einen natürlichen, healthy Look. Ein Messy Bun ist die perfekte Styling-Ergänzung.

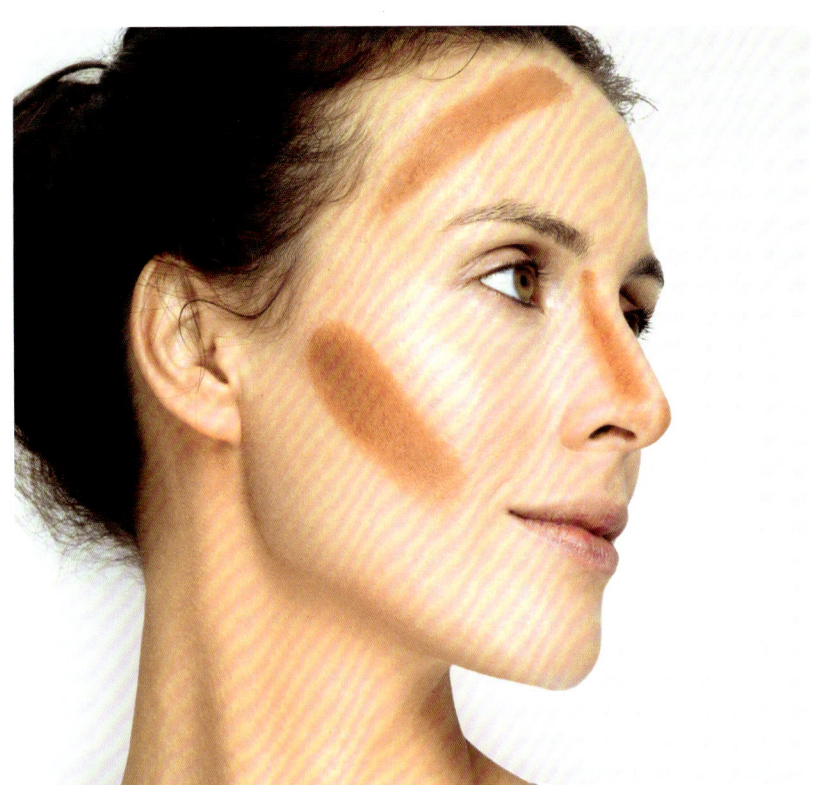

1. Foundation

Um Farbunterschiede der Haut auszugleichen, wird das Make-up mit einem
Pinsel auf die betreffenden Stellen aufgetragen.

2. Concealer

Einen Concealer unter den Augen, auf
Nasenwurzel und -rücken, um die Lippen herum sowie unter- und oberhalb
der Augenbrauen auftupfen.

3. Contouring

Für das Contouring einen cremigen
Konturstick in einem etwas dunkleren
Farbton wählen und Darklights platzieren (s. S. 53). Die Konturstreifen sorgfältig verblenden.

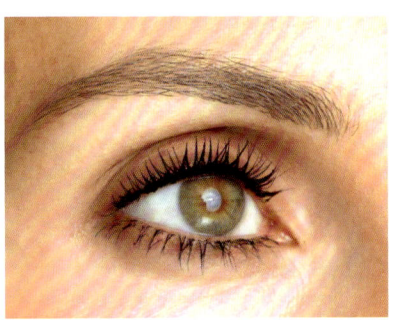

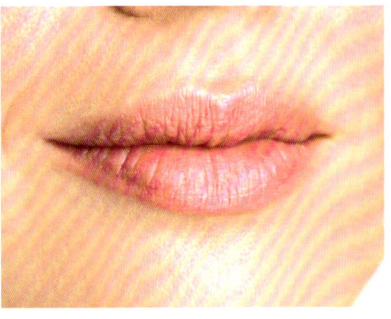

4. Augen & Wimpern

Einen matten, caramelfarbenen Lidschatten auf das beweglichen Lid
auftragen, die oberen Wimpern mit
Mascara tuschen. Unterhalb des
unteren Wimpernkranzes mit einem
kleinen Lidschattenpinsel Schattierungen auftragen und gut verblenden.
Zum Schluss auch den unteren Wimpernfächer tuschen, das verleiht dem
Auge zusätzliche Kontur.

5. Lippen

Für einen frischen und natürlichen Look
einen zarten roséfarbenen Lippenstift
oder getönten Pflegebalm auftragen.

Mein Tipp

So hält der Lippenstift länger:
Ich teile dafür ein Kosmetik- oder
Papiertaschentuch in seine Lagen
auf, nehme die dünnste und lege
diese auf die geschminkten Lippen.
Mit transparentem Puder ab-
pudern, dann hält die Farbe des
Lippenstifts besser und länger.

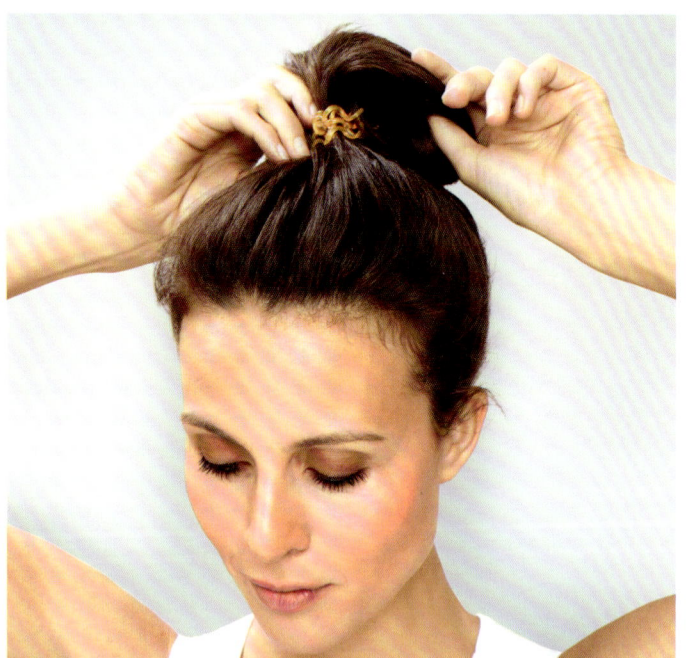
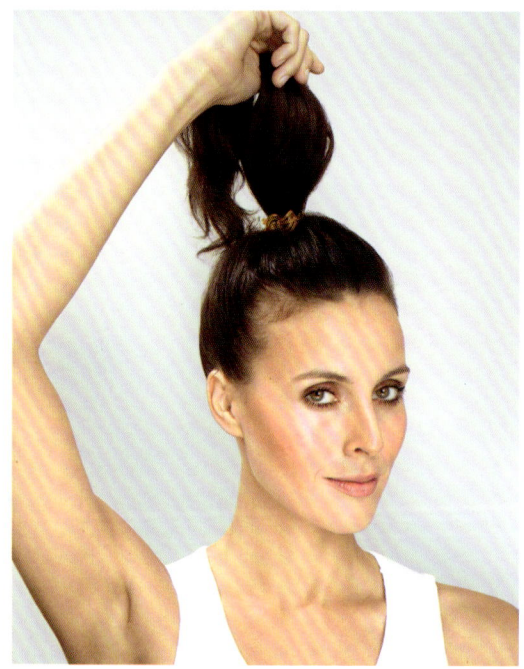
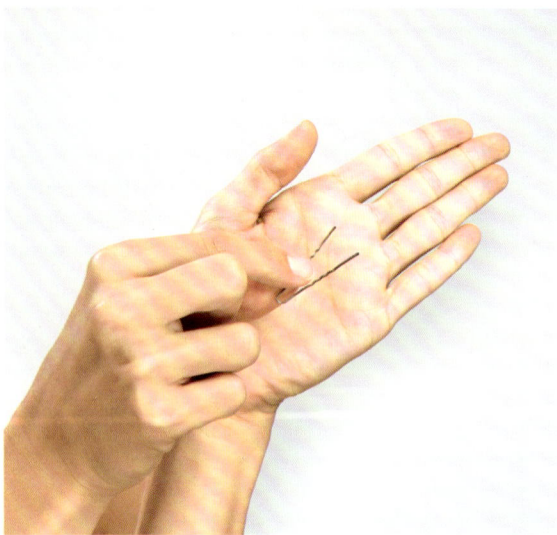
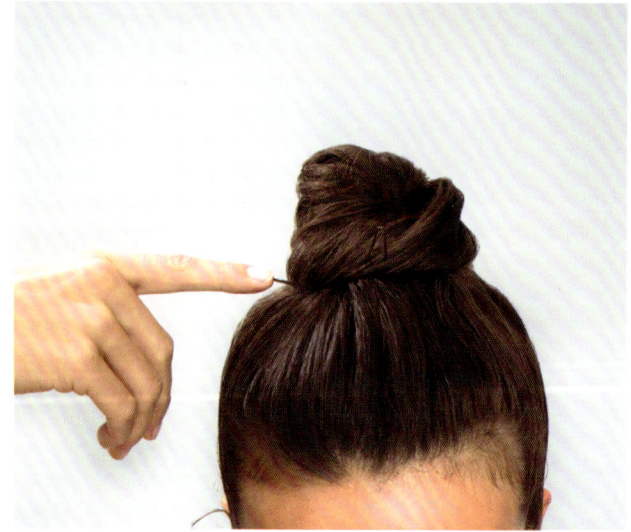

6. Haare

Die Haare mit einem rutschfesten Haargummi zu einem hohen Pferdeschwanz zusammenbinden und um das Haargummi wickeln, bis ein Bun entsteht. Mit farblich zu den Haaren passenden Haarnadeln feststecken und mit Haarspray fixieren. Danach die Wicklungen des Buns vorsichtig mit den Fingern auflockern.

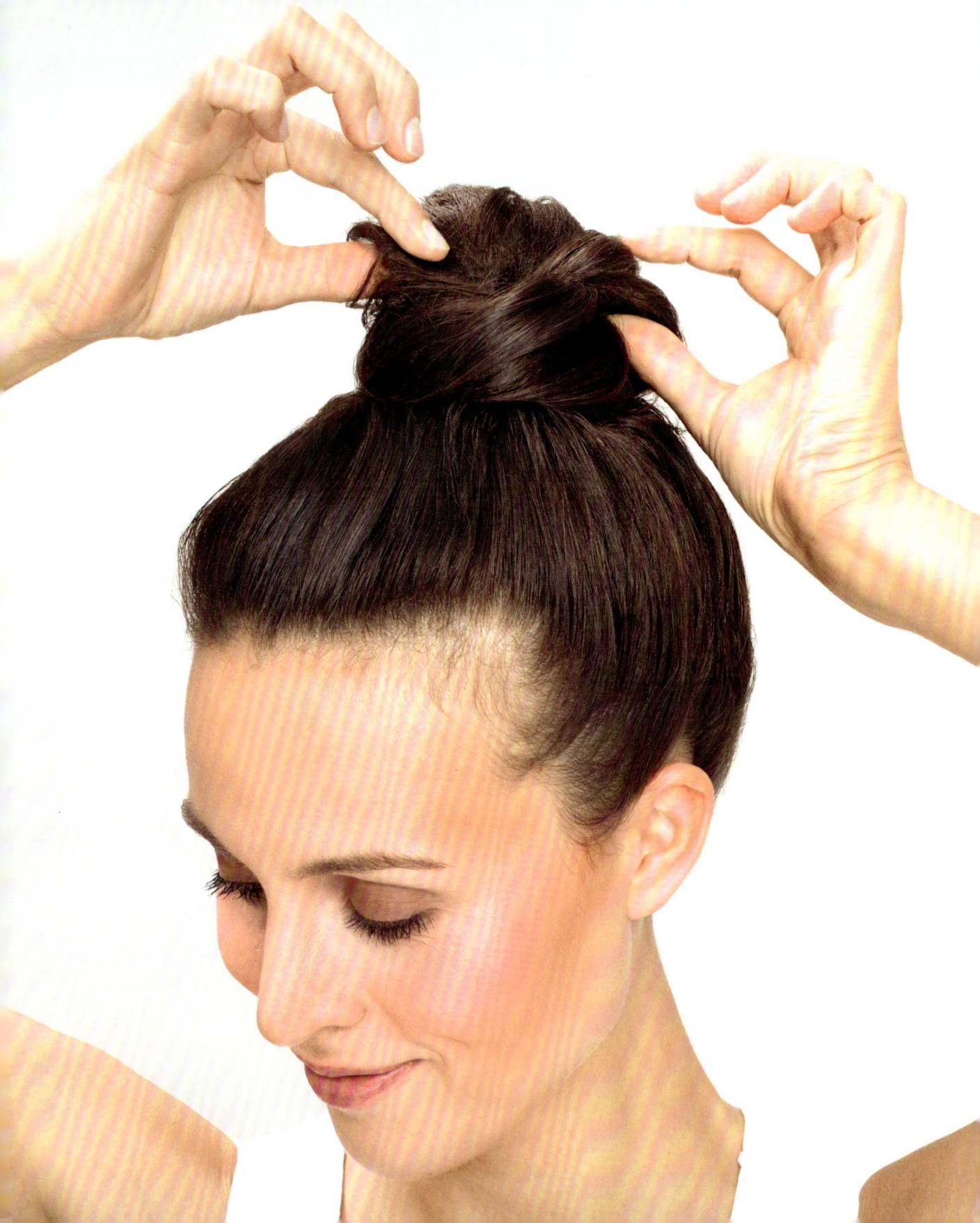

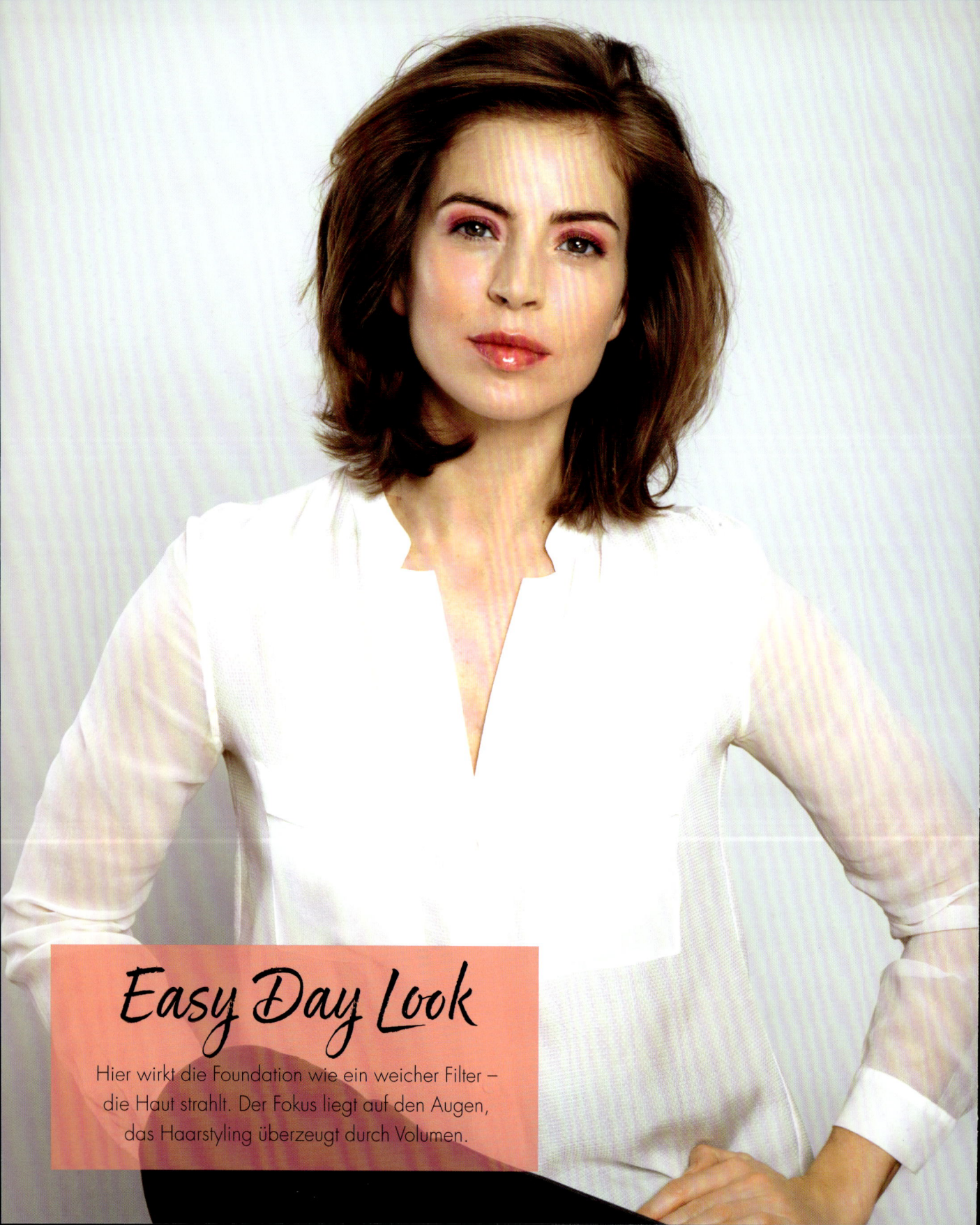

Easy Day Look

Hier wirkt die Foundation wie ein weicher Filter –
die Haut strahlt. Der Fokus liegt auf den Augen,
das Haarstyling überzeugt durch Volumen.

1. Foundation und Concealer

Auf die vorab sehr gut gepflegte Haut wird eine zarte Foundation mit einem Make-up-Pinsel von der Gesichtsmitte nach außen aufgetragen. Mit einem zum Hautton passenden Concealer können etwaige Augenschatten einfach abgedeckt werden.

2. Augen & Wimpern

Die Brauen mit Augenbrauenmascara auffüllen und in Form bürsten. Die beweglichen Lider mit einem Lidschatten-Primer vorbereiten, dann zart mit einem Cremelidschatten in einem frischen Pink-Roséton betupfen. Gut verblenden und mit einem Fixierspray haltbar machen. Nur den oberen Wimpernkranz dezent tuschen.

3. Lippen & Rouge

Die Lippen werden nur mit einer glänzenden Lippenpflege verwöhnt. Der Fokus liegt klar auf den Augen. Die Wangen mit einem zarten Rouge hervorheben.

Mein Tipp

Hilfe für glänzende Nasen: vor der Foundation einen Lidschatten-Primer auf Nasenrücken und Nasenflügel auftragen und kurz einwirken lassen. Das lässt die Haut wesentlich länger mattiert aussehen. Notfall-Tipp für unterwegs: Löschpapier als auch Taschentücher oder Toilettenpapier bestehen aus ähnlichen Stoffen wie Blotting Paper und helfen dabei, überschüssiges Öl von der Haut aufzunehmen.

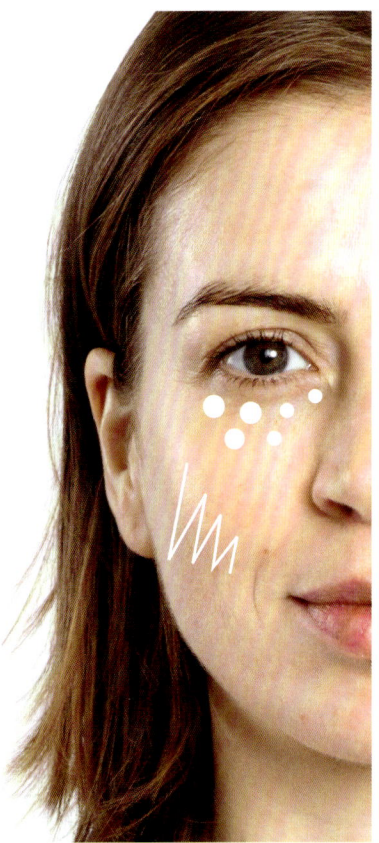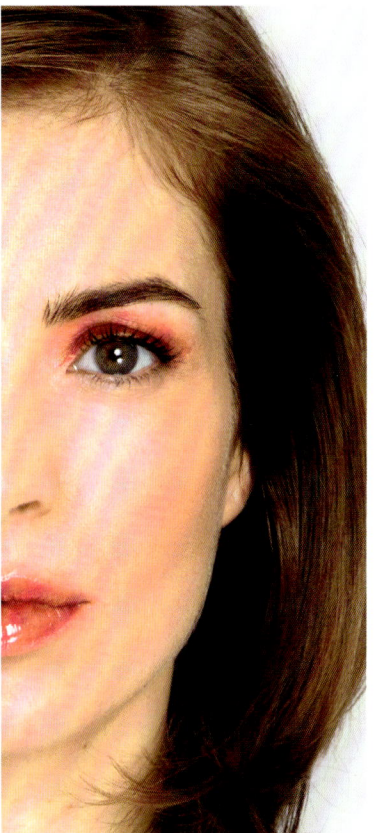

4. Haare

Das handtuchtrockene Haar gleichmäßig vom Ansatz bis in die Spitzen mit einer Styling-Lotion vorbereiten und mit dem Haartrockner trocknen. Passé für Passé über eine Rundbürste ziehen, einrollen und föhnen. Die Bürste wird erst nach dem Auskühlen entfernt! Schneller geht es, wenn man mehrere Rundbürsten benutzt (s. S. 101). Die Frisur zum Abschluss mit Haarspray fixieren.

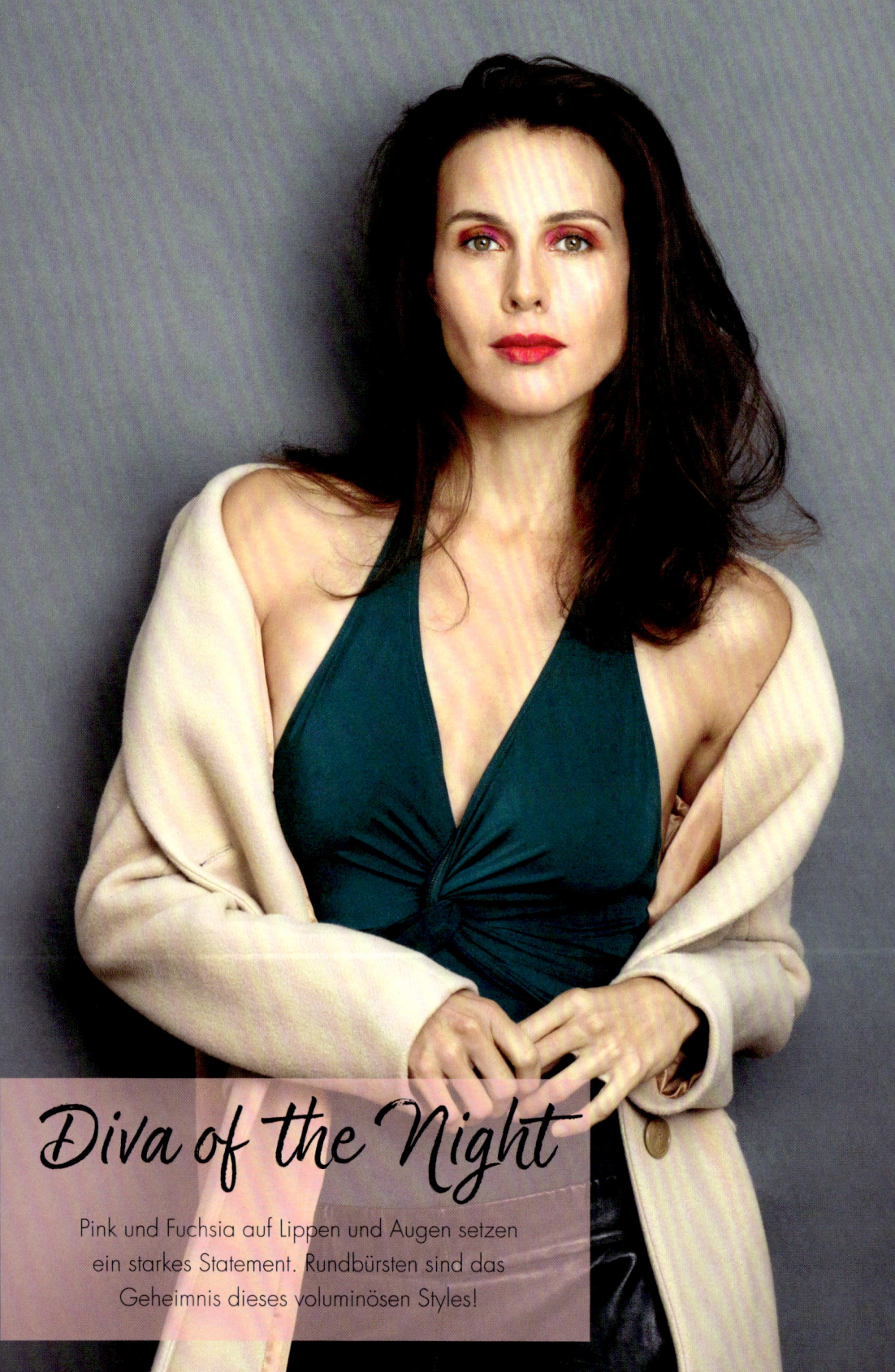

Diva of the Night

Pink und Fuchsia auf Lippen und Augen setzen
ein starkes Statement. Rundbürsten sind das
Geheimnis dieses voluminösen Styles!

1. Foundation

Für diesen Look wird nur dort eine minimal ausgleichene Foundation aufgetragen, wo tatsächlich eine Farbabweichungen im Teint vorhanden ist.

2. Concealer

Unter den Augen Concealer mit einem Make-up-Schwämmchen von außen nach innen einarbeiten. Mit einem losen Setting-Puder fixieren (s. S. 43)

3. Wangen

Die Wangenknochen mit einem neutralen Puder einschattieren, der eine Nuance dunkler ist – das verleiht dem Gesicht Strahlkraft. Vom höchsten Punkt des Wangenknochens aus etwas Rouge in einem dunklen Roséton von vorne nach hinten verblenden.

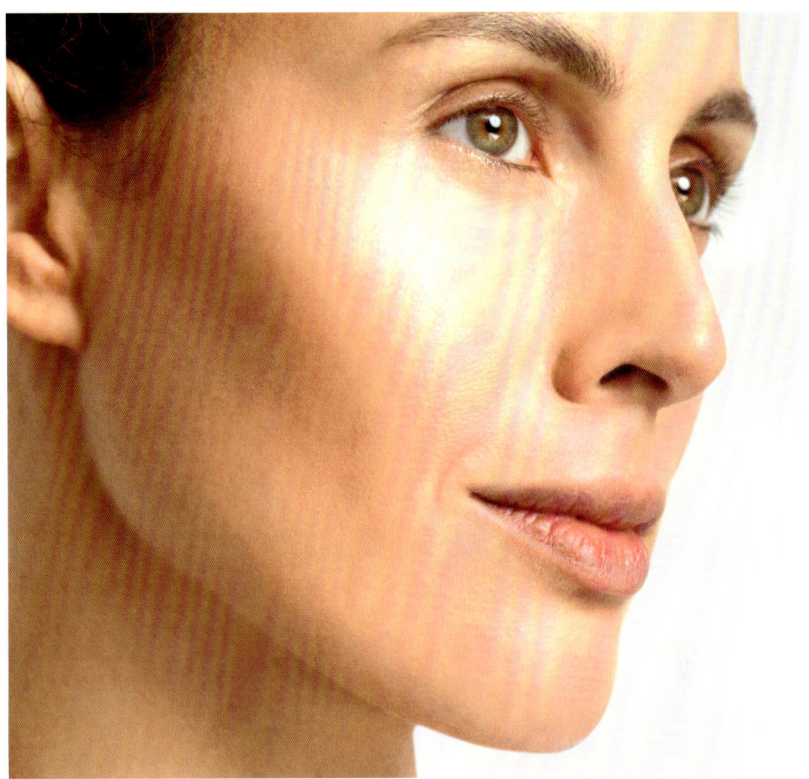

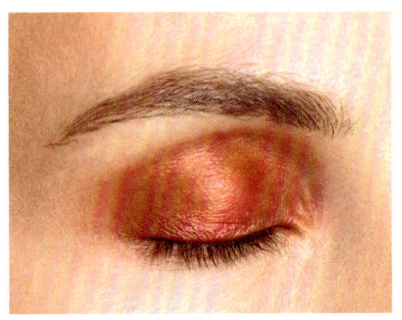

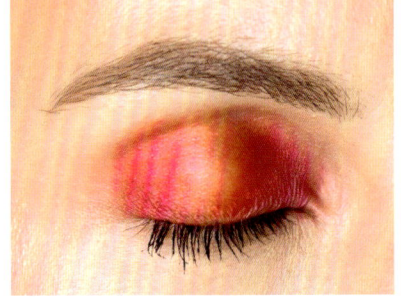

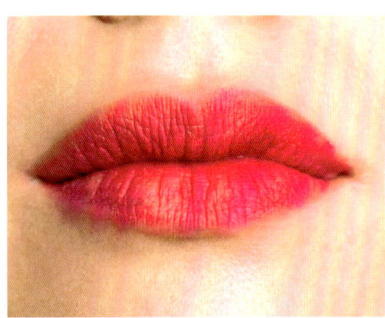

4. Augen

Die Brauen mit Augenbrauenpuder ausgleichen und den oberen Bogen mit mit dem Puder definieren – das erzeugt einen optischen Lifting-Effekt. Das bewegliche Lid vom äußeren bis zum inneren Augenwinkel mit Lidschatten in einem Kupferton ausfüllen.

5. Augen & Wimpern

Auf diese Grundierung wird ein kräftigerer Fuchsia-Ton in den inneren und äußeren Augenwinkel gesetzt. Jeweils bis zur Mitte hin bis auf Höhe der Pupille verblenden. Den oberen Wimpernkranz mit Mascara tuschen, der untere bleibt dezent.

6. Lippen

Auf die Lippen kommt ein knalliger, pinkfarbener Lippenstift in einer Fuchsia-Nuance. Die Farbe wird nur mit dem Finger aufgetragen, die Außenlinien (Lippenkontur) definiert man mit einem Wattestäbchen. Das lässt die Lippen größer wirken.

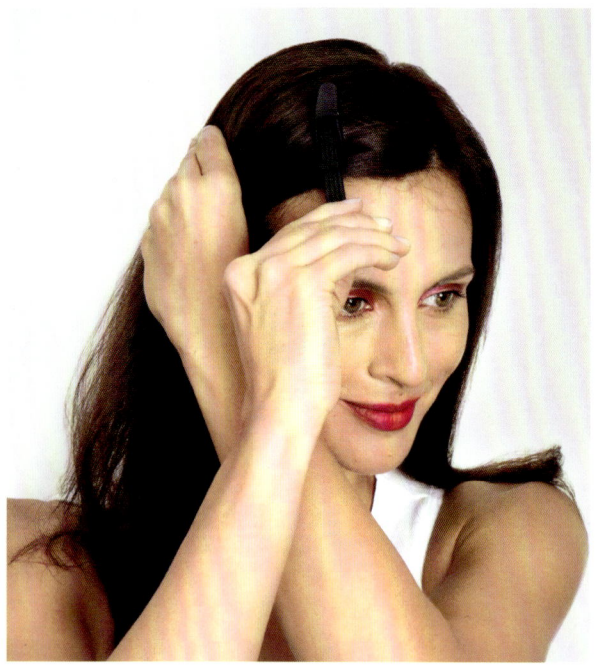

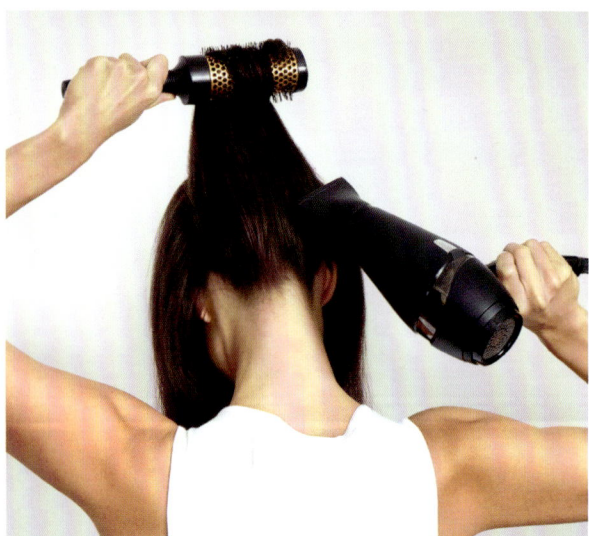

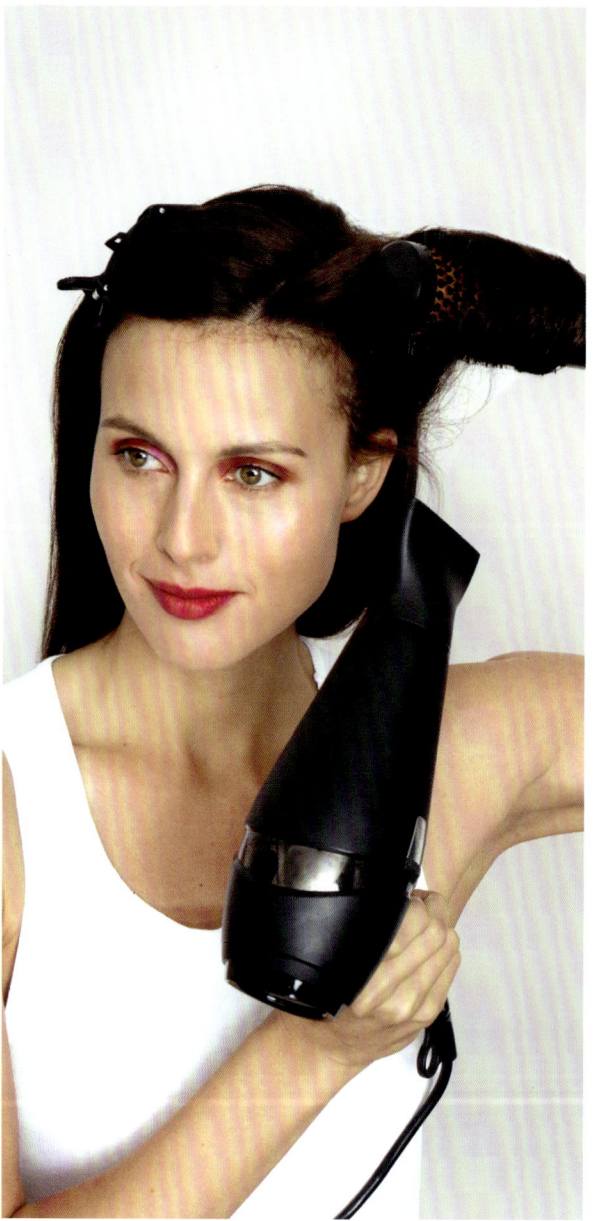

7. Haare

Einen Sprühfestiger von den Ansätzen bis in die Spitzen gleichmäßig in die handtuchtrockenen Haare geben und diese über Kopf nahezu trocken föhnen. Dann Strähne für
Strähne über eine Rundbürste glatt föhnen: Dazu die Bürste vom Ansatz in einer Drehbewegung nach außen ziehen, das schafft Volumen. Wer gerne extra Bewegung ins
Haar bringen möchte, dreht die Strähne danach nochmals vollstängig auf die Rundbürste und lässt sie abkühlen, bevor die Bürste entfernt wird. Mit Haarspray fixieren.

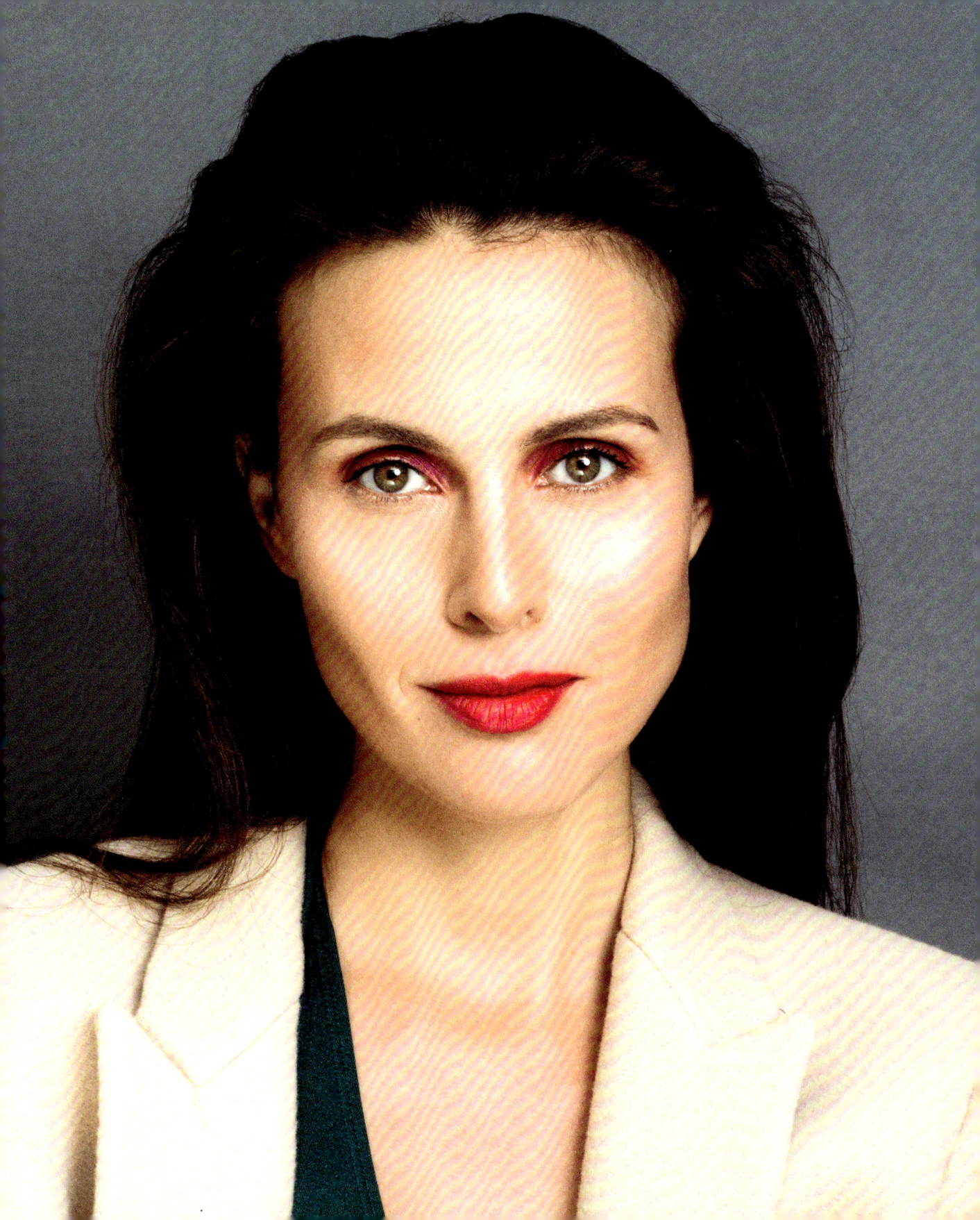

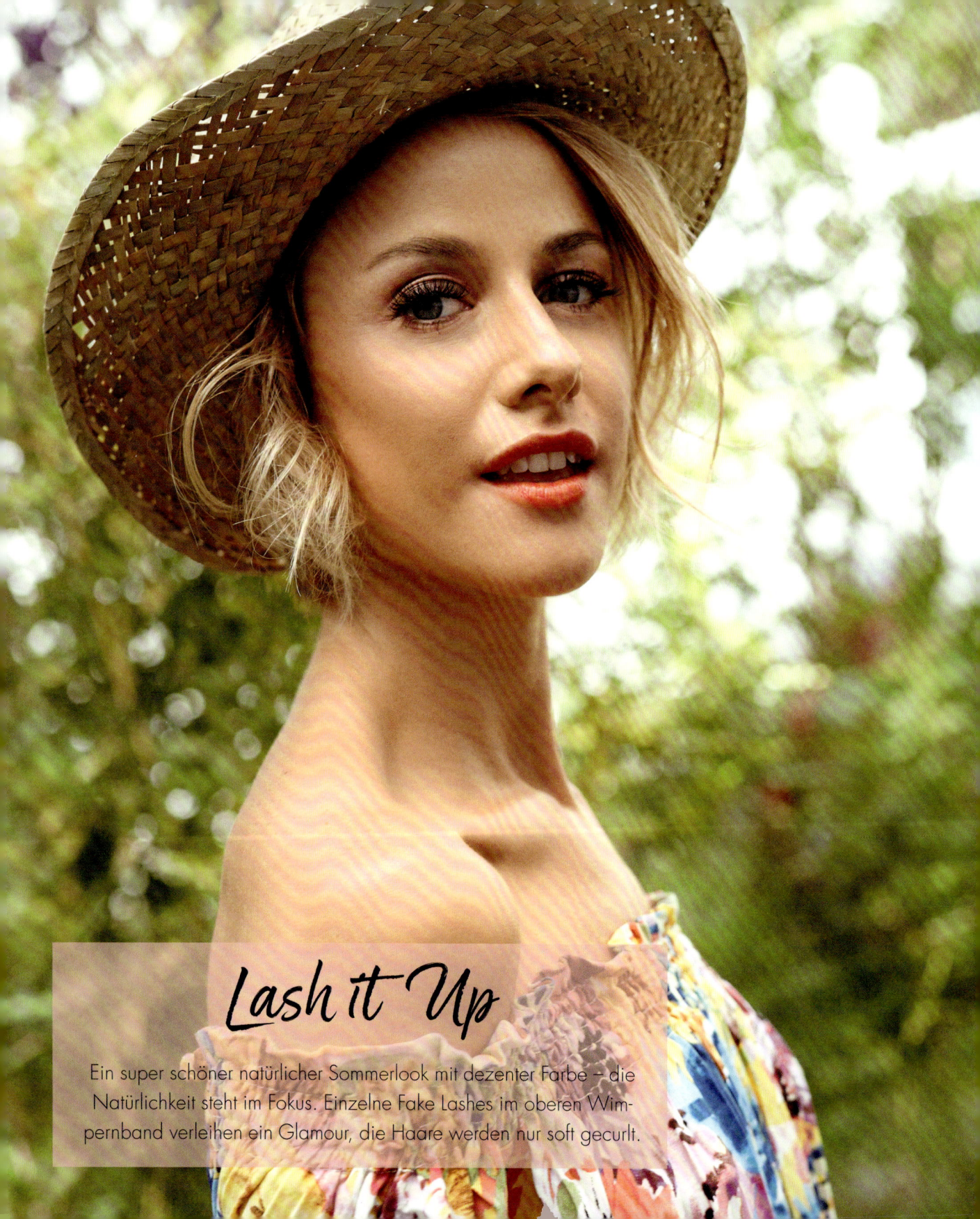

Lash it Up

Ein super schöner natürlicher Sommerlook mit dezenter Farbe – die Natürlichkeit steht im Fokus. Einzelne Fake Lashes im oberen Wimpernband verleihen ein Glamour, die Haare werden nur soft gecurlt.

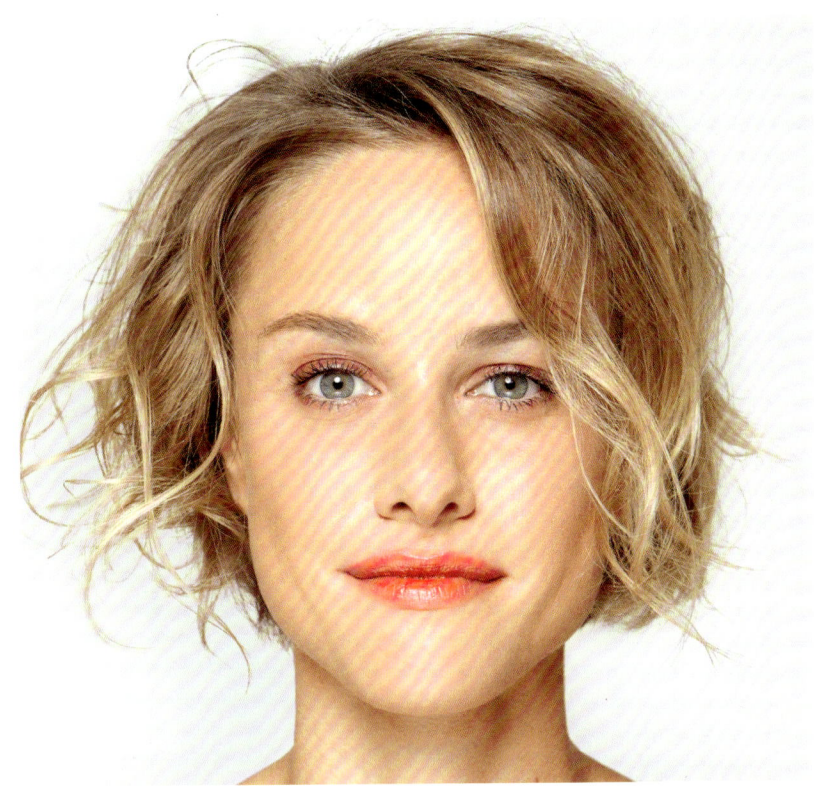

1. Foundation, Augen-brauen & Lider

Für diesen Look wird die Haut mit Flüssig-Makeup perfektioniert: Drei Tupfer auf Nasenrücken, Wangen und Stirn geben. Das Gesicht rundherum einen Ton dunkler natürlich shapen. Etwas Concealer unter den Augen sorgt für mehr Frische (s. S. 42).

Die Augenbrauen mit einem Fiberfiller-Produkt nachmalen. Dies verdichtet die Härchen optisch und lässt die Brauen natürlich und voll wirken.

Ein softer, rosiger Ton auf dem beweglichen Lid lässt den Blick strahlen.

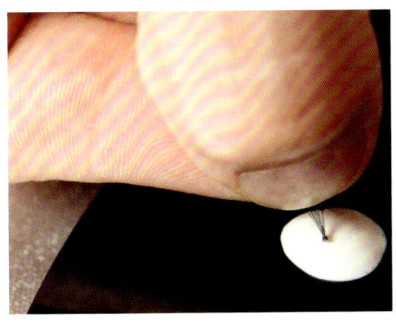
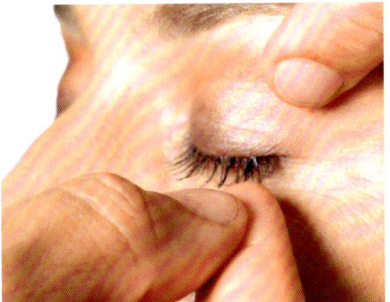
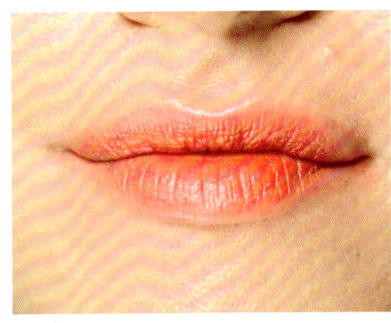

2. Augen

Die eigenen Wimpern mit der Wimpernzange nach oben biegen und die Ansätze leicht antuschen. Dann auf den Ansatz der Fake Lashes Wimpernkleber auftupfen, kurz anpusten und 10 Sekunden warten. In der Mitte des Auges beginnend die Fake Lashes zwischen die eigenen Wimpern legen und so positionieren, dass sich die rechten und linken Wimpern ganz nah sind, ohne sich zu berühren. In diesen

Abstand das nächste Dreier-Bundle an Fake Lashes positionieren – die Technik wiederholen, bis man das gewünschte Ergebnis erzielt hat.

3. Lippen

Ein rot-koralliger, softer Lipbalm rundet den natürlichen Look dezent ab.

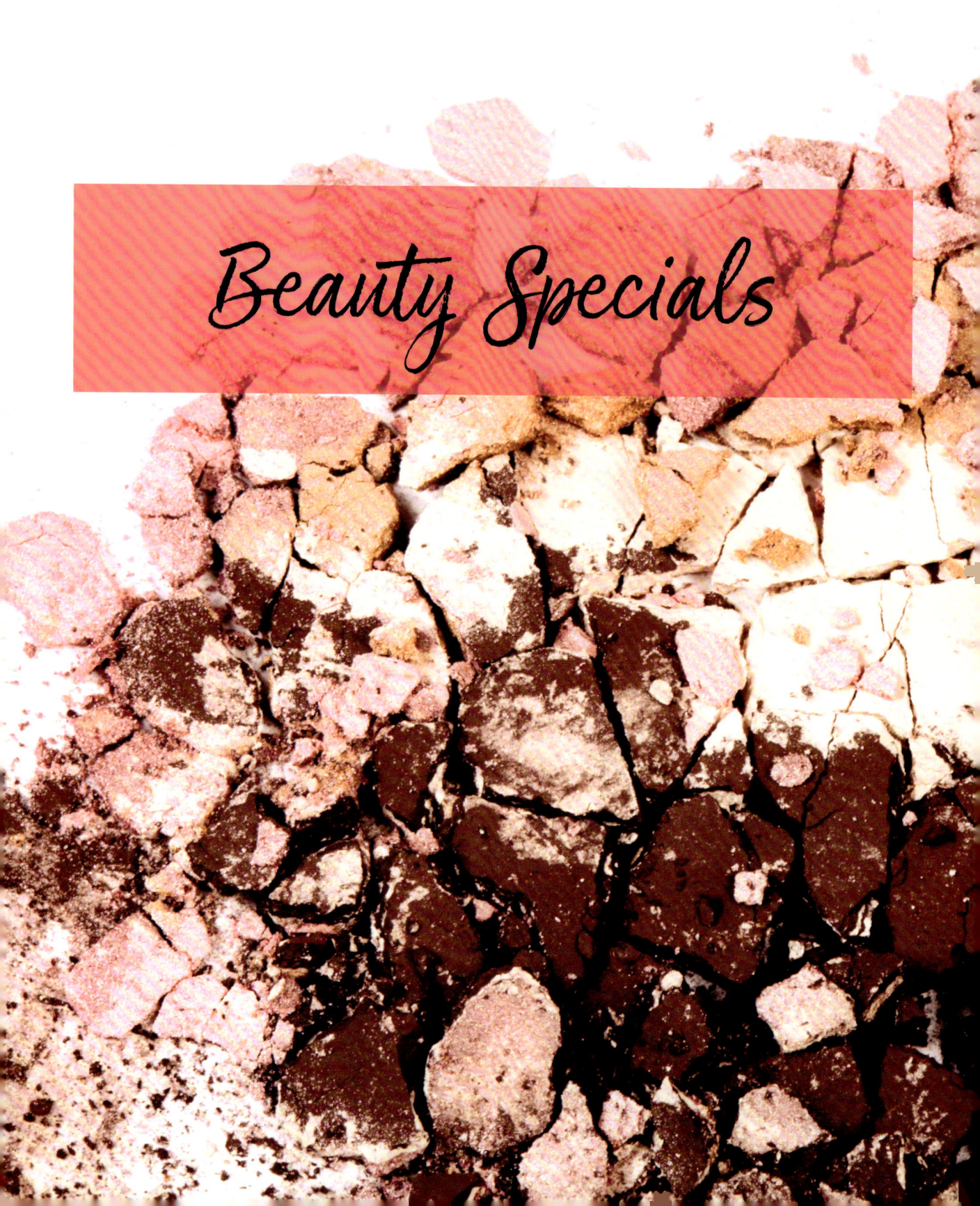

Beauty Specials

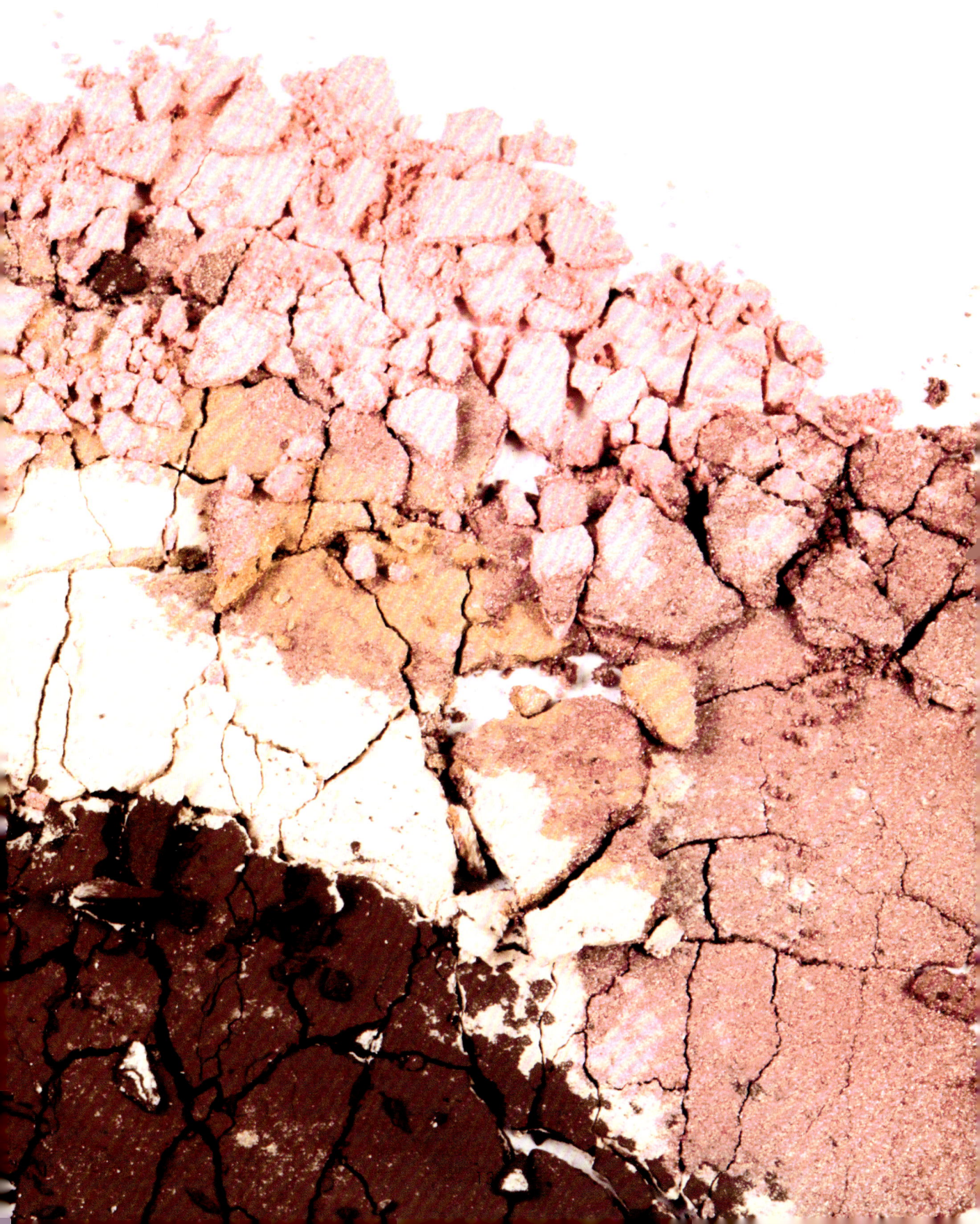

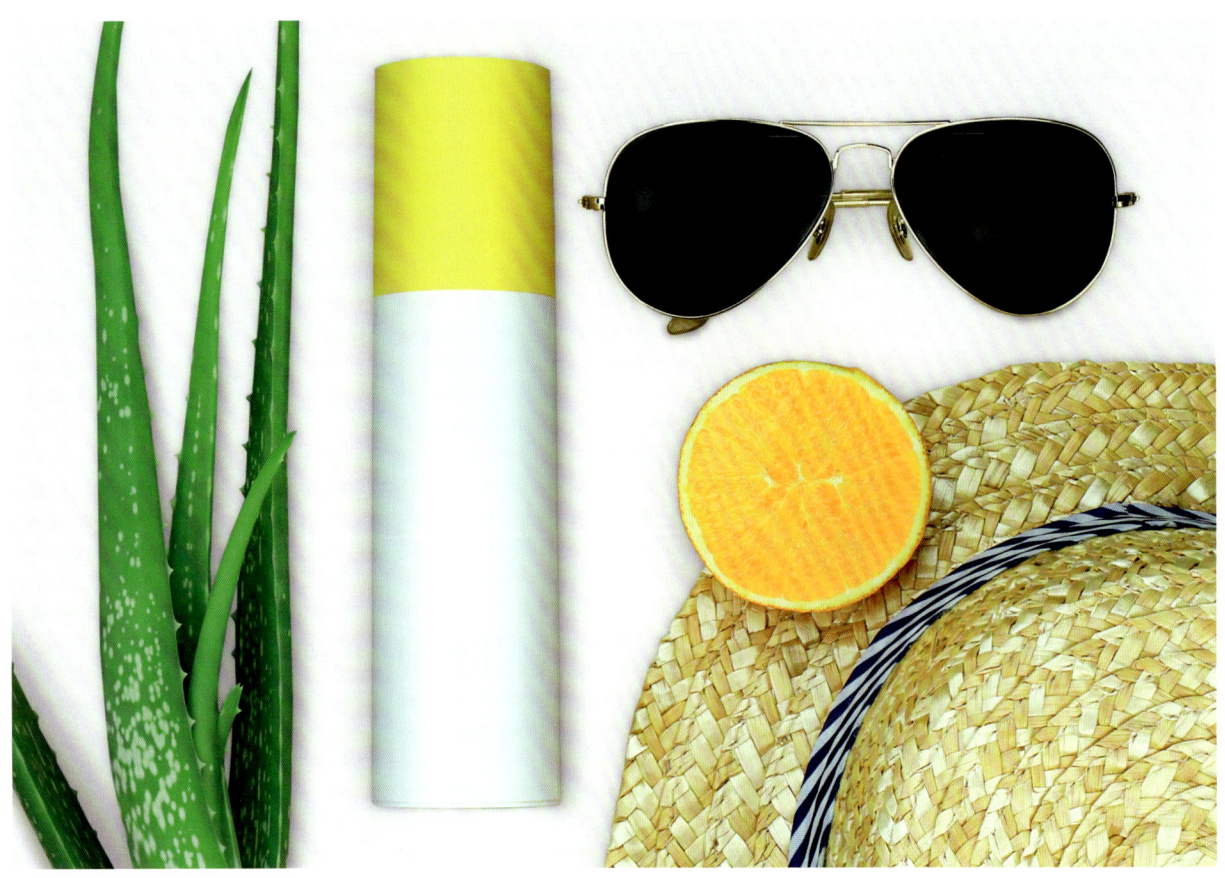

Perfect Skin

Ob mit Ende 20 oder erst mit Mitte 30 – erste Fältchen müssen einem nicht die Laune verderben. Denn es gibt genügend Tipps und Tricks, wie die Haut so lange wie möglich straff und jung aussieht. Die richtige Reinigung, abgestimmte Pflege, täglicher Schutz vor UV-Strahlung und auch eine gesunde, vollwertige Ernährung spielen dabei eine wichtige Rolle!

Täglicher UV-Schutz

Der mit Abstand wichtigste Punkt, um die Hautalterung langfristig aufzuhalten: Die Haut vor der schädlichen UV-Strahlung zu schützen, ist ein echtes MUST. Und zwar täglich – egal ob bei strahlend blauem Himmel oder Herbstwolken. Sonnenstrahlen beschleunigen die Fältchenbildung. Das UV-Licht greift die Zellen an und kann ihre Funktionsfähigkeit beeinträchtigen. UV-Strahlen fördern den Abbau von Kollagen in der Haut. Wichtig: Nicht nur das Gesicht mit einem hohem Lichtschutzfaktor schützen, denn an Hals und Dekolleté sieht man oft schnell, wie alt man wirklich ist. Auch die zarte Lippenhaut sollte besonders im Sommer und Winter immer mit einem Pflegestift mit UV-Schutz gepflegt werden.

Super einfach in der Anwendung sind Sonnensprays für Gesicht und Kopfhaut. Der unsichtbare Sprühnebel sorgt direkt für einen hohen Schutz vor Sonneneinstrahlung – Verreiben auf der Haut ist gar nicht notwendig. Viele dieser Sprays wirken zusätzlich feuchtigkeitsspendend und pflegend, sie eignen sich also perfekt, um sie auch über dem Make-up anzuwenden. So steht dem mehrmaligen Auftragen den Tag über oder nach dem Baden und Sport nichts mehr im Weg. Aber Achtung: Das Spray verlängert die maximale Aufenthaltsdauer in der Sonne nicht!

Mein Tipp

Viele Anti-Aging-Produkte haben hohe Lichtschutzfaktoren. Achtet darauf, dass ihr damit nicht nur kleine Areale eincremt, sondern dass ihr die Produkte großflächig auftragt. Gerade bei Augencremes ist das wichtig, denn sonst bleibt hier die Haut hell, während der nicht eingecremte Bereich über längere Zeit durch die Sonne gebräunt wird.

Produkte zum Sonnenschutz

Vor Sonne schützen uns Cremes, Gels, Sprays, Pflegestifte und mehr – die Produktpalette ist groß. Dabei unterscheidet man zwischen UV-reflektierenden physikalischen Filtern (Mikropartikel reflektieren das Sonnenlicht), UV-absorbierenden chemischen Filtern und der Kombinationen von beidem. Wichtig ist aber vor allem der Hinweis auf den sogenannten Breitbandschutz. Der bekanntere Lichtschutzfaktor (als LSF oder SPF gekennzeichnet) gibt an, um welchen Faktor die natürliche Eigenschutzdauer der Haut vor UVB-bedingten Lichtschäden verlängert wird. Der Breitbandschutz bezieht sich auch auf die UVA-Strahlung, die tiefer in die Haut eindringt und deshalb besonders die Hautalterung vorantreibt.

In etlichen Make-ups ist schon Sonnenschutz enthalten, aber man muss immer darauf achten, dass dieser auch ausreichend hoch ist.

Normale Haut kann alles tragen – entweder wählt man die angenehmste Textur oder je nach Alter ein Sonnenschutzprodukt mit kombinierten Anti-Aging-Inhaltsstoffen.

Fettige Haut verträgt eine leichte Gel-Textur besser als eine reichhaltige Creme oder Milch. Es gibt mattierende Texturen fürs Gesicht und für Hautunreinheiten getönte BB-Cremes mit hohem Lichtschutzfaktor.

Trockene Haut benötigt pflegende Inhaltsstoffe, die Öle enthalten. Wer empfindliche Haut hat, greift zu mineralischen Produkten, die weniger chemische Filter und keine Parabene und Duftstoffe enthalten.

Serum & Konzentrat: Spezialpflege

Ein Serum hat eine flüssige oder gelartige Konsistenz und enthält besonders hochkonzentrierte Wirkstoffe. Man trägt es als erstes nach der Reinigung auf, so können die Inhaltsstoffe tief in die Haut eindringen. Allerdings enthält ein Serum kaum pflegende Stoffe, sodass dann noch eine Pflegecreme nötig wird. Beides sollte man morgens und abends in die Pflegeroutine einbauen.

Ein Konzentrat strafft und festigt die Haut – sie wirkt wie neu belebt, strahlend und gesund. Die Inhaltsstoffe helfen bei der Bildung von natürlichem Kollagen und sorgen für eine festere, gestraffte und faltenfreie Haut. Zusätzlich festigt sich das Hautgefühl.

Profitipp

Hör auf deine Haut. Der Körper reagiert auf Schwierigkeiten häufig mit Pickeln oder Rötungen im Gesicht, z.B. bei Übersäuerung durch zu viel Koffein. Wenn du also plötzlich unter hartnäckigen Unreinheiten leidest, dann versuche das Problem ganzheitlich zu betrachten.

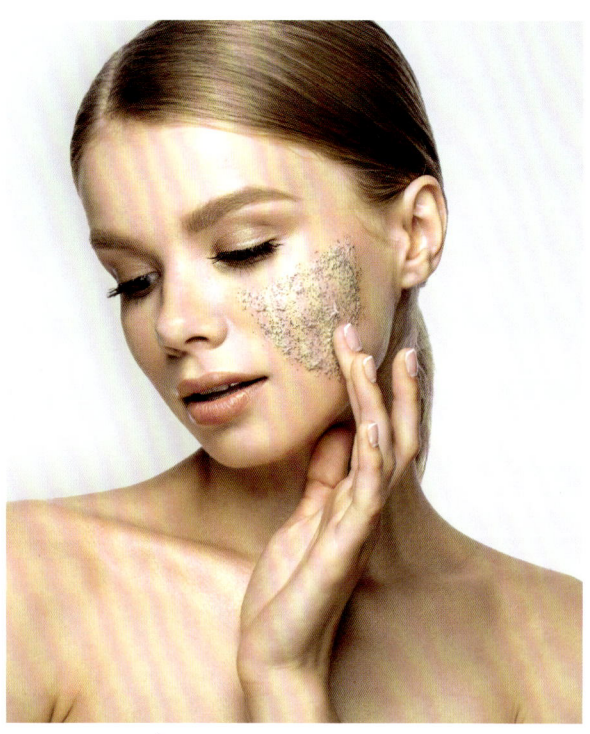

Zubehör reinigen

Bei den Tools muss ebenfalls auf Hygiene geachtet werden. Das Make-up-Schwämmchen und die Pinsel sollten täglich nach der Benutzung gereinigt werden. Aus hygienischen Gründen sollte man seine Pinsel nicht mit jemandem teilen.

Make-up auftragen

Auch das Make-up tupfend und nicht rotierend auf die Haut auftragen! Denn durch Rotation ergeben sich mehr Hauterhebungen, welche die Unreinheiten betonen. Nach dem Auftragen muss dem Make-up immer die Zeit gegeben werden, sich auf der Haut zu entfalten. Nicht direkt abpudern!

Vergrößerte Poren

Meist sind sie erblich bedingt und treten bevorzugt in der T-Zone des Gesichts auf: die großen Poren. Tiefenreinigende Masken (z. B. mit Heilerde oder Schlamm aus dem Toten Meer) und regelmäßige Dampfbäder können eine Besserung bewirken, spezielle Seren mit Retinol helfen ebenso. Glättende Primer oder leichtes Make-up lassen vergrößerte Poren optisch verschwinden. Langfristig ist allerdings nur mit einer deutlichen Verbesserung zu rechnen, wenn der Dermatologe die Partien per Laser behandelt.

Peeling gegen Schüppchen

Abgestorbene Hautschüppchen lassen Fältchen besser zur Geltung kommen. Deswegen sollte neben einer auf das Alter und die Hautbedürfnisse abgestimmten Anti-Aging-Creme auch regelmäßig ein Peeling aufgetragen werden. Gut geeignet sind Peelingmasken, die neben Enzymen auch Seidenpuder enthalten. Dadurch entfällt die mechanische Reizung der Haut, das Anti-Aging-Pulver hat zudem einen beruhigenden Effekt.

Unreine Haut

Durch hormonelle Schwankungen, falsche Reinigung, nicht passende Pflege oder Ernährungssünden können auch bei Menschen über 30 noch Hautunreinheiten oder Pickel auftreten. Auch bei unreiner Haut helfen Enzym-Peelings, welche die Haut nicht zusätzlich durch Reibung irritieren und reizen. Außerdem sollte die Haut besser oszillierend als rotierend gereinigt werden – bei elektrischen Gesichtsreinigungsbürsten auf diese Angabe achten. Ganz wichtig: Finger aus dem Gesicht lassen, um keine Bakterien in die Haut zu bringen!

Immer abschminken

Im Schlaf erholt sich die Haut. Um diesen Regenerationsprozess nicht zu stören, sollte – egal wie müde man ist – nie aufs Abschminken verzichtet werden. Nach der Reinigung die Haut noch mit einem Gesichtswasser erfrischen und sanft eine Anti-Aging-Nachtcreme einmassieren. So wacht man am nächsten Morgen gleich viel frischer auf, was vielleicht sogar den Concealer spart …

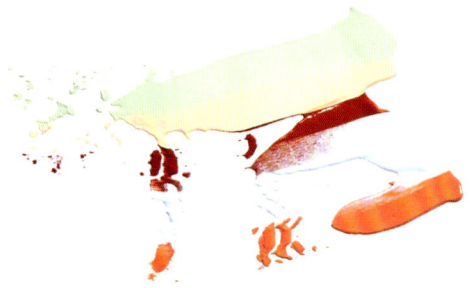

Die richtige Ernährung

Zucker kann die Faltenbildung fördern. Im Rahmen der sogenannten Glykation kommt es zu einer Verbindung von Eiweiß mit Zuckermolekülen. Diese Verbindungen bewirken, dass das Bindegewebe weniger elastisch ist, was wiederum die Faltenentstehung beschleunigt. Obst und Gemüse können gegen die Falten helfen: Gesunde Lebensmittel wie Brokkoli, Tomaten, Johannisbeeren und Paprika können die Haut vor Faltenbildung schützen.

Aminosäuren liefern wichtige Vitalstoffe für Haut, Haare und Nägel. Das Bindegewebe wird gestärkt und die Haut bleibt elastisch. Der richtige Aminosäurenmix wirkt wie eine Anti-Aging-Kur von innen. Kreatin unterstützt die Hautfunktionen und regt die Kollagenproduktion an. Glutamin reguliert den Säure-Basen-Haushalt und strafft die Haut.

Omega-3-Fettsäuren verlangsamen den Alterungsprozess. Denn sie können entzündliche Vorgänge in der Haut stoppen, Zellmembranen kräftigen und so dem Altern entgegenwirken. Der menschliche Körper kann sie nicht selbst herstellen, aber sie kann durch Nahrung aufgenommen werden. Deshalb sollte mindestens zweimal wöchentlich Meeresfisch, beispielsweise Lachs, Hering oder Makrele auf den Tisch kommen.

Eiweiß ist ein weiterer wichtiger Faktor, denn im Alter lässt die Muskulatur nach und aufgrund der veränderten hormonellen Lage verlangsamt sich insbesondere bei Frauen der Stoffwechsel. Mit einer erhöhten Eiweißzufuhr kann dem entgegengewirkt werden. In wissenschaftlichen Studien wurde gezeigt, dass dadurch ein Abbau der Muskelmasse sowie ein Absinken des Grundumsatzes verhindert werden kann.

Stress mindern, mehr strahlen

Ja, das ist leider wahr: Stress macht alt. Die Zellalterung kann durch oxidativen Stress beschleunigt werden. Deswegen sollte Entspannung regelmäßig eingeplant werden. Egal ob Meditation, Yoga oder Qigong. Spaziergänge in der Natur, Frischluft tanken, bewusst handyfreie Zeiten schaffen. Versuche, immer positiv und mit einem Lächeln auf den Lippen durch das Leben zu gehen. Immer daran denken: Das Glas ist halb voll, nicht halb leer!

Trinken nicht vergessen!

Über den Tag verteilt mindestens zwei Liter Wasser trinken – Kaffee, Softgetränke und Smoothies zählen nicht. Der menschliche Körper besteht zum Großteil, etwa 65 %, aus Wasser. Wer viel trinkt, sorgt dafür, dass die Haut ihre Elastizität behält. Wird dem Organismus zu viel Wasser entzogen, schwindet zuerst die Flüssigkeit aus den Hautzellen, das lässt die Haut müde wirken und sie verliert an Spannkraft. In diesem Sinne, Prost!

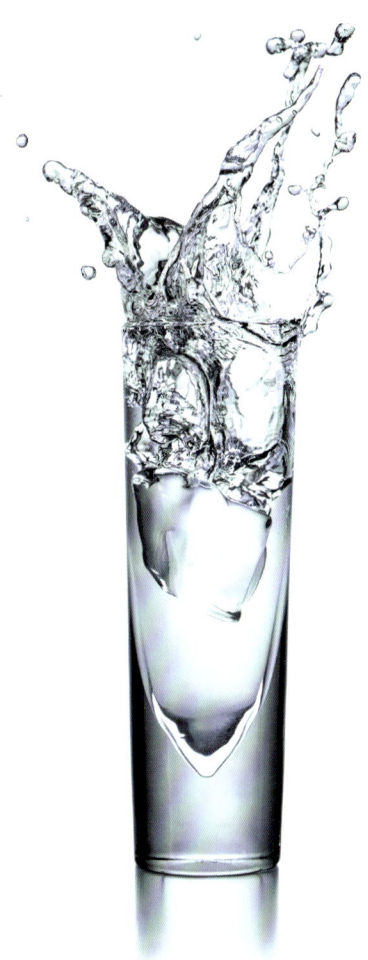

Self tanning

»The only healthy tan is fake tan!« so ein Sprichwort – gesunde Bräune gibt's nur aus der Tube. Oder dem Spray. Was man für ein gleichmäßiges Ergebnis tun sollte und welche Möglichkeiten und Selbstbräuner-Methoden es gibt, wird hier vorgestellt!

Dass es nicht gesund sein kann, in der Sonne ohne Schutz zu brutzeln, sollte wirklich jedem klar sein. Selbst im Schatten oder bei Bewölkung treffen noch 80 % der schädlichen UV-Strahlung auf die Haut. Kein täglicher Sonnenschutz im Gesicht zeigt sich spätestens ab Anfang 30 in Form von unschönen Fältchen! Deswegen greifen immer mehr zur gesunden Bräune aus der Tube. Selbstbräuner gibt es in Creme-, Gel-, Öl-, Lotion-, Mousse- oder auch in Sprayform. Als Tuch oder als Instant-Wash-off, ein Art Duschbräuner der für ein kurzfristiges Ergebnis sorgt. Sie können transparent/weiss oder auch getönt sein. WICHTIG: Man sollte daran denken, dass die Haut durch den Selbstbräuner NICHT vor den UV-Strahlen geschützt ist - Sonnenschutz nicht vergessen!

Vorbereitung:

Für ein schönes, ebenmäßiges Selbstbräuner-Ergebnis muss man sich vorbereiten. Am Tag vor der Anwendung die Körperpartien peelen, die man gerne mit dem Selbstbräuner behandeln möchte. Danach eine großzügige Menge Feuchtigkeitscreme auftragen – auf rauen Stellen wiederholt cremen, bis sie sich weich anfühlen. So vermeidet man, dass sich dort mehr Self-tanningprodukt ablagert, was die Bräune fleckig und unregelmäßig aussehen lassen kann. Ein weiterer Punkt: Vorher alle Härchen beseitigen. Wachsen, Epilieren oder Rasieren. Erledigt man das am Vorabend, kann sich die Haut über Nacht beruhigen. Wenn nicht, kann die Haut auf das Tanningprodukt gereizt reagieren.

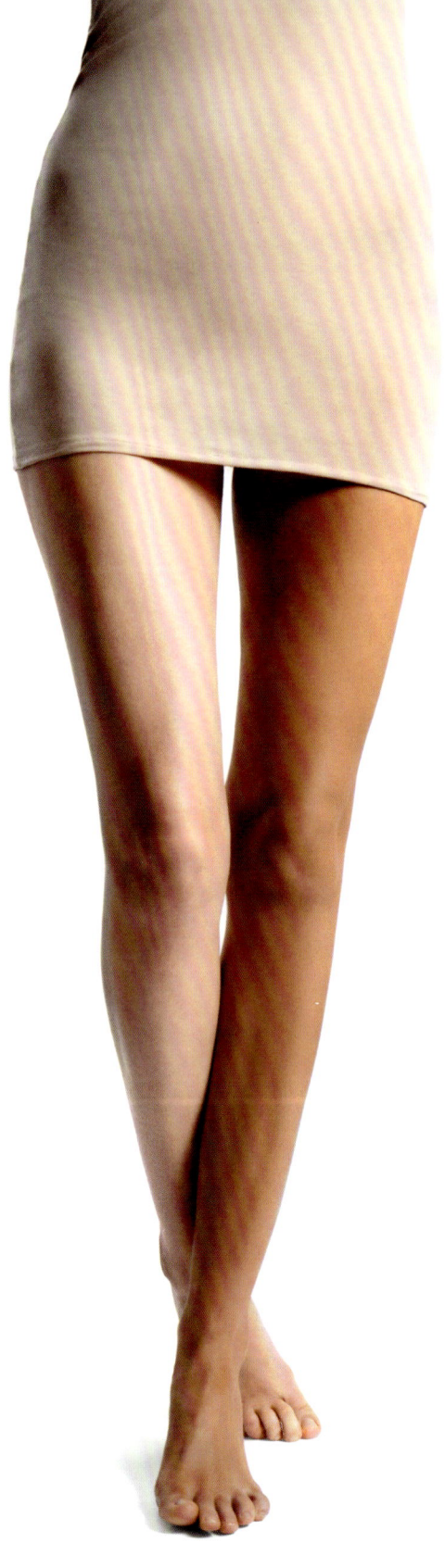

Richtige Nuance wählen:

Selbstbräuner gibt es meistens in mehreren Nuancen. Von light, medium bis dark. Produkte für helle Hauttypen enthalten eine niedrigere Konzentration des Bräunungswirkstoffes DHA. Im Zweifelsfall immer zur helleren Variante greifen und lieber die Nuancen aufbauen – das heißt an mehreren Tagen immer wieder eine Schicht darübergeben, wenn man Erfahrung mit dem Produkt gesammelt hat und weiß, wie dunkel der Auftrag wird. Zu große Unterschiede zwischen der eigenen Hautfarbe und dem Bräunungsgrad können unnatürlich orange wirken.

Methoden

Generell gilt: Unbedingt aussparen sollte man den Haaransatz, die Augenbrauen, Handflächen, Fußsohlen und den Mund! Anfänger starten am Besten mit getönten Selbstbräunern, so sieht man direkt, wo bereits Bräunungscreme aufgetragen wurde! Für größere Körperstellen sind spezielle Handschuhe hilfreich.

Körper: Das Produkt in gleichmäßigen, großzügigen Aufwärtsbewegungen mit einem weichen Handschuh auftragen. Danach noch einmal über dieselben Stellen gehen, diesmal aber mit kleinen, kreisenden Bewegungen.

Beine: Immer von den Füßen nach oben hin in kreisenden Bewegungen auftragen. So lässt sich ein sauberer Auftrag besser bewerkstelligen.

Oberkörper: Rasch in großen kreisenden Bewegungen auftragen, lieber weniger Produkt als zu viel verwenden und immer wieder Selbstbräuner aufnehmen. Beim Rücken bitte helfen lassen oder eine Rückenbürste mit langem Handgriff benutzen. Den Selbstbräuner-Handschuh darüber stulpen und vor einem Spiegel in raschen Bewegungen auftragen.

Gesicht: Immer sparsam von der Mitte nach außen hin in kleineren, kreisenden Bewegungen auftragen. Wichtig ist, das Produkt gleichmässig auf der Haut zu verteilen, sonst sieht das Bräunungsergebnis stellenweise intensiver aus. Spezielle Produkte für das Gesicht sind sinnvoll, denn die Zusammensetzung sollte ohne Kriechstoffe sein, um dieses auch auf den Augen auftragen zu können!

GANZ WICHTIG: Nach dem Auftrag immer die Hände waschen, sonst werden die Handflächen orange!

Farbkorrektur

Selbstbräuner-Missgeschicke passieren. Dagegen hilft ausgiebiges Baden. Dadurch quillt die oberste Hornschicht der Haut auf und unerwünschte Selbstbräuner-Spuren, wie Ränder oder Flecken, lassen sich so mit einem Peeling leichter entfernen. Bei hartnäckigen Fällen hilft Zitronensaft.

Bräune behalten & Fresh up

Um die Bräune so lange wie möglich zu behalten, sollte die Haut täglich mit einer reichhaltigen Bodylotion eingecremt werden. Den Auftrag des Selbstbräuners ein- bis zweimal pro Woche wiederholen, da nach zwei bis drei Tagen die langsame Abstoßung der gefärbten Hautschicht beginnt. Einmal pro Woche ein Peeling machen, um verhornte Stellen abzutragen.

Gesichts-Yoga

Ein effektiver Weg um für Entspannung und gut aufgepolsterte Gesichtshaut zu sorgen, ist Gesichts-Yoga. Die gezielten Bewegungen reduzieren Stress und trainieren die Muskulatur im Gesicht. Das sorgt für eine gut aufgepolsterte, straffe Haut, reduziert feine Linien, ist einfach in die tägliche Routine zu integrieren und spart das Geld für den Beauty-Doc. Bei einigen Übungen steht keine Angabe zur Dauer oder Wiederholung, entscheide selbst, wie oft oder wie lange du die Übung ausführst, und steigere dich langsam mit ganz viel Achtsamkeit für deinen Körper.

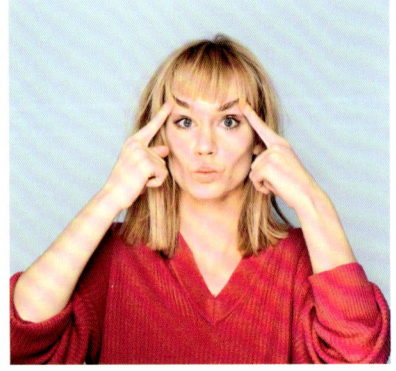 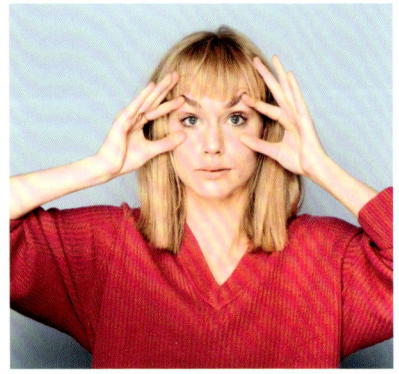 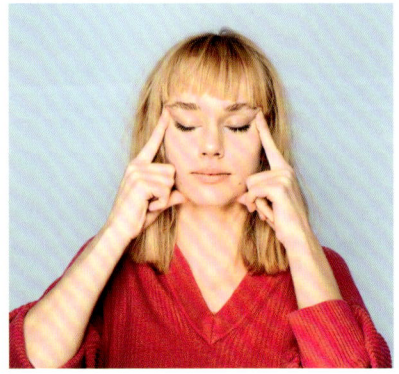

1 Für eine straffe Augenpartie, mit dem Finger die Braue nach oben schieben. Die Augenlider dann schließen und leicht zusammenpressen. Diese Spannung einige Sekunden halten, danach wieder entspannen.

2 Mit Daumen und Zeigefinger die Augen weit öffnen, dabei die Haut etwas nach oben und unten dehnen. Gegen den nun spürbaren Widerstand 10- bis 20-mal blinzeln. Danach die Augen wieder entspannen.

3 Die Finger an den Außenrand der Augenhöhle legen und die Haut leicht Richtung Ohren ziehen. Mit geschlossenem Lid 10- bis 20-mal blinzeln und spüren, wie die Finger Richtung Nase gezogen werden.

Mein Tipp

Starte den Tag am besten mit einer kleinen Routine. Überleg dir genau, was du jeden Morgen machen möchtest, bevor du deine Wohnung verlässt und in den Tag startest. Vielleicht machst du erst ein paar Stretchübungen, vielleicht drehst du dich nach dem Klingeln des Weckers auch noch einmal zur Seite und schläfst noch ein paar Minuten. Alles ist okay, aber ein kleines Gesichts-Yoga Workout solltest du auf jeden Fall in deinen Morgen integrieren, denn das wird dir helfen, wacher und frischer in den Tag zu starten.

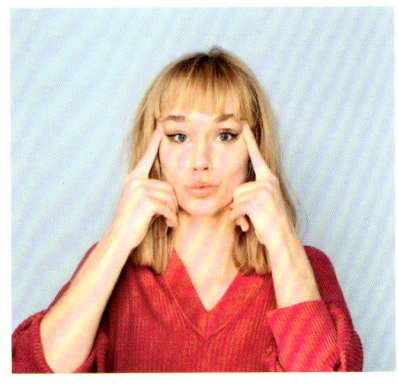

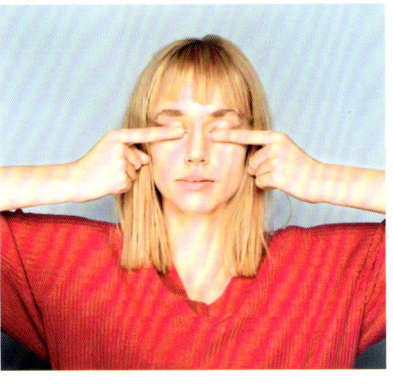

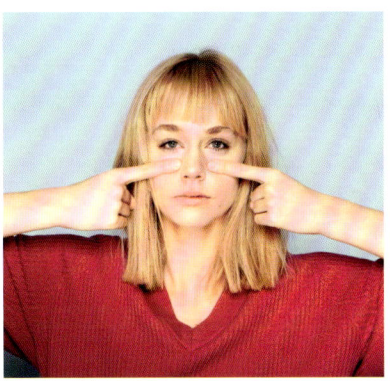

4 Dieser Step dient einer kurzen Entspannung. Mit dem Zeigefinger den äußeren Rand der Augenhöhle umfassen und mit einer nach oben führenden, kreisenden Bewegung den Ringmuskel um das Auge wieder lockern.

5 Die Finger unter dem Auge platzieren. Am besten in einer Linie unter den Pupillen der geradeausblickenden Augen. Jetzt die unteren Augenlider hochziehen und wieder locker lassen. Diese Übung zehnmal wiederholen.

6 Die Hände an die Nasenflügel führen, genau dort, wo die gefürchtete Nasolabialfalte beginnt. Mit sanftem Druck Richtung Mundwinkel die Nasolabialfalte langsam von oben nach unten ausstreichen, fünfmal wiederholen.

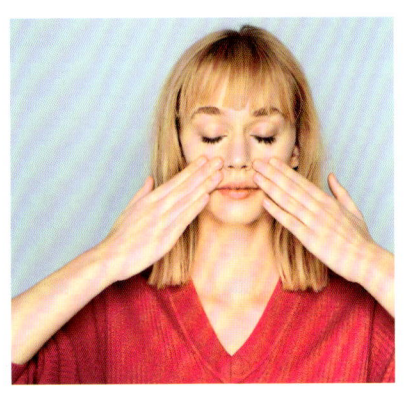

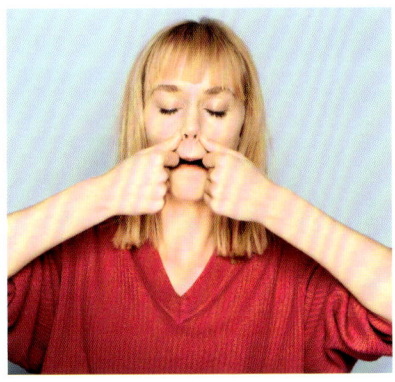

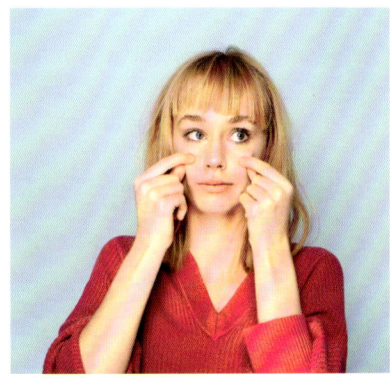

7 Der Mund formt ein O, dabei unbedingt darauf achten, dass auf der Oberlippe keine Fältchen entstehen. Jetzt, vom Munwinkel bis zu den Schläfen, über die Nasolabialfalte und das Jochbein, die Wangen ausstreichen.

8 Die Zeigefinger von innen an die Wange legen und leicht nach außen ziehen. Mit den Daumen vom Mundwinkel aus mit Druck die Nasolabialfalte entlang bis zum Nasenflügel die Haut massieren, das fördert die Durchblutung.

9 Den Abschluss bildet eine Zupfmassage der Wangen. Am besten beim Kinn beginnen und zu den Wangenknochen durchzupfen, das strafft das Bindegewebe, fördert die Durchblutung und sorgt für einen rosigen Teint.

Nasolabialfalte

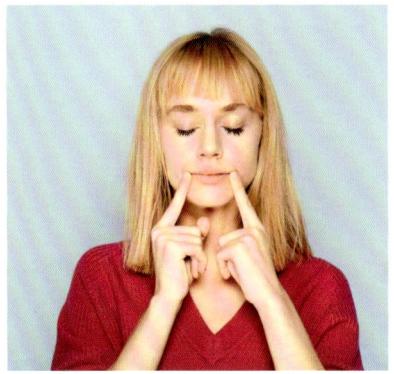

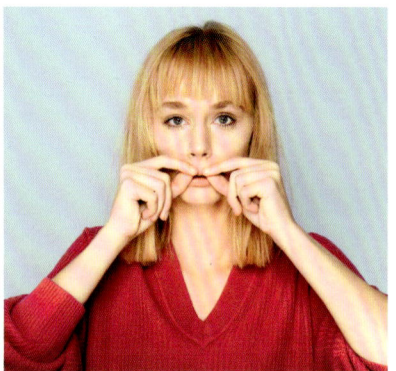

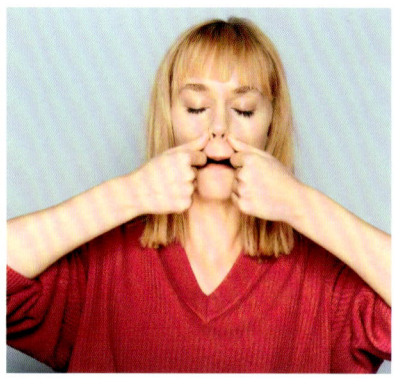

1 Die Lippen so fest wie möglich zusammenpressen und dabei nicht kräuseln. Mit dem Zeigefinger den Mundringmuskel erspüren. Die Spannung für 6–15 Sekunden halten, dann wieder entspannen.

2 Mit Daumen und Zeigefinger die Oberlippe umfassen, dabei die Zeigefinger auf der Lippe platzieren. Jetzt den Mundringmuskel anspannen und gegen die Daumen drücken. Die Spannung 6–15 Sekunden halten.

3 Die Zeigefinger im Mund an die Mundwinkel legen und gegen den Widerstand des Ringmuskels in den Mundwinkeln in Richtung der Ohren ziehen. Dabei die Oberlippe bewusst nach unten ziehen.

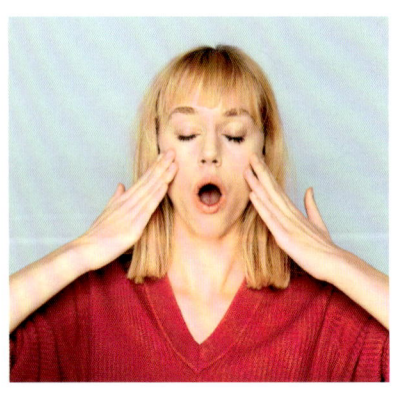

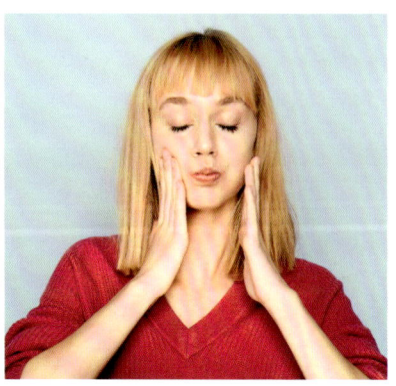

4 Die Augen zur Entspannung schließen und die Mittelfinger an den Unterkiefer legen. Den Mund zu einem O öffnen, dabei die Oberlippe straff ziehen. Dann langsam von unten nach oben die Wangenmuskulatur ausstreichen.

5 Die Wangen aufblasen, die Haut der Oberlippe sollte dabei straff bleiben und sich nicht kräuseln. Jetzt die Luft von der linken in die rechte Wange schieben. Die Oberlippe dabei möglichst immer glatt lassen.

Mein Tipp

Bei allen Übungen ist es wichtig, entspannt zu bleiben. Versuche dich langsam zu steigern und erstelle dir einen Trainingsplan. Es sieht einfach aus, aber Gesichts-Yoga kann ganz schön anstrengend sein, so wie jeder andere Sport.

Sexy Lippen

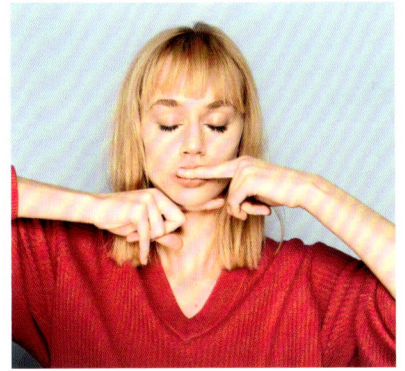

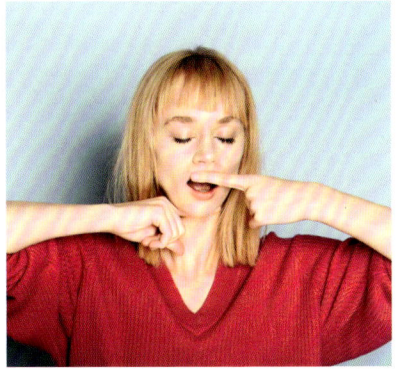

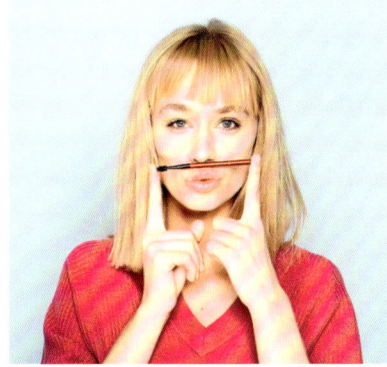

1 Einen Zeigefinger unter dem Kinn nahe beim Halsansatz positionieren. Den anderen Zeigefinger auf die Oberlippe legen. Dabei unbedingt darauf achten, dass die Oberlippe straff und nicht gekräuselt ist.

2 Den Unterkiefer gegen den Widerstand des Zeigefingers öffnen und die Oberlippe nach innen über die Zähne des Oberkiefers ziehen. Dabei kann man den Finger auch von der Oberlippe Richtung Nase streifen.

3 Einen Stift oder Pinsel auf die Oberlippe legen und dann versuchen, allein mit der Lippe den Gegenstand zu heben. Diese Übung einige Sekunden halten, danach die Lippen wieder entspannen.

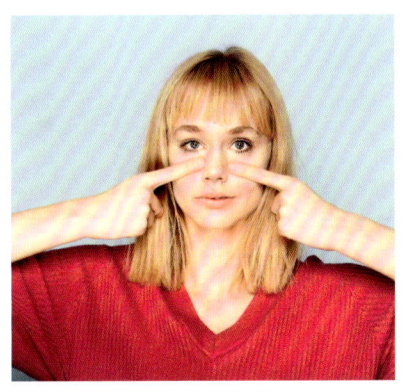

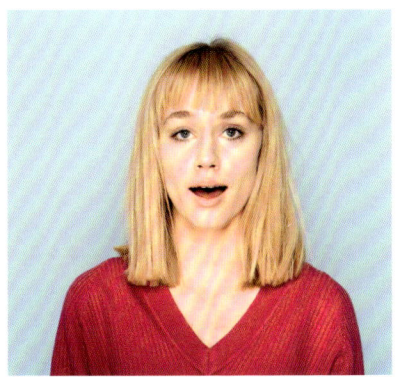

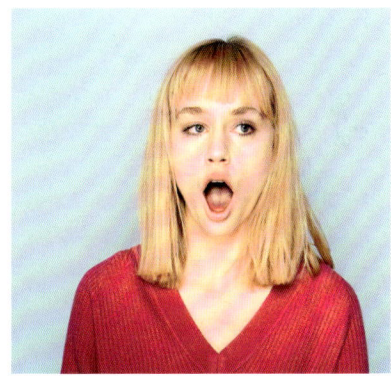

4 Von den Mundwinkeln ausgehend die Nasolabialfalte dreimal langsam mit leichtem Druck nach oben hin zum Nasenrücken ausstreichen. Das regt die Blutzirkulation an und entspannt die Mundwinkel.

5 Die Lippen locker lassen und einige Male »Mmmaaammmaaa« sagen. Dabei bleiben die Lippen beim Mmm breit und straff, die Lippen ziehen sich über die Zähne, beim Aaa ist der Mund geöffnet und entspannt.

6 Eine der wichtigsten Übungen, um die Durchblutung der Lippen anzuregen, ist der Wechsel der Lippenform von A zu O. Diese Übung pro Laut etwa 3 Sekunden halten und wiederholen, bis sich die Lippen warm anfühlen.

Doppelkinn

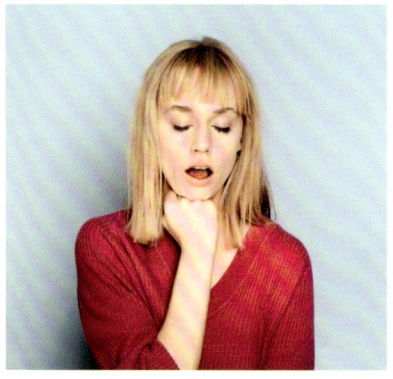

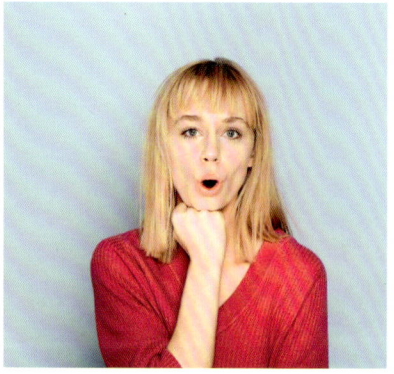

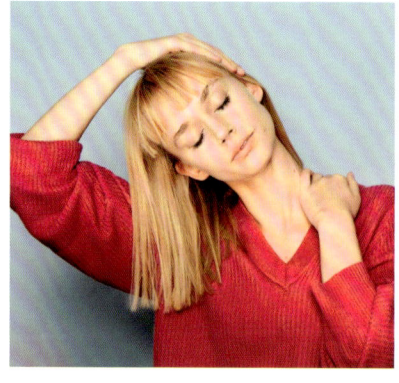

1 Diese Übung funktioniert am besten im Sitzen. Den Unterarm auf die Tischplatte stellen, das Kinn ruht auf den Fingern. Jetzt den Kopf gegen die geschlossene Faust drücken und 6 Sekunden die Spannung halten.

2 Die Übung aus Step 1 wird nun intensiviert. Dazu den Unterkiefer gegen die geschlossene Faust drücken, der Mund öffnet sich dabei. Auch diesmal die Anspannung mindestens 6 Sekunden halten.

3 Sanft den Kopf nach rechts dehnen, die Schultern bleiben dabei unten. Eine Hand über dem Ohr kann dabei die Dehnung unterstützen. Die Spannung für etwa 5 Sekunden halten. Dann die Übung links wiederholen.

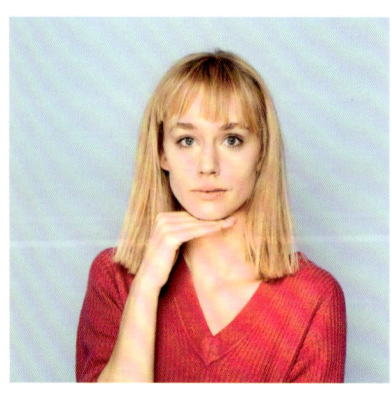

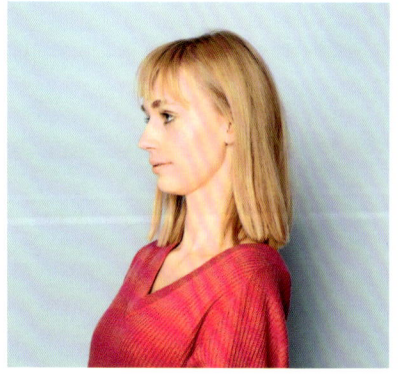

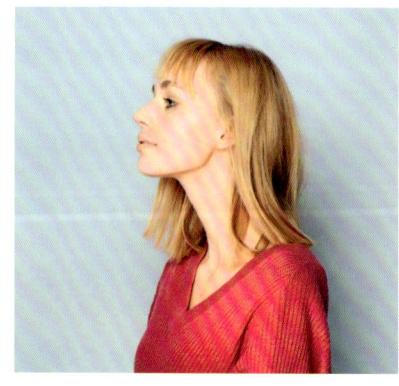

4 Bei der nächsten Übung, den Scheitel nach oben zur Decke aufrichten. Die Schultern bleiben dabei unbedingt unten. Den Handrücken unter dem Kinn platzieren, dann das Kinn gegen den Handrücken drücken.

5 Aufrecht auf einem Stuhl sitzen. Dann den Unterkiefer horizontal zurückschieben. Der gesamte vordere Halsbereich ist jetzt angespannt. Danach wieder nach vorne schieben. Mehrmals wiederholen.

6 Zum Abschluss, die gesamte Halsfront noch einmal bewusst dehnen und wieder entspannen. Das Nach-vorne-Ziehen des Unterkiefers intensiviert die Dehnung. Diese Übungen können sogar Verspannungskopfschmerz lösen.

Entspannung

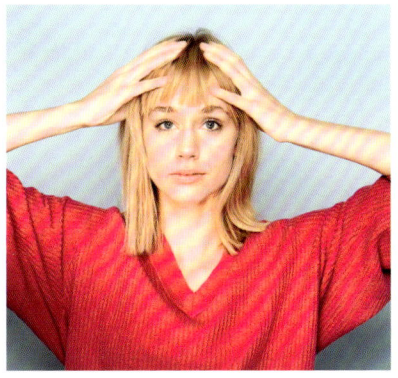

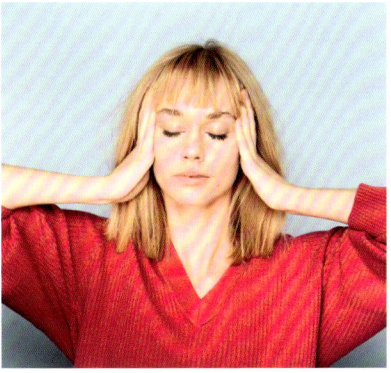

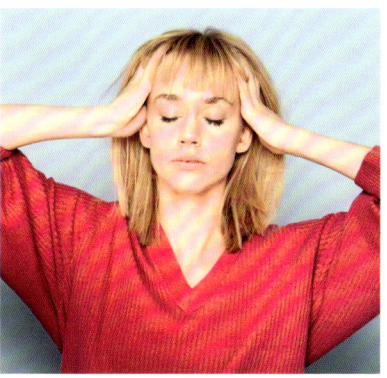

1 Gegen Dauerstress gibt es ein Mittel, einfach die Fingerspitzen rechts und links vom Scheitel auf die Kopfhaut legen und mit den Fingerspitzen fest drücken oder in kreisenden Bewegungen massieren.

2 Ebenso entspannend wirkt leichter Druck auf die Schläfen. Hierzu die Hände zu den Schläfen führen und mit sanftem Druck und kreisenden Bewegungen massieren. Der Daumen massiert gleichzeitig hinter dem Ohr.

3 Die Finger zu Krallen krümmen und langsam von den Schläfen bis zum Scheitel die gesamte Kopfhaut mit leichtem Druck in streichenden Bewegungen massieren. Das regt die Durchblutung des Kopfes an.

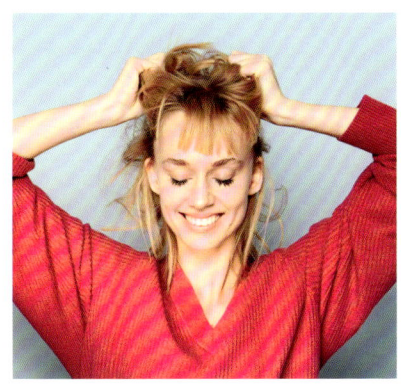

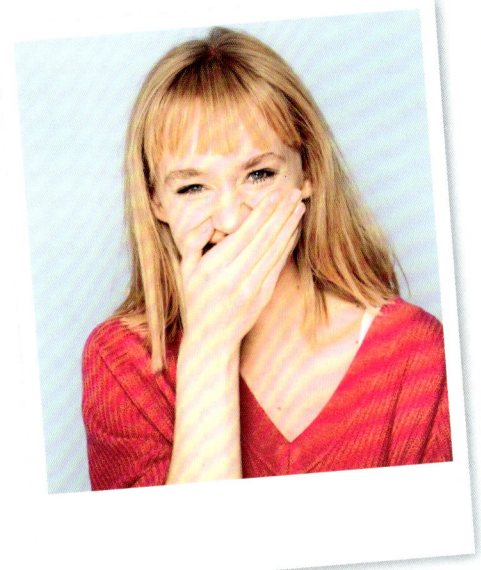

4 Zu guter Letzt noch die Haare raufen. Dabei immer behutsam vom Ansatz ausgehend die Haare nach oben ziehen. Das sorgt für eine gut durchblutete Kopfhaut und einen entspannten Gesichtsausdruck.

Und nach den ganzen Grimassen darfst du dich auch herzhaft kaputt lachen, denn das beste Workout sind gut trainierte Lachmuskeln.

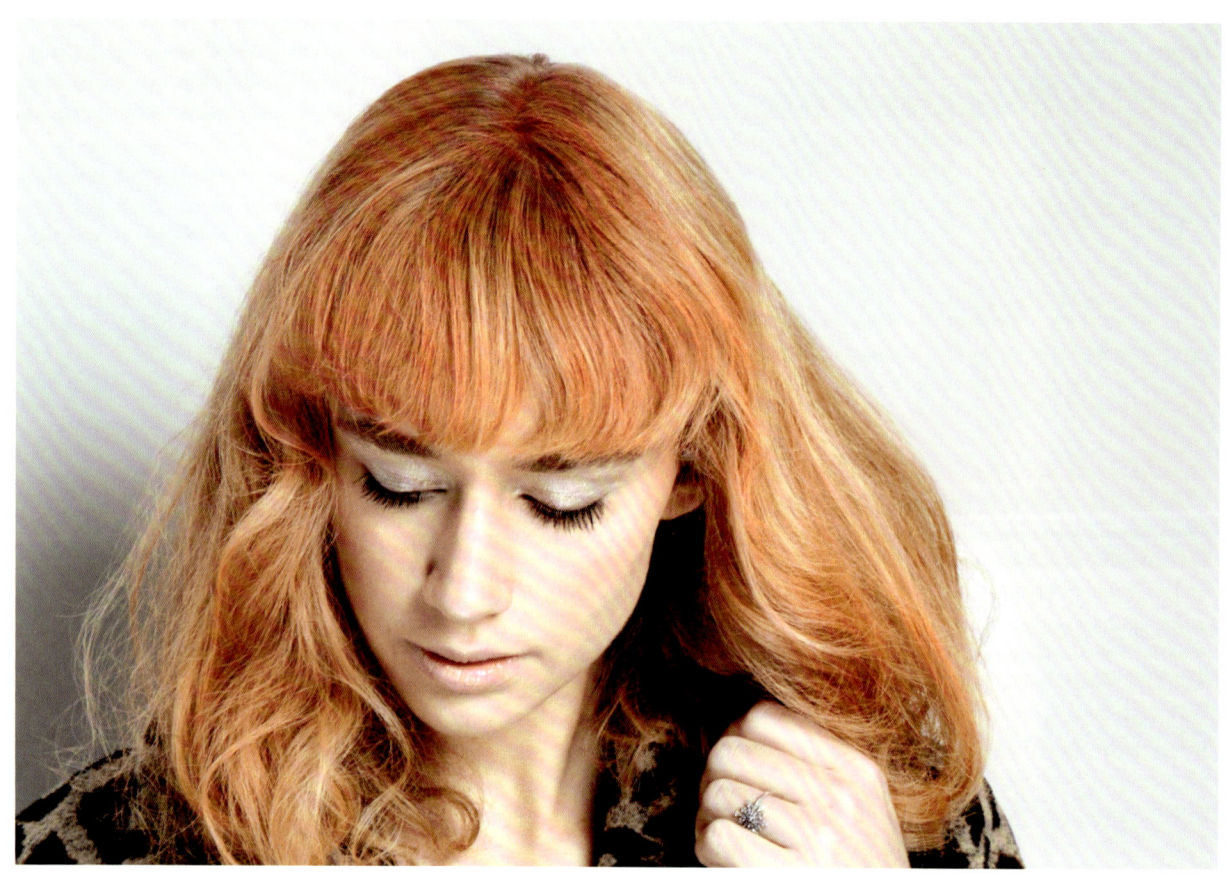

Ansätze kaschieren

Alle mit coloriertem Haar kennen das lästige Problem nur zu gut: Irgendwann ist es soweit, es ist Ansatz-Zeit. Um diesen unerwünschten Nebeneffekt zu überdecken gibt es drei Möglichkeiten: direkt Termin beim Friseur vereinbaren, selber zur Farbe greifen oder mit speziellen Ansatzprodukten etwas Zeit bis zur nächsten Coloration überbrücken. Natürlich kann so auch ein grauer Ansatz bis zur nächsten Haarwäsche gut verdeckt werden! Welche Möglichkeiten es gibt und wie einfach damit zu Hause geschummelt werden kann, ohne direkt zur Farbe zu greifen …

Getönter Schaumfestiger oder Mousse

Im feuchten oder trockenen Haar ein wenig Schaumfestiger mit einem Pinsel direkt am Haaransatz auftragen, danach Haare trocken föhnen oder wie gewohnt stylen. Ein grauer Ansatz kann so problemlos bis zur nächsten Haarwäsche kaschiert werden. Außerdem kann so die Haarfarbe aufgefrischt werden.

Getönte Trockenshampoos

Diese sind genauso einfach in der Handhabung wie handelsübliche Trockenshampoos – nur enthalten sie zusätzlich Farbpigmente. Sie sollten immer passend zur eigenen Haarfarbe gewählt werden – es gibt sie mittlerweile in den Nuancen Blond, Hell- und Dunkelbraun, Rot und Schwarz. Auch hier wird Trockenshampoo auf den Haaransatz gesprüht, kurz einwirken lassen und sanft mit den Fingern einmassieren.

Hairpowder Spray

Diese Sprays (oft mit Keratin-Protein) verdecken und verdichten sogar kahle Stellen mit speziellen Haar-Fasern. Gibt es in Weiß, Blond, Braun und Rot. Damit lassen sich die Ansätze kaschieren, kahle oder graue Stellen verdecken oder Haarfarben temporär in die gewünschte echte Nuancen bringen. Hält auch bei Regen richtig gut, da es sich nur mit Shampoo wieder aus dem Haar entfernen lässt.

Mascara

Ja, auch der Griff zur Tusche kann helfen! Es gibt spezielle Haar-Mascaras, aber auch die normale kann zur Not eingesetzt werden. Allerdings funktioniert das Überdecken nur mit brauner oder schwarzer Mascara so richtig gut und nur bei dunklem Haar mit einem hellen oder grauem Ansatz. Wichtig: Die Mascara-Bürste dabei vorher abstreifen, damit nicht zu viel Produkt auf das Haar kommt!

Abdeckstift

Concealer gibt es nicht nur für das Gesicht, sondern auch für erste graue Härchen. Die Abdeck-Cremes mit

Schaumstoff-Applikator lassen sich, ähnlich wie Haarmascaras, einfach auftupfen – eignen sich aber eher für kleine Auffrischungen zwischendurch.

Lidschatten

Bei blondem Haar mit dunklem Ansatz kann man den Farbunterschied mit beigefarbenem Lidschatten ein wenig ausgleichen. Das gilt ebenfalls nur für einen minimalen Ansatz. Farbpuder, speziell für die Haare, funktionieren genauso, decken aber ebenfalls nicht komplett ab.

Ansatz-Kaschier-Sprays

Diese lassen sich gezielt auftragen: Einfach auf die Stellen sprühen, wo der Ansatz durchschimmert. Den Hinterkopf kann man aussparen.

Haar-Marker-Stifte:

Auch Haarmarker werden gezielt auf graue Stellen aufgetragen. Sie sind gut zu dosieren und, da sie auch kein Ammoniak enthalten, schonend fürs Haar.

Last-minute-Tipp: Accessoires

Wer in Eile ist und sich in letzter Minute nicht auch noch dem Ansatz widmen möchte, der greift einfach zu Seidentüchern oder stylischen Bändern! Diese sehen nicht nur toll aus, auch der Haaransatz lässt sich damit hervorragend kaschieren. Im Sommer sieht dieser Boho-Look natürlich super schön aus – aber auch im Herbst lässt sich damit tricksen. Und für kalte Tage bieten sich coole Strick-Stirnbänder oder Mützen an! Wer seine Haare gerne aufwendiger stylt, versteckt die Ansätze mit Spangen, Haarreifen oder einem anders gezogenen Scheitel.

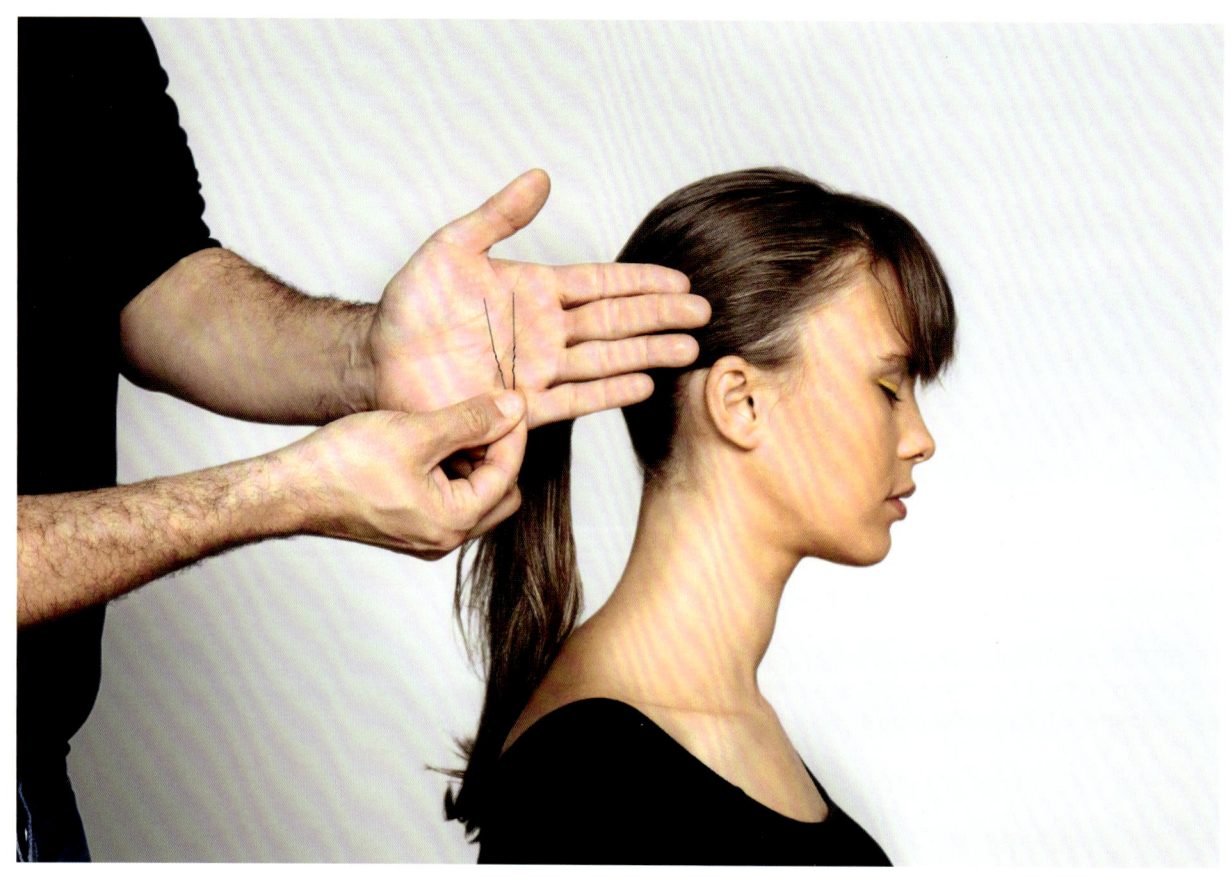

Hair Gadgets

So vielfältig wie das Styling sind auch die Helfer, die mehr oder weniger auffällig für Halt oder Volumen im Haar sorgen. Aber Haargummi ist nicht gleich Haargummi. Was es bei der Auswahl der Gadgets zu beachten gibt, welche besonders haarschonend sind und welche den Strähnen zuliebe nicht mehr verwendet werden sollten, wird hier erklärt.

Haargummis

Die Auswahl ist riesengroß, aber am schonendsten sind nach wie vor metallfreie Haargummis. Alle anderen sollte man entsorgen, wenn man Spliss und Haarbruch vorbeugen möchte. Gummis aus Silikon halten auch im Wasser gut und haben keinerlei Schnitt- oder Klebestellen, die am Haar reiben könnten. Super sanft sind Jersey-Gummis – gibt es auch mit Anti-Rutsch-Dots!

Natürlich sind neben den klassischen Haargummis auch noch welche mit Haken an den Enden erhältlich, die halten vor allem bei hohen, strengen Zöpfen perfekt und werden von Profis und Haar-Experten sehr gerne verwendet.

Trend: Spiral-Haargummis

Diese Haargummis, die an Telefonkabel erinnern, werden seit einigen Jahren gehypt und zwar wirklich zu Recht. Es gibt sie in verschiedenen Größen (von schmal bis dick), aber alle haben eines gemeinsam: ultimativen Grip. Außerdem hinterlassen sie keine lästigen Knickstellen im Haar: Durch ihre besondere Form wird der Druck so geschickt verteilt, dass eine Verformung der Strähnen vermieden wird. Damit hält der Pferdeschwanz endlich beim Sport und auch der lässige hohe Bun bleibt den ganzen Tag in Form. Vorteil: Selbst bei nassen Haaren lassen sich Spiral-Haargummis einfach wieder entfernen.

Spiral Hack

Ausgeleierte Spiral-Haargummis lassen sich super schnell und einfach durch Wärme wieder in die ursprüngliche Form bringen. Entweder kurz anföhnen oder in warmes Wasser legen.

Bobbypins (Haarklemmen)

Bei Steckfrisuren nicht mehr wegzudenken. Allerdings sollte man immer zu Pins greifen, deren Enden abgerundet oder per Kunststoff gesichert sind (ein sogenannter Balltip). Fällt dieser ab, sollten auch die Pins ausgewechselt und entsorgt werden. Es gibt sie mit zwei glatten Seiten oder auch mit einer gewellten und einer glatten – und natürlich in verschiedenen Längen und Farben (Gold, Braun, Schwarz). Die Anwendung ist einfach: Immer mit der glatten Seite nach oben vom Kopf weg ins Haar stecken. Die gebogene Seite sollte am Kopf anliegen, so halten diese noch viel besser.

Spiralpins Hack

Ich verwende gerne Spiralpins anstelle von Bobbypins, um Buns an Ort und Stelle zu halten. Sie werden eingedreht statt gerade in das Haar geschoben und man ist damit beim Styling so viel schneller und der Bun hält länger.

Haarnadeln

Quasi die gewellte Schwester der Haarklemme. Für Steckfrisuren, Buns oder Knoten. Auch lockige Haare lassen sich damit einfach bändigen. Am besten auch immer passend zur Haarfarbe wählen,denn so verschwinden diese Stylinghelfer optisch fast zur Gänze.

Bobby Pin Hack

Wenn man sich nicht den ganzen Tag lang mit dem Richten und Fixieren der Haare beschäftigen will, kann man die Haarnadeln mit Haarspray besprühen, bevor man sie in die Haare einsetzt.

Donuts

Nein, das hier hat nichts mit Naschen zu tun – Haarkissen, sogenannte Donuts, verwandeln selbst feines Haar in voluminöse Buns. Sie werden beim frisieren eingelegt, die Haarsträhnen drüber drapiert und festgesteckt. Gibt es in verschiedenen Größen, Formen und auch passend zur eignen Haarfarbe. So fallen diese Styling-Helfer noch weniger auf.

Haarnetz

Klassischer geht's kaum. Bei Knotenstylings sehen Haarnetze super chic und trotzdem modern aus. Ein Rundgummi hält sie dabei in Form, nach dem Überziehen kann das Netz mit Pins zusätzlich fixiert werden. Durch die »Ringelmaschen« passen sie sich optimal jeder Frisur an. Entweder in der eigenen Farbe wählen oder bewusst als Kontrast zum Haar ein Styling-Statement setzen.

REGISTER

A

Abschminken 10, 140
Abschminktuch 10
Accessoires 93, 151
Anti-Aging 138–141
Augenbrauen 74–75
  betonen 75
  Brauenbürstchen 14
  Brauengel 69, 75, 113
  Brauenmascara 75
  Brauenpuder 7
  entfernen 74
  formen 74
  Styling 97
Augenbrauenpinsel 14
Augenbrauenstift 71, 75

B

BB-Cream 31, 69, 111, 123
Bobbypins 153
Bräune *siehe Tanning*
Bronzer 25, 29, 52, 71, 107
Bürsten 18–19
Bun 24

C

CC-Cream 59
Concealer 42–43
Concealerpinsel 12–13
Conditioner 16
Contouring 52–53
Cremelidschatten 39, 79, 91,
  105, 129
Cremerouge 77

D

Darklights 53, 51
Diffusor 19
Donuts 153

E

Ernährung 141

Eyeliner
  auftragen 65, 89
  Eyelinerpinsel 14

F

Fake Lashes (falsche Wimpern) 65
  anbringen 135
Finish 53
Foundation 32–33
  bei dunkler Haut 61
Frisuren
  Hochsteckfrisur (Updo) 73
  Messy Bun 24, 126
  Pferdeschwanz 51, 57, 67,
  71, 91, 108, 123
  Sleek Look 57, 93
  Zöpfe 48

G

Gesichtsformen 86–87
Gesichts-Yoga 144–149
  Doppelkinn 148
  Entspannung 149
  Nasolabialfalte 146
  Sexy Lippen 147
Glätteisen 19, 77, 99
Grundierung *siehe Foundation*

H

Haare
  Ansätze kaschieren 150–151
  Gadgets 152–153
  glätten 89
  Pflege 16–17
  Styling 98–102
  Styling-Produkte 20–21
  Styling Tools 18–19
  Volumen 29, 36, 55, 63, 79,
  85, 101, 129, 132
Haargummis 152–153
Haarnadeln 153
Haarnetz 71, 153

Haarpuder 85
Hautpflege 10
  gegen Falten 138–141
Highlights 41, 42, 53
Hitzespray 98

K

Kajal 31, 41, 45, 47, 55, 65,
  73, 81, 91, 113
Kämme 19

L

Lash Fibers 64
Lashlifter 15
Lashprimer 64
Lichtschutzfaktor 138–139
Lidschatten
  auftragen 31, 39, 41, 47, 61,
  79, 81, 85, 91, 95, 105,
  107, 111, 119, 131
  Cremelidschatten 39, 79, 91,
  105, 129
  korrigieren 107
Lidschatten-Applikatorpinsel 13
Lidschattenpinsel 13
Lidschattenverblender 14
Lippen 114–117
  Form korrigieren 115
  mehr Volumen 63
  Styles 116–117
  volle Lippen 115
Lippenpinsel 14
Lippenstift
  auftragen 27, 59, 69, 71, 81,
  85, 91, 95, 97, 115, 131
  länger haftend 125
  Lippgloss 25, 31, 47, 55, 63,
  77, 119
  Matte-Ink-Lippenstift 57
Locken 41, 82, 98–102, 105,
  120
Lockenstab 19, 99–100

Lockenwickler 102
Looks
  Abendlooks 40, 70–73, 80,
  106
  Businesslooks 24, 34, 38, 50,
  62, 68, 78, 92–95, 110–
  113, 122–129
  Natürliche Looks 24, 34–39,
  50, 54, 62, 68, 78, 84, 92,
  94, 122–127
  Partylooks 28, 30, 44–47, 56,
  60, 66, 88–91, 96, 130
  Tageslooks 24–27, 34–39,
  50, 54, 58, 62, 68, 76–79,
  84, 92–95, 104, 110–113,
  118–129, 134

M

Make-up
  auftragen 33, 140
  Farbton 32–33
  Full-Coverage-Make-up 39
  Tools 12
Make-up-Pinsel 13
Mascara 64
Masken
  Avocado-Bliss 11
  Black Mask 11
  Gurken-Straffer 11

N

Nase glänzt 129

P

Peeling
  Gesicht 10, 140
  Lippen 10
Pflegemasken *siehe Masken*
Pinsel 12–14
  Augenbrauenpinsel 14
  Brauenbürstchen 14
  Concealerpinsel 12–13

Eyelinerpinsel 14
Make-up-Pinsel 13
Lidschatten-Applikatorpinsel 13
Lidschattenpinsel 13
Lidschattenverblender 14
Lippenpinsel 14
Puderpinsel 12
Rougepinsel 12
Verblender 13
Wimpern-Fächerpinsel 14
Poren, vergrößerte 140
Primer 10
Puderpinsel 12

R

Rouge
  auftragen 52, 77, 93, 113,
  131
  Cremerouge 77
Rougepinsel 12

S

Scheitelformen 86–87
Shampoo 16
Shaping 52
Smokey Eyes 28, 40, 72, 106
Soft Contouring 53
Sponge Bow Brush 15
Stress mindern 141

T

Tanning 142–143
  Farbkorrektur 143
  Methoden 143
  richtige Nuance 143
Thermalwasser 27, 39, 42, 53,
  57, 59, 67, 81, 93, 97
Trinken 141
Tupftechnik 42

U

UV-Schutz 138–139

V

Verblenden 53
Verblender 13

W

Wellen 27, 31, 39, 51, 59, 77,
  95, 97, 98–102, 108, 111
Wimpern 64–65
  Wimpern-Fächerpinsel 14
Wimpernzange *siehe Lashlifter*

BORIS ENTRUP

Ist heute der bekannteste Beauty Experte in Deutschland. Sein Wissen teilt er wöchentlich mit einem eigenen Beauty Format auf QVC. Vor mehr als 20 Jahren begann seine Karriere mit einer klassischen Ausbildung als Hairstylist.

Das war ihm nicht genug und so begann er parallel zu seiner Ausbildung, sich immer mehr in die Themen Make-up und Beauty einzuarbeiten. Über internationale Assistenzen bei namhaften und renommierten Hair- und Make-up-Artists gelang ihm der Sprung in die eigene Selbständigkeit. Seit 2007 ist Boris Entrup national Make-up-Artist von Maybelline New York, unabhängig davon arbeitet er für zahlreiche internationale Unternehmen, Shootings und TV-Drehs, Fashionshows und Magazine als Make-up-Artist und Beauty-Experte – sein Wissen und Esprit sind gefragt. Seine Klientel sind nicht nur Models aus der Fashion- und Beauty-Branche, sondern auch prominente Persönlichkeiten und Künstler, die seine Expertise gerne für ihre öffentlichen Auftritte nutzen. Als Head of Make-up hat er die Fashion Week in Berlin von Anfang an maßgeblich geprägt. Bei DK hat Boris Entrup bereits 4 Bücher veröffentlicht, darunter Bestseller wie »10-Minuten-Make-up« oder »BeautySchule«.

MANAGEMENT VON BORIS ENTRUP

BRANDFAKTOR – Die Markenmacher
Sigrid Engelniederhammer
Georgenstraße 5
80799 München
Tel: +49 89 38 37 71 50
www.brandfaktor.de

DANIELA GLUNZ

Die Fotografin lebt und arbeitet in Hamburg. Sie schloss ihr Studium in dem Fach Kommunikationsdesign 2004 ab und ist seit 2005 als freischaffende Künstlerin mit Fokus auf die Fotografie tätig. Daniela Glunz arbeitet für deutsche wie internationale Auftraggeber in der Beauty und Fashion Branche. Neben der Fotografie ist Daniela Glunz auch als Malerin aktiv und hat bereits zahlreiche Ausstellungen u.a. in London und Monaco mit ihren Werken ausgestattet.

DANK

Liebe Models für dieses Buch – Danke an Euch für die gute Laune und Freude, denn ohne euch wäre das Shooting für dieses Buch nicht so bunt und vielfältig geworden. Dankeschön an: Kristina (S. 24), Letecia (S. 26), Vlada (S. 30), Larissa (S. 34), Carolin (S. 38), Emma (S. 40), Sophia (S. 44), Dorothee (S. 46), Ina (S. 54), Amina (S. 56), Lea (S. 55), Melina (S. 68), Nataniele (S. 76), Elisa (S. 80), Jacqueline (S. 90), Isabel (S. 96), Georgina (S. 114). Ihr wart super! Neben den Frauen für das Buch ist die wichtigste Person Daniela Glunz, die mit ihrer Assistentin Friederike Schulz, die sensationellen Fotos gemacht hat. Beide sind trotz stundenlanger Arbeit niemals müde geworden, meine Ideen sichtbar zu machen und ins rechte Licht zu rücken.

Danke auch an Modelwerk Claudia Midolo und John Roggendorf für die unkomplizierte Unterstützung beim Booking der Models.

Merci an meine Managerin Sigrid Engelniederhammer von BrandFaktor, die mir den Weg durch die vielfältigen Projekte mit ihrem Team seit mehr als 10 Jahren bahnt. Gerade rechtzeitig zur Überarbeitung des Buchtextes kam zum Glück Melanie Grenzebach neu ins BrandFaktor-Team – danke an Dich für die viele Geduld, zum Teil auch zu ungewöhnlicher Stunde.

Für die Ausstattung mit den elektrischen Stylingtools danke ich **ghd**™ (ghd Deutschland GmbH, Leuschner Str. 43, 70176 Stuttgart)– liebe Verena Schöneberg, es ist mir immer eine Freude, mit dir zu arbeiten. Für die Ausstattung mit wundervollen Fashion Styles danke Verticom und Allude/ Lara Hentenaar-Beckermann – danke für die unkomplizierte und kreative Zusammenarbeit über so viele Jahre.

Besonderer Dank geht an meinen Verlagspartner Dorling Kindersley Verlag für das große Vertrauen in mich über eine nun schon so lange Zeit. Danke für eure Geduld, den mega Einsatz und dafür, sich niemals mit dem Mittelmaß zufriedenzugeben. Ganz besonders der Verlegerin Monika Schlitzer, für Ihre guten Ideen und den kreativen Input, der Produktionsleitung Dorothee Whittaker für Ihre sachliche, konstruktive und besonnene Art der Zusammenarbeit. Dem Team von Grafikern und Illustratoren für die Gestaltung und meiner Projektleiterin Nathalie Schmitt.

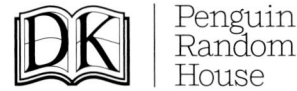

© Dorling Kindersley Verlag GmbH, München, 2018
Ein Unternehmen der Penguin Random House Group
Alle Rechte vorbehalten

Head of Make-up and Hair Boris Entrup
Fotografie Daniela Glunz
Fotoassistenz Friederike Schulz
Texte: Boris Entrup, Katharina Steglegger
Lektorat, Innengestaltung, Realisation:
bookwise medienproduktion gmbh

Für den DK Verlag:
Programmleitung Monika Schlitzer
Projektbetreuung Nathalie Schmitt
Herstellungsleitung Dorothee Whittaker
Herstellungskoordination Claudia Rode
Herstellung Christine Rühmer

ISBN 978-3-8310-3627-1

Repro Farbsatz, Neuried/München
Druck und Bindung
C&C Offset Printing, China

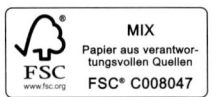

Besuchen Sie uns im Internet
www.dorlingkindersley.de

Hinweis
Die Informationen und Ratschläge in diesem Buch sind von den Autoren und vom Verlag sorgfältig erwogen und geprüft, dennoch kann eine Garantie nicht übernommen werden. Eine Haftung der Autoren bzw. des Verlags und seiner Beauftragten für Personen-, Sach- und Vermögensschäden ist ausgeschlossen.

Boris hat eine eigene Reihe von Accessoires entwickelt, die echte Profi-Qualität für zu Hause bieten. Die Produkte sind erhältlich bei Karstadt, Kaufhof und bei QVC.

Noch mehr Beauty-Inspirationen

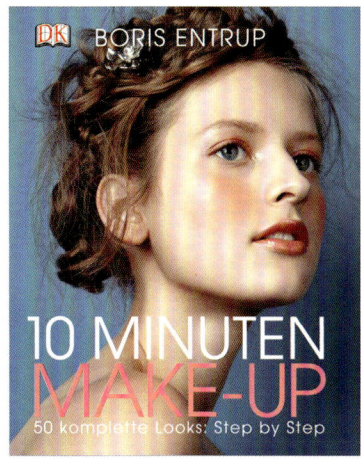

14,95 € (D), 15,40 € (A)
978-3-8310-2371-4

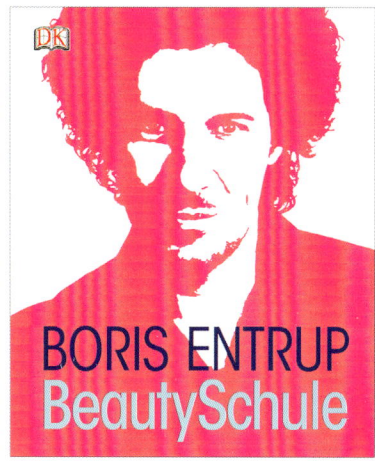

16,95 € (D), 17,50 € (A)
978-3-8310-2515-2

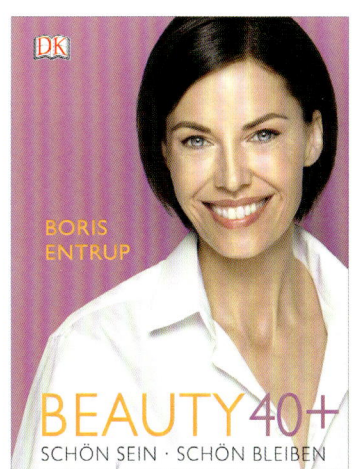

19,95 € (D), 20,60 € (A)
978-3-8310-3005-7

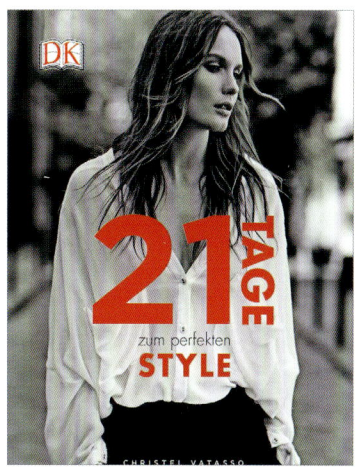

19,95 € (D), 20,60 € (A)
978-3-8310-3326-3

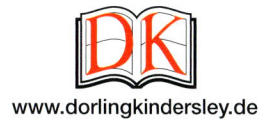

www.dorlingkindersley.de

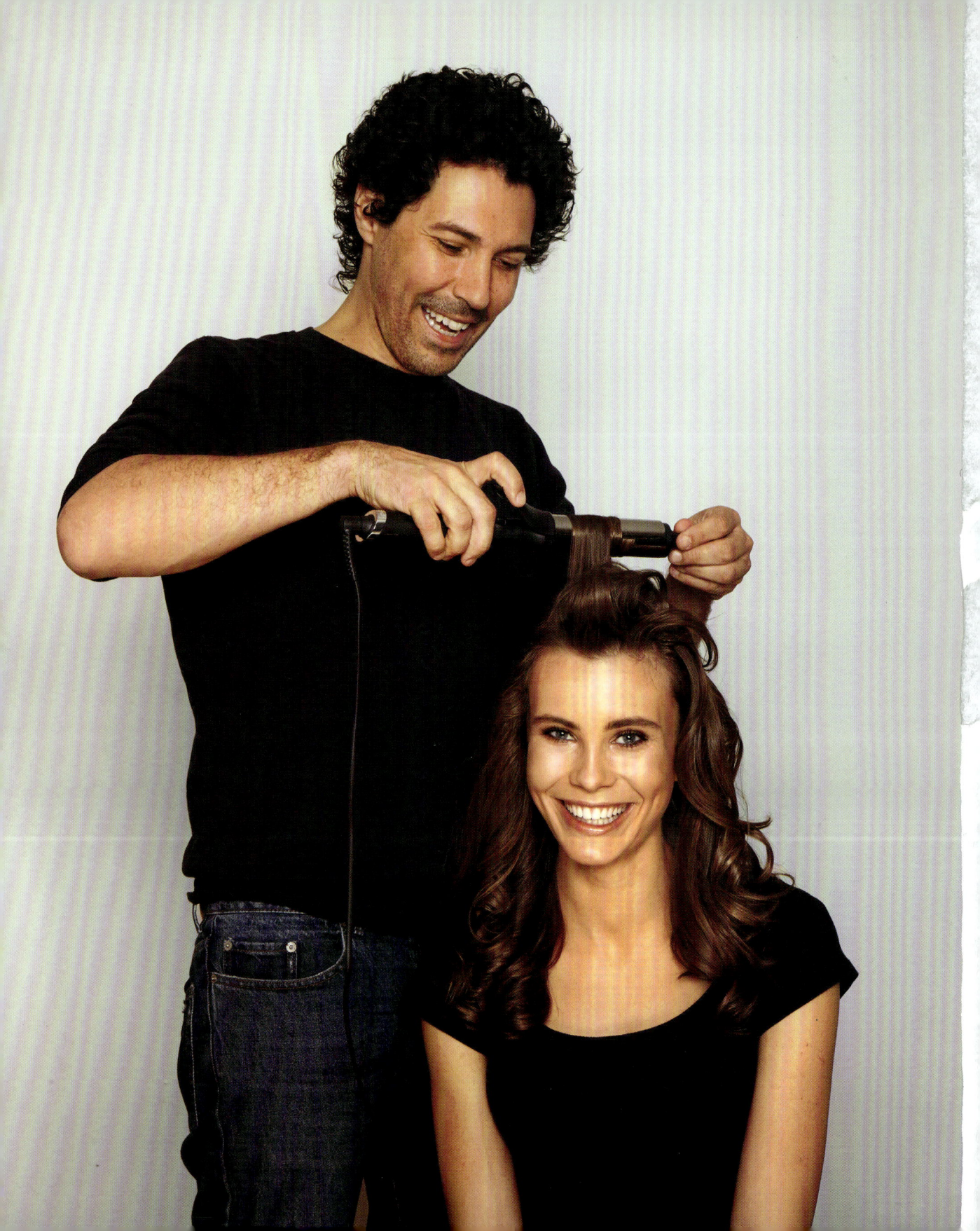